AF370787

AMUSEMENS
DES EAUX
D'AIX-LA-CHAPELLE.
OUVRAGE UTILE

A ceux qui vont y prendre les Bains, ou
qui font dans l'ufage de fes Eaux.

ENRICHI DE TAILLES-DOUCES,

*Qui repréfentent les Vues & Perfpectives de
cette Ville, de fes Bains & Fontaines,
Eglifes & Edifices publics.*

Par l'Auteur des

AMUSEMENS DES EAUX DE SPA.

TOME SECOND.

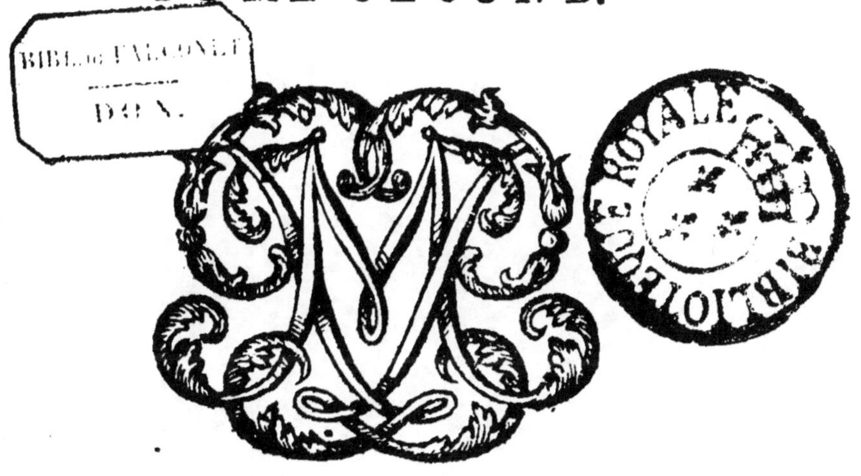

A AMSTERDAM,
Chez PIERRE MORTIER.
M. DCC. XXXVI.

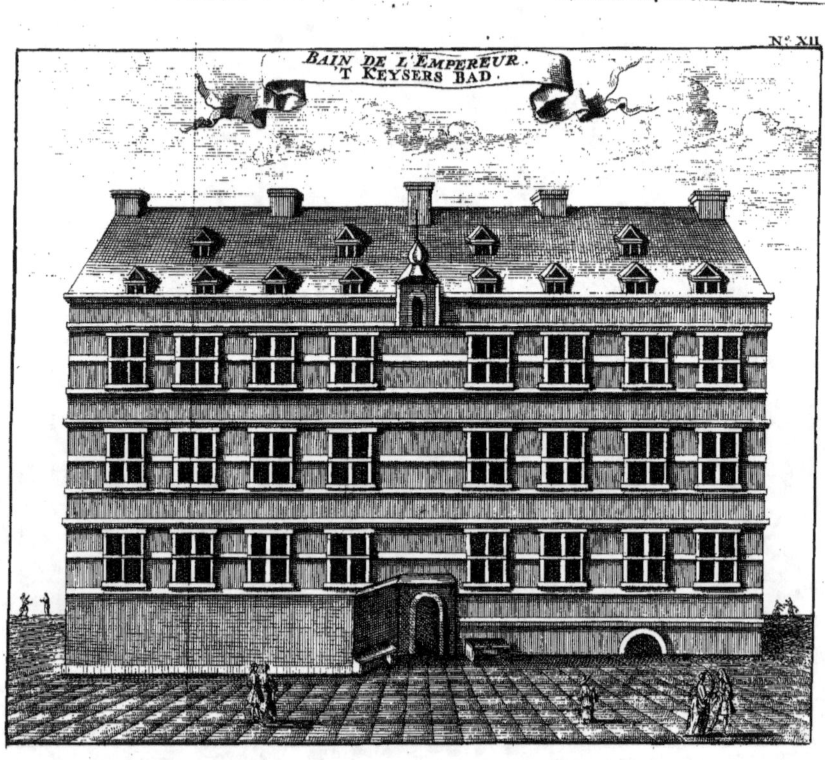
BAIN DE L'EMPEREUR.
'T KEYSERS BAD.

Nº. XII

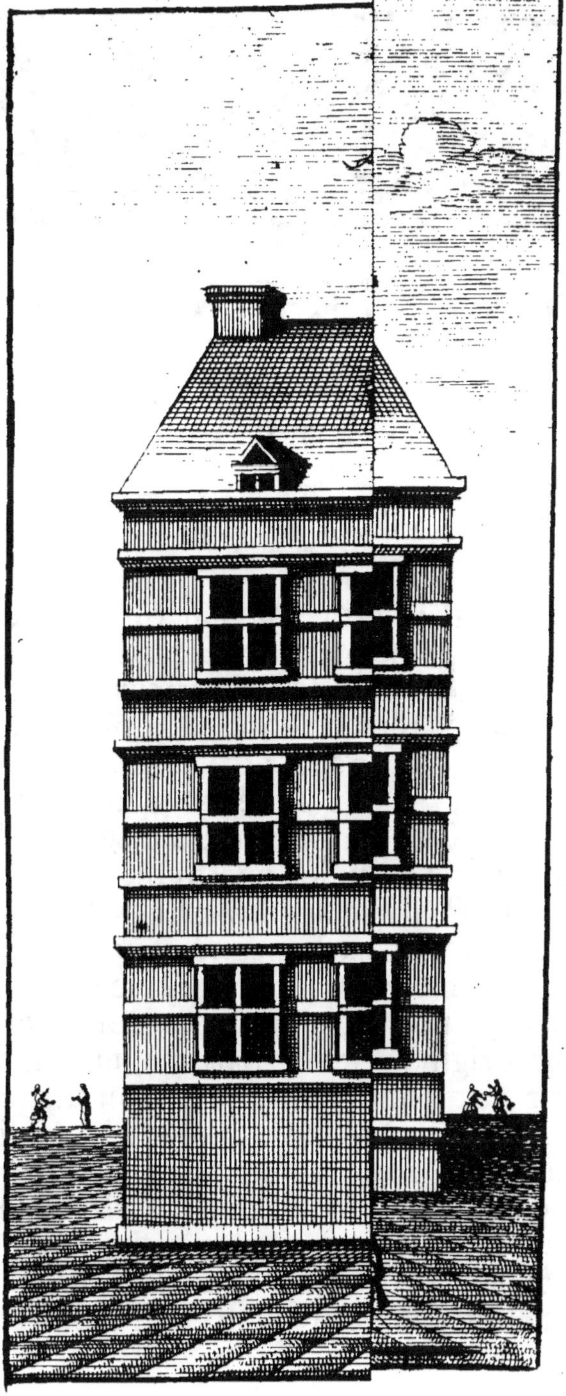

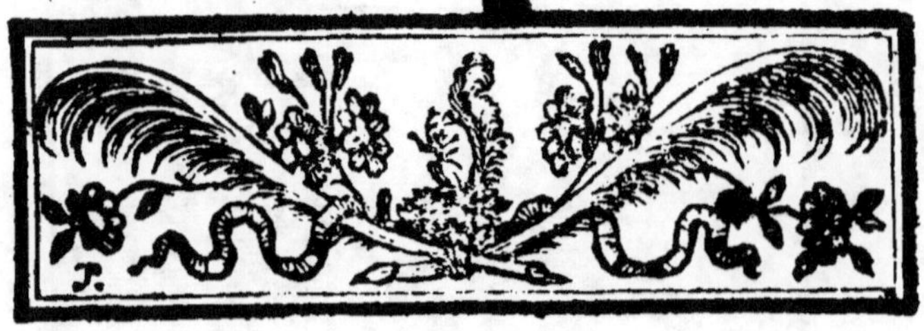

AMUSEMENS

DES EAUX

D'AIX-LA-CHAPELLE.

I L étoit bien naturel de commencer la visite des Bains par celui de *l'Empereur*, qui est le plus célèbre, le plus ancien, & peut-être le plus salutaire de tous. Il est situé au centre de l'ancienne Cité, à portée de l'Eglise, & de la Maison de ville, que plusieurs croyent avoir été bâtie sur les ruïnes de l'ancien Palais où Charlemagne tenoit sa Cour. Ce qui n'est pas douteux, c'est que ce Bain, qui a été longtems unique à Aix, fut originairement bâti magnifiquement par cet Empereur, pour son usage, & celui de sa Maison; quoique la tradition du pays, fondée sur la Bulle de Fridéric, assure que Charles le Grand ne fit que relever & orner les mazures du Bain bâti par le Romain *Granius*. Quoi qu'il en soit, le nom du Restaurateur a effa-

cé

cé la mémoire du Fondateur; & malgré la fable de *Granius* tant de fois répétée, la Poſtérité s'eſt opiniâtrée à nommer cette Maiſon, *le Bain de l'Empereur*, du nom de Charlemagne qui en faiſoit ſes délices.

Ce Bain, pour la conſtruction duquel il n'avoit épargné ni marbres ni peintures, a ſuivi les triſtes deſtinées de la Ville. Il ne conſerve preſque plus rien de ſon ancienne magnificence. Il a été brulé & renverſé pluſieurs fois: il étoit même abſolument détruit au commencement du ſeizième Siècle. Il étoit à ſec, ſes canaux étoient rompus, ſes eaux ſe perdoient ſous terre, & l'on ne pouvoit les raſſembler dans les baſſins. La ruïne d'un Monument ſi utile & ſi glorieux à la Ville, engagea les Magiſtrats à travailler à ſa réparation, en l'an 1540. Ils firent beaucoup de dépenſes pour fouiller ſous terre, & découvrir les différentes veines qui s'étoient échapées de la Source principale. Il en coûta même la vie à quelques Ouvriers qui tombèrent dans la Source, où ils furent étouffés & cuits avant qu'on pût les ſecourir. Enfin à force d'hommes & de travaux, on vint à bout de réunir toutes ces eaux, & de les renfermer dans un grand Puits quarré, ſolidement bâti & bien voûté.

Le Médecin & l'Hôte du Bain nous firent remarquer, en nous montrant ce Puits, qu'il étoit exactement fermé, &

nous

nous dirent que le Magiſtrat en gardoit
la clé. Ils nous aſſurèrent même, qu'on
ne l'ouvre jamais qu'en préſence des
Bourguemeſtres & du Conſeil, & que
cette cérémonie ne ſe fait que tous les
deux ou trois ans, ſi ce n'eſt dans des
cas extraordinaires, & pour ſatisfaire la
curioſité de quelques Rois, ou Princes
diſtingués. Nous aurions ſouhaité nous
trouver dans le tems que l'on en fait
l'ouverture, pour avoir le plaiſir d'en
voir tirer le *Souphre ſublimé*, que ces
Eaux exhalent ſans ceſſe, & qui s'atta-
che par grumeaux à la couverture, &
aux parois du Puits. On en détache
quelquefois des centaines de livres, plus
ou moins, à proportion du tems qu'il
eſt reſté fermé. Les Bourguemeſtres &
les prémiers Officiers de la Régence en
partagent alors entre eux une certaine
quantité, à titre de Propriétaires, & le
reſte ſe vend pour le profit du Fiſc, aux
Chymiſtes, aux Apoticaires, & aux Curieux. Ce Souphre précieux, que l'on
nomme communément *Fleurs de Souphre*, étant beaucoup plus pur & plus
affiné que le Souphre ordinaire, eſt un
Spécifique aſſuré dans beaucoup de maladies. Le Médecin nous en vanta extrèmement l'efficace pour fortifier les
parties affoiblies, pour ranimer les membres paralytiques, pour calmer les douleurs violentes, & les ardeurs d'urine.
Il eſt vrai qu'il nous dit qu'il doit être

diſſous dans certaines huiles, dont le mêlange & la compoſition n'eſt pas de mon reſſort. L'Hôte nous en offrit; & nous en primes tous quelques morceaux qu'il nous vendit, par graçe ſpéciale, à raiſon de quatre ducats la livre. Nous allumames quelques parcelles de ce Souphre pour nous divertir, & nous remarquames qu'il rend une flâme beaucoup plus ſubtile & plus légère que le Souphre commun : ſon odeur eſt auſſi beaucoup moins deſagréable, quoique plus pénétrante; & ſa flâme reſſemble parfaitement à celle de l'Eſprit de vin.

Après cette petite Expérience, nous entrames dans les Salles des Bains, qui ſont voûtées, & toutes ſur une même ligne. Il y a cinq Bains, dont la plupart ſont quarrés. Chaque Bain a une chambre contiguë, avec une cheminée & un lit, pour la commodité de ceux qui ſe baignent. Le plus petit de ces Bains doit avoir douze ou quinze pieds de long, ſur dix ou douze de large, & cinq de profondeur; avec un degré pour y deſcendre, & des ſièges autour. Il nous parut que chaque baſſin pouvoit contenir une vingtaine de perſonnes à la fois.

A cette occaſion, le Médecin nous fit obſerver que ces Bains, qui ſont aujourd'hui diviſés en cinq baſſins, n'en formoient originairement qu'un ſeul, qui rempliſſoit tout l'eſpace qui eſt actuel-

tuellement occupé par les cinq Bains &
leurs chambres ;   & que c'étoit là que
Charlemagne se baignoit régulièrement
avec ses Enfans & ses Officiers. *Eginbard*, le plus fidèle de ses Historiens,
raconte effectivement, que *ce Prince,
qui étoit le plus habile nageur de son tems,
aimoit si fort le Bain en général, & sur-
tout les Bains chauds d'Aix, qu'il y fixa
sa demeure dans les dernières années de sa
vie, pour être à portée de se procurer souvent cet utile & innocent plaisir.* C'étoit
lui faire sa cour , que de marquer le
même goût. *Il faisoit des parties de Bain
avec ses Favoris & ses prémiers Officiers ;
il ne dédaignoit pas même de faire entrer
au Bain avec lui, la Compagnie entière de
ses Gardes.* Cét Historien assure, que
*l'on a compté plus de cent personnes à la
fois dans un même Bain avec l'Empereur.*
Le témoignage de cet Auteur qui avoit
été lui-même un des prémiers Officiers
de Charlemagne, confirme l'observation
que l'on nous fit faire sur l'ancienne
structure de ces Bains, dont on apper-
çoit encore des traces dans l'ordonnance de cet édifice, quoiqu'il soit remis à
la moderne.

Comme nous étions déja embaumés
des vapeurs du Souphre que nous avions
allumé, nous fumes moins sensibles à
l'odeur des Bains, & nous n'eumes aucune répugnance à y entrer pour en
examiner la construction. Nous n'en vi-

mes cependant que trois, parce que les deux autres étoient fermés & retenus pour des Malades qui en avoient les clés, pour s'en assurer l'unique usage. On remplissoit le prémier que nous vîmes ; & nous eûmes occasion de remarquer une partie des changemens qui s'opèrent sur l'Eau Thermale. Quoiqu'elle soit naturellement si claire, que l'on distingueroit une pièce de monnoie au fond du Bain, elle perd pourtant sa limpidité peu de tems après. Elle devient blanchâtre, aussi tôt qu'elle est un peu reposée ; elle change encore de couleur ; & quelques heures après elle paroit bleuâtre ; elle prend ensuite la couleur de verd de mer ; & si on la laisse reposer quelques jours, elle noircit absolument. Mais ce qui est beaucoup plus curieux, & ce qui nous parut difficile à comprendre, c'est qu'après tant de métamorphoses, à ce que nous dit l'Hôte, cette même eau redevient blanche comme du lait, si l'on y fait couler de l'eau nouvelle en parties égales. Le Médecin voulut nous expliquer ces variations, par l'exténuation ou la déposition des sels qui entrent dans la composition naturelle de cette eau, (lesquels s'en séparent pour se précipiter au fond des Bains) & par l'évaporation du Souphre, qui est comme le lien du mélange inimitable de ces diverses substances. J'avoue que cette explication ne me satisfit pas pleine-

pleinement. Elle a pourtant quelque chose de féduifant, & même de probable.
Nous remarquames nous-mêmes, quand
nous fumes dans l'ufage des Bains, que
le fond des baffins eft presque toujours
chargé d'une forte de craffe, ou de limon léger, fur lequel les pieds des Baigneurs s'impriment, quelque foin que
l'on ait de les nettoyer, chaque fois
qu'on les renouvelle. Le mouvement
que les Valets du Bain excitent dans
cette eau pour la préparer, contribue
encore à en précipiter les parties groffières. Elle eft fi brulante en fortant de
la pompe, qu'il n'y a perfonne qui pût
la fouffrir. Il faut qu'avant de s'y baigner, elle foit repofée quinze ou dix-
huit heures, pendant lesquelles les Servantes vont à diverfes reprifes agiter &
battre l'eau avec des pêles de bois, pour
modèrer fa chaleur. Après ces préparations, les Malades ou Baigneurs ordinaires peuvent y entrer, & y refter fans
danger une petite heure.

Le fecond Bain, qui étoit refroidi,
nous offrit une autre fingularité. Nous
remarquames fur la fuperficie de l'eau,
une efpèce de croute légère, ou de taye
brillante, femblable à ce que l'on nomme *Créme de Tartre.* Le Médecin, qui
étoit notre Guide & notre Docteur en
ces Curiofités naturelles, nous dit que
cette pellicule brillante étoit une forte
de *Fleurs de Sel* abfolument inutile à la

Méde-

Médecine, fans vertus & prefque infipi-
de. Les Sels qui fe précipitent au fond
des Bains, quoique plus groffiers, font
de même nature. On croiroit pourtant
qu'ils ont quelques qualités pétrifiantes,
parce qu'ils forment à la longue, fur les
bords du Bain, une efpèce de croute
ou d'enduit qui reffemble à des matières pétrifiées. Mais c'eft encore une
erreur : cette croute n'eft autre chofe
qu'un amas des parties groffières qui fe
féparent de l'eau, & qui par leur propre poids fe lient en s'accumulant enfemble, comme du fable mouillé. C'eft
fans doute improprement qu'on les appelle *Sels* ; car foit qu'ils aient perdu
leur activité dans l'évaporation de l'Eau
Thermale, ou que ce ne foit en effet
qu'une efpèce de fable ou de gravier, la
Chymie n'y a encore découvert aucunes propriétés. Cette matière demeure
fixe fur le feu, & ne petille presque
point fur la platine ardente. Ce n'eft
donc que l'ignorance populaire qui a fait
donner les noms de *Sels*, de *Souphre* & de
Bitume, à ces corpufcules, par ceux qui
nettoyent les Bains. Il faudroit en effet
que les Eaux de la Source de *l'Empereur*, par exemple, en fuffent bien chargées, puisque l'on en trouve fouvent
plus de vingt & trente livres dans chaque baffin ; fans compter ce qui s'atta-
che aux murailles, & même à la voûte.

On vuidoit le troifième Bain où nous
entra-

entrames, & nous fumes charmés des
foins & de la propreté avec laquelle les
Servantes nettoyent ces vaftes baffins.
Il eft vrai que les Bains de *l'Empereur* &
quelques autres de la Ville, fur-tout
ceux qui ont été rebâtis, font conftruits
d'une façon très propre à y entretenir
la netteté, parce qu'ils fe vuident par
des canaux fouterrains, dans lesquels
les eaux qui ont fervi s'écoulent jufqu'à la dernière goutte. On voit dans
l'un de ces Bains, les veftiges d'une
ancienne Fontaine d'eau froide, que
l'on pouvoit autrefois faire couler dans
les Bains chauds, foit pour en tempè-
rer l'ardeur, foit pour rafraichir ceux
qui n'y venoient que par plaifir. Nous
regrettames la deftruction cette Fontaine, dont les eaux fe font échapées fans
retour dans la réédification des Bains.

De là l'on nous ramena vers le Puits
que nous avions déja vu, & qui fournit
l'eau à ces différens Bains. Il faut que
les Sources qu'il renferme foient bien
abondantes, puifque l'on nous affura
qu'au moyen des canaux qui portent
l'eau dans les cinq baffins, on peut, a-
vec le fecours des pompes, les remplir
tous en deux ou trois heures, quoique
chacun contienne au moins cent tonnes
d'eau. Elle eft plus chargée de Souphre
que celle de la Fontaine qui eft auprès
de la *Gallerie* : cependant plufieurs perfonnes en ont bu avec fuccès, & le Mé-

A 5

decin

decin nous aſſura qu'elle eſt équivalente aux eaux du Puits de *S. Corneille* „ également douce & bienfaiſante ; & que ſes qualités ſont à peu près les mêmes dans l'uſage de la boiſſon.

Juſques-là ces diverſes curioſités nous avoient aſſez agréablement amuſés, parce qu'elles étoient nouvelles pour une partie de la compagnie ; & nous les avions ſucceſſivement admirées avec ces ſentimens reſpectueux, dont on eſt ſaiſi à la prémière vue des prodiges de la Nature. Ces merveilles preſque inexplicables formées pour la conſervation des hommes , l'abondance de ces eaux bouillantes , leurs qualités ſingulières, leurs merveilleux effets , & l'activité de la chaleur ſouterraine qui fait leur vertu, nous avoient inſpiré à tous un certain mouvement ſecret de vénération & même de frayeur involontaire. Le ſilence que nous avions gardé, en eſt une preuve ſingulière ; nous ne l'avions interrompu , que pour faire à notre Guide quelques courtes queſtions. Nous en fumes ſurpris nous-mêmes , car nous avions oublié que notre principal but étoit de conſulter Mr. le Docteur ſur les préparations & le régime que nous devions obſerver dans l'uſage des Bains. Il falut pourtant remettre la Conſultation à un autre tems : il étoit près de midi, & on l'appelloit pour un Malade preſſé,

au-

auprès duquel il étoit obligé de se rendre.

En sortant de la maison du *Bain de l'Empereur* pour reprendre le chemin du logis, nous apperçumes la Vicomtesse à la fenêtre. Elle étoit encore en deshabillé, aussi-bien que Madame de la Br....... Comme tout sert à l'amusement de gens qui n'ont rien à faire qu'à se réjouir, nous en primes occasion d'aller leur faire la guerre, & de leur demander des nouvelles de leur préparation aux Bains. Elles refusèrent de nous recevoir, & après avoir un peu badiné sur la rue, elles nous dirent qu'elles ne sortiroient point de la journée, & invitèrent nos Dames à venir leur faire compagnie. Nous étions trop liés pour nous séparer, & après quelques petites façons, elles nous permirent aussi d'y venir passer l'après-midi.

On y badina beaucoup sur la partie de Bain que nous avions faite, & sur les préparations auxquelles il faloit se soumettre. Nous nous raillames impitoyablement les uns les autres sur nos maux imaginaires. Excepté le Comte, dont le bras faisoit une excuse trop réelle, l'un allégua un rhumatisme, l'autre une migraine; & chacun de nous, quoique plein de santé, se disputa la gloire d'être plus malade que son voisin. Il sembloit enfin que chacun eût honte de se bien porter. Tant la Mode a d'empire sur les

hom-

hommes! Don Nugnez fut le seul qui avoua de bonne foi, qu'il ne prenoit les Eaux & les Bains que pour se faire une occupation dans son exil ; & que comme il n'y a pas d'endroits au monde si fréquens en distractions que ceux où l'on se baigne, il y étoit venu chercher quelque adoucissement à ses justes ennuis. Il paroissoit ce jour-là plus plein de ses malheurs qu'à l'ordinaire ; il avoit l'air triste & le cœur serré, & n'avoit presque pas dit un mot de toute la matinée. C'étoit lui faire plaisir, que de l'aider à décharger son cœur. On lui demanda la suite de son Histoire ; & dans la situation où étoit son esprit, il se fit un plaisir de satisfaire notre curiosité.

SUITE DE L'HISTOIRE

DE DON NUGNEZ D'O. R. Q.

JE crois, Mesdames, dit Don Nugnez en prenant un siège, que vous avez encore une idée de mes infortunes. Je vous ai peint l'origine de mon éternelle tendresse pour l'aimable Donna Rosalia, les traverses qui vinrent empoisonner mes prémiers soupirs, & la cruelle persécution que le Marquis Del... me fit souffrir. Quelque barbare

qu'ait

qu'ait été le traitement que ce Rival me
fit fubir, ce n'étoit rien encore en compa-
raifon de ce qui me reftoit à eſſuyer.
Jufques - là je n'avois eu que mes propres difgraces à ſupporter; mais j'eus
peu de tems après, la douleur d'y voir
enveloper ma chère Rofalia. Le contre-
coup des malheurs dont elle fe vit menacée, fe fit fentir à mon cœur bien plus
vivement que mes propres infortunes. C'eft fouffrir doublement, que de
voir fouffrir ce que l'on aime. S'il m'eût
été poffible de féparer mes maux de
l'idée des périls auxquels Rofalia fut expofée, je n'aurois été malheureux qu'à
demi : mais, outre que la fympathie de
nos cœurs nous rendoit tout commun,
il étoit décidé que je verrois de près
que la conftante tendrefle de Rofalia a-
chèveroit fes malheurs & les miens. En
un mot, Mesdames, ce qui fait la félicité des autres Amans, fit mon fupplice.

Il femble en effet, continua D.
Nugnez, que le fort avoit perverti pour
moi la nature des chofes, ou qu'il en a-
voit empoifonné les qualités les plus douces. Le noir cachot dont je fus tiré lorfque je m'y attendois le moins, m'a paru
fouvent plus defirable que la liberté que
l'on me rendit aux environs d'Aftorga.
A peine eus-je ouvert les yeux fur ma
nouvelle fituation, que les horreurs de
la mendicité me faifirent. J'ignorois fi

A 7

Don

Don Alphonfe dont je vous ai déja parlé, vivoit ou non. Je ne favois où le chercher, & en cas qu'il fût mort, je n'avois aucun titre pour réclamer la Caffette de pierreries que je lui avois confiée. J'étois fans reffource: je frémis en voyant de près l'indigence dans laquelle j'étois alors. C'étoit cependant le moindre de mes maux. Perfuadé que j'étois véritablement dans la difgrace du Roi, & que je n'avois d'abord été arrêté que par fes ordres, je ne marchois qu'en tremblant, & je n'ofois me faire connoitre. J'étois dans des angoiffes mortelles: mais ce qui m'afiligeoit plus cruellement, c'étoit mon inquiétude fur le fort de ma chère Rofalia, & la difficulté d'en apprendre quelque chofe. Il n'eft pas, je croi, dans la Nature, d'Etre plus ingénieux à fe tourmenter, qu'un Amant malheureux. Je m'avifai de croire, & je ne fai pourquoi, que Rofalia étoit périe, & je regardai ma liberté comme un fruit de fa mort. Dans cette idée, je regrettai les périls & la prifon dont j'étois délivré; je m'abandonnai au defefpoir; & je vous l'avoue, Mefdames, je balançai fur les moyens d'abréger des jours, que l'excès de mes malheurs me rendoit infupportables. Il eft vrai que ce facrifice n'eût pas été d'un grand prix alors, parce que dans les circonftances où je me trouvois, je regardois ma mort comme

pro-

prochaine, & même inévitable, foit
du côté de la Cour, foit du côté de l'Inquifition. La mifère feule devoit terminer ma vie; & par une fuite des contretems dont je me plaignois, elle fit mon
falut, parce que je n'avois pas même
dequoi exécuter mon defefpoir. Cette
réflexion defarma ma fureur; j'en rougis, & reconnoiffant l'ordre du Ciel, je
réfolus de m'accommoder à ma fituation,
& de profiter de ma métamorphofe pour
retrouver & Don Alphonfe & Donna
Rofalia. Je me remis de mon trouble,
& fongeant aux privilèges que l'habit
Religieux donne en Efpagne, j'entrai
d'un air affuré dans la prémière maifon
que j'apperçus. Ma longue barbe que
j'avois laiffée croitre pendant le tems de
ma captivité, & mon vifage abbattu par
mes fatigues & mes ennuis, fuppléè-
rent à ce qui manquoit à mes manières.
On me prit véritablement pour un Moine, & pour un Moine des plus morti-
fiés. Je me donnai pour un Hermite
dont la Chapelle & l'Hermitage avoient
été ruïnés dans la guerre, & je feignis
d'aller à Madrid pour avoir dequoi les
rebâtir. La crédulité de mes Hôtes m'é-
pargna un plus grand nombre de men-
fonges, dont un homme d'honneur fe
fait toujours une vraie peine; & la
générofité de ces bonnes gens, en pré-
venant mes befoins, me délivra de l'affreufe néceffité de mendier ma fubfiftance.

ce. Je profitai de leurs bons offices, & sous prétexte de prendre un peu de repos, je restai deux jours chez eux, pour m'informer indirectement des deux points qui m'occupoient. Dans l'entretien que j'eus avec mes Hôtes, j'appris quantité de choses dont je n'avois plus d'idées. Je sus que le Roi avoit affermi son Trône, mais qu'il venoit de perdre la Reine son Epouse. En bon Sujet, je fus sensible à ces deux nouvelles ; mais je dissimulai tout ce que je craignois pour Rosalia, depuis la mort de cette Princesse. Hélas ! mes craintes n'étoient que trop fondées ! Jusques-là, je n'avois encore rien appris qui eût la moindre relation avec mon amour. Je songeois même à me retirer, de peur de me trahir, sans cependant savoir où j'irois. Je feignis, avant d'aller à Madrid, de vouloir solliciter la recommandation de quelques Seigneurs, & par ce moyen je me fis donner la Liste de tous ceux qui étoient retirés à leur Campagne. Cette ruse me valut le plaisir d'apprendre que mon cher D. Alphonse étoit dans une de ses Terres, à six lieues de . . . Il ne m'en falut pas davantage ; je pris congé de mes Hôtes, & j'allai droit à son Château. Je m'y annonçai d'abord comme un Religieux passant, qui (selon l'usage des Moines Espagnols) venoit lui offrir des prières & des bénédictions. Je n'eus

pas de peine à obtenir audience ; mon habit me servoit de paffeport. Don Alphonfe me reçut avec de grands refpects ; mais il ne me reconnut pas. Je débutai par un entretien de piété, & il me conduifit à fa Chapelle pour y faire ma prière. Dès que je m'y vis feul avec lui, je lui dis d'un air myftérieux, que je venois fous le fecret, lui donner des nouvelles de fon ancien Ami D. Nugnez d'O. R. Q.... " Hèlas ! mon „ Père, me dit-il avec émotion, que „ pourriez-vous m'en apprendre ? Tout „ le monde fait que ce malheureux A„ mi fut arrêté il y a trois ans, & que „ comme on l'amenoit à Madrid pour „ y rendre compte de fa conduite, il „ fut attaqué par un Parti ennemi, qui „ le tua avec fes Gardes. Je vous a„ voue, continua-t-il d'un air attendri, „ que comme fon innocence & fa fi„ délité m'étoient connues, je ne puis „ penfer à lui fans déplorer fon fort, „ & celui de la belle Donna Rofalia „ qu'il aimoit fi tendrement". S'il n'eût pas prononcé ce mot, j'allois prolonger l'entretien, pour goûter à longs traits le plaifir d'une reconnoiffance fi douce. Mais le nom de ma chère Rofalia ne me permit plus de feindre. „ Qu'eft„ elle devenue ? lui dis-je avec émo„ tion : vit-elle encore, cette adorable „ perfonne ? parlez, mon cher Alphon„ fe, reconnoiffez fous ce déguifement
„ l'A-

,, l'Ami que vous pleurez; mais appre-
,, nez-moi où est ma Rosalia ". Je prononçai ces mots avec tant de feu, qu'il
étoit mal-aisé de s'y méprendre. Il est
impossible de méconnoitre un Amant
dans ces circonstances; le véritable a-
mour est à l'épreuve de l'imposture. D.
Alphonse ne s'y trompa point : à la vérité, il parut interdit de la singularité de
ce qu'il entendoit, & de ce qu'il voyoit.
Cependant, il m'envisage attentivement, me reconnoit, m'embrasse &
m'arrose de ses larmes. ,, Est-ce bien
,, vous, mon cher Nugnez, me dit-il?
,, vous dont j'ai pleuré la mort ? quelle
,, joie de vous revoir! Oui, c'est vous-
,, même, mon cher Ami; mais quelle
,, métamorphose !" Tandis qu'il se li-
vroit au plaisir de me revoir, & qu'il
exprimoit sa joie par mille tendres questions, mon cœur impatient d'apprendre
des nouvelles plus intéressantes, me
rendoit ses caresses importunes. Loin
d'y répondre, je lui demandois avec
empressement, où étoit Rosalia? Don
Alphonse, uniquement sensible aux douces impressions de l'amitié, me pressoit
à son tour de l'éclaircir sur mon sort.
Ainsi nous nous parlions sans nous répondre, & quiconque nous auroit écouté, n'eût entendu que les noms de *Nugnez* & de *Rosalia*, que nous répétions
confusément à chaque instant. D. Alphonse pleuroit de joie, & me serroit
entre

entre ſes bras. J'étois charmé de le revoir, mais j'étois inquiet de mon Amante; & quoiqu'il m'eût déja aſſuré dix
fois qu'elle étoit pleine de vie, je ne
ceſſois de lui en demander des nouvelles. L'amour & l'amitié nous cauſoient
à tous deux une eſpèce de délire & d'i-
vreſſe, dont nous ne ſentimes la douceur
que par réflexion.

Je vous jure, Mesdames, que jamais
je n'aurois cru que l'amitié fût capable
de ces tranſports; & j'aurois eu peine
à comprendre que l'amour pût aller
plus loin, ſi je n'avois éprouvé moi-
même dans ce moment, que l'impétuo-
ſité des ſentimens qu'il inſpire eſt infiniment ſupérieure à la tendreſſe de l'a-
mitié la plus vive. Uniquement occupé de Roſalia, je ne fus ſenſible qu'au
plaiſir de m'entendre dire qu'elle étoit
à Madrid, occupée à pleurer ma mort.
„ Ah! je reſpire, m'écriai-je alors, puis-
„ que ma chère Roſalia vit encore, &
„ qu'elle n'a point oublié ſon malheu-
„ reux Amant. Ciel! ajoutai-je, je ne
„ me plains plus des maux que j'ai ſouf-
„ ferts, dès que tu m'as conſervé le
„ vertueux Objet de mon amour; & je
„ ne deſeſpère plus de revoir Roſalia,
„ ſi je vis encore dans ſon ſouvenir!
Après cet épanchement de cœur, je
rendis à la généreuſe amitié de Don Alphonſe tous les témoignages de reconnoiſſance que l'amour avoit ſuſpendus;
&

& après avoir donné avec réflexion quelques momens au plaiſir de nous revoir, il me preſſa de lui apprendre les motifs de ma métamorphoſe, qu'il ne pouvoit allier avec ma paſſion. C'étoit en effet un contraſte bien bizarre, de voir ſous un froc un Amant ſi paſſionné. Il croyoit que j'étois véritablement Moine. Je l'aſſurai qu'il n'en étoit rien, mais que l'hiſtoire de ce déguiſement étant trop longue pour le ſatisfaire ſur le champ, je le priois d'agir avec moi devant ſes gens, comme ſi j'étois véritablement ce que je paroiſſois être. Don Alphonſe me le promit, & pour mieux aſſurer le myſtère, il réſolut de feindre que j'étois venu pour l'aider à mettre ordre à ſa conſcience ; & dès le prémier repas il déclara devant ſes gens, qu'il ne verroit perſonne tant que je ſerois au Château, parce qu'il vouloit paſſer avec moi quelque tems en retraite ſpirituelle.

L'air ému qu'on lui remarqua, ſes yeux épleurés, mon habit, mon air auſtère, mon ſilence, notre long entretien à la Chapelle, tout aida à donner de la vraiſemblance à cette feinte. D'ailleurs nous ne reſtames pas longtems à table, par l'impatience que nous avions réciproquement de renouer la converſation.

Nous paſſames dans un Cabinet ; & D. Alphonſe m'y montra en entrant, la
Caſ-

Caſſette de diamans que j'avois mis entre ſes mains. Il me dit, en me la remettant, que malgré le bruit de ma mort, il avoit réſolu de garder inviolablement ce dépôt, & d'en charger ſes héritiers, pour le rendre aux miens au bout de cinquante ans ſeulement, afin de me donner les moyens de la réclamer en cas que le bruit de ma mort fût faux. Ces diamans, qui avoient toujours fait la meilleure partie de mon bien, furent en cette conjonĉture une reſſource bien douce pour moi; elle me rendit un peu de calme. Auſſi la violence de mes tranſports étant un peu diminuée par les aſſurances que D. Alphonſe me réitéra de la vie & de la conſtance de Roſalia, je me vis obligé de ſatisfaire ſa curioſité ſur mon état. Je lui racontai par ordre ma prémière captivité à l'Abbaye de.... mon commerce de Lettres avec Roſalia, mon ſecond enlèvement, le maſſacre de mon Valet de chambre, ma tranſlation ailleurs, les circonſtances de ma priſon noire, les propoſitions que les deux Mores m'avoient faites, leurs menaces, leurs mauvais traitemens, ma délivrance imprévue, l'hiſtoire de mon habit monachal, & les raiſons que j'avois de ſoupçonner le Marquis Del. . . . d'être l'auteur de tous mes maux.

D. Alphonſe, étonné de cet enchainement d'avantures bizarres, m'avoua que

que s'il n'eût connu ma sincérité, il auroit eu peine à m'en croire. Rien en
effet n'étoit plus romanesque en apparence ; & malheureusement pour moi,
rien n'étoit plus réel. Le Froc que je
portois en étoit une preuve. Cependant
mon Ami me fit répéter les circonstances de ma prison, & il en conclut que
le Marquis Del. . . étoit le seul auteur
de cette violence. L'article des deux
Mores lui tenoit lieu d'évidence, parce
que le Marquis n'avoit presque point
d'autres Domestiques ; le séjour qu'il a-
voit fait aux Indes l'avoit rendu si impérieux, que depuis son retour il ne
s'étoit servi que de *Nègres* ou de *Mé-
tifs*, qu'il traitoit en bêtes. Sa passion
connue pour Rosalia formoit une autre preuve : il étoit apparent qu'il avoit
surpris contre moi le Ministère, à qui il
s'étoit rendu nécessaire par des avances
considèrables, pendant les troubles du
Royaume ; & que ne pouvant triompher
de la vertu de Rosalia, il avoit tâché d'é-
branler sa constance par le bruit de ma
mort. Don Alphonse ajouta, que l'é-
poque de ma liberté étoit le plus fort
indice qu'il eût contre le Marquis. ,, Car
,, enfin, mon cher Nugnéz, ajouta-t-il,
,, votre cruel Ennemi n'est plus. Il y a
,, précisément huit jours qu'il fut assas-
,, siné à quelques lieues de Madrid, sans
., que l'on ait pu découvrir encore ceux
,, qui l'ont puni de ses crimes. On en
,, soup-

„ foupçonne les Frères de fa dernière
„ Epoufe, qui n'ont jamais pu lui par-
„ donner le barbare traitement de leur
„ Sœur. Il y a quelque apparence que
„ vous avez occupé l'apartement de
„ cette infortunée perfonne, & je dou-
„ te que vous en fuffiez forti, fi le Ciel
„ n'eût délivré l'Efpagne de ce monftre.
„ Quant à l'habit dont on vous a revê-
„ tu, je croi, pourfuivit-il, que c'eft
„ un artifice dont fes gens fe feront fer-
„ vis pour vous ôter la connoiffance du
„ lieu d'où vous fortiez."

Ces conjectures, jointes à mille autres
chofes que je me rappellai, me parurent
fi vraifemblables, que je demeurai convaincu que je ne devois mes maux paffés
qu'à mon Rival, & à mon amour pour
Rofalia. Cette idée en adoucit beaucoup
le cruel fouvenir, parce qu'elle étoit
fondée fur la conftance de mon Amante. Il eft difficile de fe refufer aux mouvemens de joie que la Nature infpire, à
la mort d'un Ennemi fi perfide & fi barbare; & je vous avoue, Mefdames, dit
Don Nugnez en rougiffant, que je ne
fus ni affez généreux, ni affez Chrétien,
pour y être infenfible. Ma joie me parut d'autant plus légitime, que je crus
remarquer dans la mort du Marquis un
trait éclatant de la juftice du Ciel, &
une preuve fenfible de fa protection fur
moi. J'en tirai d'ailleurs un heureux
préfage pour la fuite de mes affaires du
côté

côté de la Cour, où je ne defefpèrai plus de faire connoitre mon innocence. Tant il eft vrai que l'amour eft extrème en tout, & qu'il ne connoit ni de petits maux, ni de petits plaifirs ! Il eft de la deftinée des Amans, de s'allarmer également des moindres revers, & de fe flatter aifément des plus minces fuccès. Hèlas ! je vis bientôt évanouir mes efpèrances !

Cependant, Mesdames, toute vive qu'étoit ma joie, elle étoit imparfaite, parce que je ne favois encore rien de pofitif fur l'état de ma chère Rofalia. Mon récit, & nos réflexions m'avoient obligé de réprimer l'impatience que j'avois d'en favoir tout le détail ; & Don Alphonfe l'écartoit à deffein, pour ménager la tendreffe de mon malheureux cœur. Il falut pourtant y venir ; & malgré tout ce que ce difcret Ami put faire pour détourner la converfation, mon inquiétude le força de m'apprendre ce qu'il vouloit me cacher. Il ne le fit néanmoins que par degrés, & me renouvella les affurances publiques que D. Rofalia avoit données de fa conftance pour moi. Il me dit que le bruit de ma mort avoit dévoilé le myftère de fon cœur, & que dès qu'elle en avoit appris la nouvelle, elle avoit cru que fa pudeur ne couroit aucun risque à fe déclarer mon Amante, d'autant qu'elle avoit fait affez connoitre en toute occafion qu'elle renonçoit au mariage, & qu'elle

avoit

avoit réfolu de pleurer ma mort jusqu'à
la fienne. Des affurances fi douces ne
me fatisfirent pas: elles me paroiffoient
trop générales. Je crus d'ailleurs appercevoir quelque réferve dans les paroles
de Don Alphonfe; & je ne fai quelle
fecrette inquiétude me rendoit fon récit fufpect. Je le preffai de l'éclaircir:
il voulut encore éluder le coup, en me
repréfentant que ce qu'il m'avoit dit me
fuffifoit, & que nous avions autre chofe
à faire que de parler de tendreffe. Sa
réferve irrita ma curiofité. ,, Que n'a-
,, chevez-vous, lui dis-je, mon cher
,, Alphonfe ? mon cœur m'annonce
,, quelque chofe de plus. J'en tremble ;
,, mais je veux éclaircir ma deftinée....
,, Eh bien donc, me répondit-il, ap-
,, prenez, mon cher Nugnez, toute
,, l'étendue de vos malheurs. Rofalia
,, vous aime, je le répète ; & pour en
,, convaincre toute l'Efpagne, depuis
,, qu'elle a cru votre mort véritable, el-
,, le s'eft retirée pour jamais dans un
,, Cloitre." Quel coup pour un cœur
fidèle ! quel revers pour un Amant !

Je vous ai affez marqué, Mesdames,
continua D. Nugnez tout attendri, jusqu'où Rofalia m'étoit chère, pour qu'indépendamment de mes expreffions, vous
jugiez combien cette nouvelle dut être
accablante pour moi. J'en fus atterré.
Un homme frappé d'un coup de foudre,
eft moins étonné que je ne le fus alors. Je

perdis pour quelques momens le courage & la raison. La douleur que j'en
conçus me jetta dans une défaillance,
pendant laquelle je souffris tout ce que
l'amour a de plus cruel. Don Alphonse tâcha de me raminer par des espèrances, qui n'étoient guères plausibles.
Je repris mes sens, je soulageai ma douleur par un torrent de larmes, & je
rompis enfin le silence pour déplorer
mes disgraces. ,, Rosalia dans un Cloi-
,, tre, m'écriai-je avec amertume, se
,, dérobe pour jamais à mes yeux ! Fa-
,, tale résolution ! cruel engagement !
,, Pour jamais dans un Cloitre ! quelle
,, constance ! O malheureux Nugnez,
,, quel est ton sort ! & qu'as-tu fait à
,, l'amour ? De quoi ton cœur est-il cou-
,, pable, pour se voir en butte à de si
,, cruels contretems ? Ta tendresse &
,, la constance de Rosalia avoient triom-
,, phé des langueurs de l'absence, &
,, des horreurs d'une affreuse prison
,, nous étions échapés à la persécution
,, d'un barbare Rival : ma captivité fut
,, le prix de mon amour, & la preuve
,, de la fidélité de mon Amante : elle
,, étoit libre, pendant que j'étois cap-
,, tif; & l'espoir de la rejoindre adoucis-
,, soit mes fers. La liberté m'est ren-
,, due; Rosalia la perd pour me prouver
,, sa tendresse, & se retire pour jamais
,, dans un Cloitre ! Quelle fatalité ! Pour-
,, quoi faut-il que sa fidélité fasse au-
,, jour-

,, jourd'hui mon supplice, & mon def-
,, espoir ? Fut-il jamais une tendresse
,, plus pure, & plus malheureuse ? Ne de-
,, vions-nous connoitre l'amour que par
,, ses caprices, & ne pouvions-nous nous
,, aimer que pour nous rendre récipro-
,, quement malheureux ? Ah ! trop chere
,, & trop fidèle Rosalia , continuai-je,
,, que direz-vous quand, vous saurez
,, que ce tendre Nugnez que vous pleu-
,, rez comme mort , ne respire après
,, tant d'infortunes, que pour appren-
,, dre que vous mettez le sceau à ses
,, malheurs par un excès de constance?..
,, Mourons, ajoutai-je avec desespoir,
,, terminons des jours dont la durée va
,, faire le tourment de mon Amante !
,, Elle m'aime : cette assurance me suffit.
,, Elle me croit mort, & me pleure ; ne
,, changeons point l'objet de ses lar-
,, mes." En disant ces mots je courus
aux armes de D. Alphonse, que j'apperçus dans un coin de son Cabinet. Ce
généreux Ami se jetta sur moi pour
m'arrêter, & me conjura de calmer mes
transports. Je rebutai ses avis , je ne
voulus rien écouter, je le brusquai même. ,, Laissez-moi , cruel Ami , lui
,, criois-je tout furieux, laissez-moi pé-
,, rir. . . Pourquoi voulez-vous que je
,, vive ? . . . Chargez-vous seulement
,, du soin d'apprendre à Rosalia que
,, j'expire plein de tendresse, & de re-
,, connoissance pour sa fidélité. " . . .

Don Alphonfe cependant m'arracha le poignard dont je m'étois faifi, & demeura collé fur moi, pour appaifer mon defefpoir par toutes les raifons que la Religion, la prudence & l'amitié purent lui fuggèrer.

Celle qui fervit le plus à calmer l'émotion où j'étois, pourfuivit D. Nugnez avec un foupir qui marquoit le vif fentiment qu'il avoit encore de cette cruelle fituation, fut la réflexion qu'il me fit faire fur la facilité qu'auroit Rofalia de réclamer contre fes Vœux. Il me rappella l'eftime qu'avoit eue pour elle Madame *des Urfins*, & combien il feroit aifé à cette Princeffe d'obtenir une Difpenfe du Pape, par le crédit des Cardinaux *de la Tremoille*, & *del Giudicé*. Il me propofa même quelques plans d'enlèvemens, qu'il me fit envifager comme faciles à exécuter dans la dernière extrémité. Tout inalliables que ces projets étoient avec la févère vertu de ma chère Rofalia, ils amufèrent ma douleur, parce que le defefpoir ne connoit rien d'impoffible. Je me remis un peu de mon agitation; nous concertames férieufement ces projets. Don Alphonfe fe prêtoit fagement à mes vues, & à mefure qu'il s'appercevoit du retour de ma Raifon, il me ramenoit infenfiblement à des idées plus juftes.

La nuit acheva de calmer mes tranfports; mais dès qu'il fut jour, je voulus

aller

aller à Madrid , dans l'efpèrance qu'à l'ombre de mon habit Religieux , je pourrois entretenir Rofalia. D. Alphonfe ne fut point de cet avis , & me repréfenta que dans l'obfcurité de mes affaires , il étoit imprudent de me mettre fous les yeux de la Cour , & de m'expofer à y paroitre doublement criminel , fi j'y étois reconnu fous l'habit Religieux. Toutes les Prifons d'Efpagne étoient pleines alors de gens arrêtés fecrettement.; & le Duc de *Médina-Céli* étoit mort dans la fienne. Les Etrangers même n'y étoient pas en fureté , pour peu qu'ils fuffent fufpects. L'affreufe captivité du Sr. *Deslandes-Regnault* , François de nation , en étoit une preuve. Mon Ami me fit comprendre encore , que dans l'idée où l'on étoit de ma mort , on pourroit en ce cas me foupçonner de celle du Marquis , & regarder le bruit de la mienne , comme un artifice dont je me ferois fervi pour me fouftraire à la Juftice du Roi , & affurer ma vengeance contre mon Rival. Il lui parut plus fûr d'écrire à Donna Julia fa Sœur , qui , comme j'ai déja eu l'honneur de vous le dire , étoit Religieufe dans le même Couvent que Rofalia , & dont elle étoit l'intime confidente. Il la pria de fonder le cœur de fon Amie , & de lui annoncer prudemment mon retour. Sa Lettre me parut trop mefurée ; je voulus y joindre un Billet particulier. Don Alphonfe n'y

vou-

voulut pas confentir ; il me permit feulement d'ajouter au bas de fa Lettre, deux lignes de ma main, mais toujours fous fon nom ,en forme de *Poft-fcriptum,* afin que Rofalia pût l'en croire en voyant mon écriture, & qu'en cas que le meffage fût intercepté, perfonne n'en pût abufer. Cette condefcendance me fatisfit ; il ferma la Lettre & l'envoya auffi-tôt par un Domeftique de confiance qu'il appelloit *Iago*, & qui avoit ordre d'attendre & de rapporter la réponfe.

Iago tarda plus que nous ne croyions; l'amour augmenta mon impatience & mes inquiétudes. Elles furent fi violentes, que D. Alphonfe me confeilla pour les dérober à fes gens, de refter au lit fous prétexte de maladie. Il affecta même de vouloir me fervir par dévotion, & fous prétexte de me rendre ces petits fervices, il ne me quittoît pas un moment. Dans cet intervalle, il tâchoit de me diftraire par le récit de tout ce qui s'étoit paffé depuis ma détention. Il m'apprit la réduction des Rebelles, la prife de Barcelone, les négociations pour la Paix générale, les préparatifs que l'on faifoit pour les fecondes noces du Roi, l'exil & la disgrace de plufieurs Seigneurs qui avoient paru affectionnés au Roi, les diverfes révolutions qui avoient changé la face de la Cour, & mille autres chofes qui étoient nouvelles pour moi. Je m'occupai de ces évènemens,

mens, felon la relation qu'ils pouvoient
avoir avec les intérêts de mon cœur:
car un Amant ne manque jamais de rapporter tout à fa tendreffe. Quinze jours
fe paffèrent dans ces réflexions, à attendre la réponfe de Madrid. Un foir que
je me livrois à mes inquiétudes plus que
de coutume, Don Alphonfe entra d'un
air riant dans ma chambre. „ Je viens,
„ me dit-il en m'embraffant, vous don-
„ ner de bonnes nouvelles. Donna Ro-
„ falia n'eft point encore Religieufe:
„ une maladie dont elle fe rétablit, a
„ reculé fes Vœux d'un mois. Elle étoit
„ fur le point de les faire; mais depuis
„ qu'elle a appris votre retour, elle a
„ protefté qu'elle n'en fera rien. Je
„ fuis fâché de vous avoir allarmé mal
„ à propos."
Cette nouvelle imprévue me remplit
de trouble & de joie. La furprife qu'elle me caufa, me fit prefque douter de
mon bonheur. Mon trifte cœur, accoutumé depuis longtems aux douloureufes alternatives de maux réels, &
d'efpèrances chimériques, ne pouvoit
d'abord ajouter foi à la Lettre de Donna Julia, que D. Alphonfe m'apportoit. Mes yeux baignés de larmes pouvoient à peine la lire. Mais le nom de
Rofalia que je vis écrit de fa propre
main, vainquit mon incrédulité. J'oubliai auffi-tôt mes mifères paffées, je
me livrai aux tranfports les plus vifs,

& ma joie fut auſſi exceſſive que mon
deſeſpoir l'avoit été. Enfin je voulus
partir pour Madrid, & après avoir pris
quelque tems pour concerter ce voyage & le faire avec prudence & ſureté,
nous en primes la route. Je repris mon
Froc ; Don Alphonſe me fit monter
avec lui dans ſa litière, & nous y arrivames heureuſement. Il y garda *l'inco-*
gnito, & ne retint avec lui que le fidèle Iago. Dès le lendemain, il alla
voir ſa Sœur, & dans les viſites qu'il
lui fit pluſieurs jours de ſuite, il l'informa de tout ce qui me regardoit.
Donna Julia fut ſi touchée du récit de
mes maux, qu'elle lui promit de faire
tout ce qui dépendroit d'elle pour me
procurer quelque conſolation. Enfin
elle me fit aſſurer que Roſalia ne ſeroit
jamais à d'autre qu'à moi, & qu'elle
avoit déja déclaré au Couvent, que ſa
ſanté ne lui permettoit point de con-
ſommer ſon engagement. Sur ces aſſurances, je hazardai un Billet à Roſalia,
pour lui exprimer mon amour & ma
reconnoiſſance ; & pour réponſe, je
reçus deux jours après de ſa part un de
ces petits ouvrages de ſoie, auxquels
les Religieuſes s'amuſent. C'étoit une
eſpèce de peloton taillé en forme de
cœur, qu'elle avoit elle-même travaillé
de ſes propres cheveux, & ſur lequel
elle avoit brodé en or ſon Chiffre & le
mien, avec des larmes d'argent tout autour.

tour. Ce tendre & galant ouvrage me mit dans une espèce d'extase; je le baisois, je le serrois contre mon cœur, & je ne pouvois cesser de l'admirer. D. Alphonse, qui en savoit le secret, me le reprit, en m'insinuant qu'il faloit l'ouvrir, & qu'il contenoit encore quelque chose de plus précieux. J'eus peine à y consentir, & quand je lui vis prendre des cizeaux pour en découdre la bordure, je vous proteste, Mesdames, que j'en frémissois, comme si mon cœur devoit en ressentir le déchirement. Dès qu'il en eut décousu quelques points, j'apperçus un papier plié, qu'il en tira proprement & l'ouvrit. C'étoit une Lettre de Rosalia, que j'ai toujours conservée. La voici, continua D. Nugnez en tirant des Tablettes d'or dans lesquelles elle étoit.

L E T T R E

de Donna Rosalia à D. Nugnez.

IL est donc vrai, mon cher Nugnez, que vous respirez encore! Est-il besoin que je vous marque avec quelle joie je l'apprens? Le Ciel, témoin des pleurs que j'ai versés pour vous, l'est aussi de mes transports. Je m'y livrerois sans réserve, si je pouvois me dissimuler les circonstances où je suis. Le bruit de votre mort m'aiant ôté l'espoir de vous consacrer des jours que vous m'a-

viez

viez confervés, je réfolus de m'enfermer dans cette retraite. Hèlas ! que n'êtes-vous reparu plutôt, ou que n'ai-je pris ma réfolution un peu plus tard ! Vous vous offrez à moi, lorsqu'un devoir facré alloit m'empécher d'être à vous. Fatal Deftin, à quel prix me rends-tu ce que j'avois de plus cher ! ... N'importe, mon cher Nugnez, il n'eft point d'engagement qui ne doive cèder à ceux que mon cœur, guidé par une jufte reconnoiffance, a pris avec vous. Votre retour anéantit l'imprudente démarche que ma trop confiante tendreffe m'a fait faire. Dût-il m'en coûter tout mon bien, il ne tiendra pas à moi que je ne fois à vous. Puiffe le Ciel, qui daigne effuyer aujourd'hui mes larmes, en tarir à jamais la fource, & terminer vos disgraces ! Vivez, cher Nugnez ; & fi l'affurance de ma tendreffe peut contribuer au bonheur de vos jours, croyez que je ne chéris rien tant que vous.

ROSALIA.

Il faudroit, Mesdames, ajouta D. Nugnez en baifant tendrement cette Lettre, avoir éprouvé comme moi les caprices de l'amour, pour connoitre le prix de ces retours imprévus. Mon cœur fentit en ce moment tout ce que la tendreffe a de plus doux & de plus délicieux. Ce ne fut pas un de ces tranfports violens, que j'avois quelquefois éprouvés ; c'étoit une impreffion délicate

licate de fatisfaction & de joie, d'autant plus douce, qu'elle étoit fondée fur la reconnoiffance que j'avois de la conftance de mon Amante. Ce doux fentiment occupa tellement mes réflexions, que je n'en fis aucune fur quelques termes de fa Lettre, qui nous préfageoient de nouvelles difgraces. Ce fut peut-être la feule fois que je goûtai quelques douceurs fans mélange d'amertume. Hèlas! j'ignorois que Rofalia voyant approcher la cérémonie de fes Vœux, & n'aiant point de proches parens, avoit fait au Couvent une donation générale de fes biens. Sa tendreffe pour moi avoit encore été le mobile de cette démarche. Dans l'idée où elle étoit de ma mort, & dans la réfolution qu'elle avoit prife de perpétuer avec décence les larmes dont elle vouloit honorer mes cendres, elle avoit fondé nombre de Meffes pour le repos de mon ame. Quoique la validité de cet Acte dépendît de la certitude de ma mort, & de l'émiffion folennelle de fes Vœux, l'avidité des Religieufes lui en fit un cruel fujet de perfécution. C'eft ce que Rofalia m'infinuoit, & je n'y fis alors aucune attention.

Don Alphonfe, qui favoit tout le myftère de cette énigme, n'eut garde de troubler ma joie. Mais comme il prévoyoit que fa préfence à Madrid pourroit m'être utile, il réfolut de reparoi-

 tre

tre à la Cour, pour être à portée de m'y servir de son crédit. Il se remit en équipage, & rappella ses gens à Madrid sous prétexte de faire sa cour à la nouvelle Reine. Cependant, comme je ne pouvois longtems demeurer inconnu au milieu d'eux, il me fit louer une maison, dans une petite rue écartée & fort étroite, près du Couvent de Rosalia. Il y fit porter les meubles les plus nécessaires, & après m'avoir fait raser & habiller à l'Espagnole, il me conduisit un soir à ce nouveau logis; & son fidèle Iago eut ordre de pourvoir à mes besoins. En entrant dans cette nouvelle retraite, je lui laissai le soin de mon amour & de mon innocence. Je ne pouvois les mettre en meilleures mains. Don Alphonse étoit très considéré de la Princesse des Ursins, dont le crédit étoit alors immense. Il étoit d'ailleurs intime ami du Cardinal del Giudicé, Grand Inquisiteur d'Espagne. Il comptoit de réunir en ma faveur la recommandation de ces deux personnes, & d'attendre l'arrivée de la nouvelle Reine pour solliciter ma grace. L'absence du Cardinal le forçoit même de prendre ce délai. Ce Prélat étoit en France, où le Roi l'avoit envoyé négocier l'agrément de Louis XIV son Grand-père, pour son mariage avec la Princesse Farnèse. Dans cette attente, je regardois mon bonheur comme assuré;

je vivois tranquille, & toute sombre &
solitaire qu'étoit ma demeure, je m'y
trouvois plus agréablement que si j'eusse
été logé à l'Escurial. La présence des
murs qui renfermoient ma chère Rosalia, nourrissoit ma tendresse. Je rece-
vois souvent de ses Billets par le moyen
d'Iago, qui sous prétexte d'aller de la
part de son Maitre, savoir des nouvelles de D. Julia, servoit à couvrir cet
innocent commerce. Je passois les jours,
& quelquefois les nuits entières, à regarder les murailles du Cloitre. Je vivois de soupirs, d'espèrances & de projets; & dans l'impossibilité où j'étois de
voir ou d'entretenir l'Objet de mes
amours, je m'estimois heureux de pouvoir au moins respirer le même air.
J'attendois patiemment le retour du Cardinal, & l'arrivée de la nouvelle Reine,
qui selon les projets de Don Alphonse,
devoient terminer mes malheurs, &
couronner mes soupirs. Qui n'eût cru
que des mesures si sages eussent triom-
phé de la malignité de mon étoile? Cependant, Mesdames, deux évènemens
imprévus vinrent coup sur coup décon-
certer nos projets, & renverser mes
espèrances.

Le Cardinal tomba subitement dans la
disgrace du Roi, pour avoir, pendant
son séjour en France, imprudemment
condamné quelques Livres relatifs à la
Constitution *Unigenitus*, & à la Souve-

raineté des Rois , par un Décret d'*Inqui-*
fition daté de *Marly* même. Cet Acte
de jurisdiction dans un Royaume qui ne
reconnoit pas celle du S. Office, irrita
le Parlement de Paris , & offensa Louis
XIV. Sur les plaintes qui en vinrent à
la Cour d'Espagne , ce Prélat fut rappellé, & arrêté à Bayonne par le Prince
Pio. Du fond de ma solitude , je fus
plus attentif à cette querelle Ecclésiastique, que ne le font d'ordinaire les gens
de ma profession , parce que je sentois la
relation qu'elle avoit avec mes amours.
Je faisois mille vœux avec D. Alphonse
pour l'accommodement de cette affaire,
qui ne dépendoit que du Cardinal. Il
seroit en effet rentré d'abord dans la faveur du Roi , s'il eût voulu révoquer ce
Décret ,   qu'il avoit fait afficher à la
porte du Palais de Madrid, sans la connoissance de la Cour : mais il demeura
ferme , & il fut dégradé de sa Charge
d'Inquisiteur-Général. Voilà la source
de nos derniers malheurs.

Qui croiroit , Mesdames, qu'un évènement si indifférent en lui-même à la
tendresse de deux Amans , pût causer
notre ruïne? Qui s'imagineroit que les
démarches des Grands eussent tant d'influence ? Hèlas ! leurs malheurs font
souvent plus de misérables, que leur prof-
périté n'avoit fait d'heureux ! Rosalia fut
la prémière à ressentir la disgrace du Cardinal. Comme elle persistoit à vouloir
for-

fortir du Couvent, & à révoquer la donation qu'elle avoit faite de fes biens, les Religieufes s'avifèrent d'en faire une affaire d'Inquifition. Le tems leur étoit favorable ; elles profitèrent de l'Interrègne dans le S. Office par la deftitution du Cardinal ; elles armèrent contre elle tous les Moines qui compofent ce redoutable Tribunal, & ils firent caufe commune pour une affaire qui intèreffoit tous les Cloitres. Nous fumes avertis même par Donna Julia, que fi Rofalia ne fe défiftoit pas, elle feroit déférée à ce Tribunal, comme Hérétique & comme Sacrilège, à caufe du mépris qu'elle faifoit de la Vie Religieufe, & de la révocation des biens donnés à l'Eglife. Quelque injufte que fût cette chicane, puifque le Teftament ne vaut qu'après la mort réelle ou civile du Teftateur, je frémis à la vue des périls qui menaçoient Rofalia. Nous lui confeillames de facrifier fes biens, je lui offris tout ce que je poffèdois. Mais Rofalia fut intrépide, & m'envoya en réponfe quelques pierreries, qu'elle avoit gardées jufques-là fecrettement dans fa chambre, dans le deffein de les diftribuer à fes Amies au jour de fes Vœux. Elle amufa fes Religieufes en demandant deux mois de délai pour fe déterminer, & elle l'obtint. Nous fongions à profiter de cet intervalle, pour implorer la protection de la Reine qui étoit déja en chemin, & D. Alphonfe

at-

attendoit fon arrivée pour la faire informer du fort de Rofalia par la Princeffe
des Urfins. Hèlas ! cette dernière reffource nous manqua encore , & cette
Princeffe fe vit aufli disgraciée à l'arrivée
de la Reine , & obligée de quitter l'Efpagne en dix jours. Ce dernier contretems abattit le courage de D. Alphonfe :
il vint me trouver un foir tout allarmé,
& m'avoua que pour le coup, il craignoit
tout pour Rofalia. Il me fit le détail de
fes frayeurs, avec beaucoup plus d'éloquence qu'il n'en faloit pour me les communiquer. Il eft rare qu'un Amant ait
befoin de tant de circonftances , pour
s'allarmer fur le fort d'une perfonne qu'il
adore. Cependant je me fentis en cette
occafion plus de courage & de raifon,
qu'en toutes mes autres traverfes. Il me
fembla qu'après avoir échappé à tant de
périls , le Ciel ne m'abandonneroit point
en celui-ci. L'innocence de mon amour,
& l'injuftice que l'on faifoit à Rofalia,
m'infpirèrent une confiance fecrette de
réuflir dans tous les moyens que je ten-
terois pour la fauver. Je me rappellai
mille projets d'enlèvemens , que j'avois
quelquefois imaginés dans l'oifiveté de
ma folitude ; & en les rectifiant, j'en
formai un , qui tout périlleux qu'il étoit,
fut pourtant le feul qui nous parut raifonnable.

Don Alphonfe fe chargea d'en informer D. Julia fa Sœur, dont le fecours nous
étoit

étoit néceffaire.　Cette Dame ne s'en fit aucun fcrupule , parce qu'elle étoit pleinement convaincue de l'injuftice qu'on faifoit à Rofalia , & qu'elle voyoit de près le danger dont fon Amie étoit menacée. Il n'en fut pas de même de Rofalia. Cette vertucufe fille s'allarma de cette propofition : quelque opinion qu'elle eût de mon refpect pour elle, fa pudeur s'offenfoit de l'idée feule de fe jetter entre les bras d'un homme.　Quelque chofe enfin que Donna Julia pût lui dire pour l'engager à fauver fa vie , elle perfifta à préférer la mort & les fupplices les plus affreux, aux moyens de les éviter par une évafion furtive. Cependant, fans m'arrêter à tous fes fcrupules , je fis préparer & apporter chez moi tout ce que je crus néceffaire à mes vues , dont le fidèle Iago fut le confident & le miniftre.　Nous nous difpofames à tout évènement, & je paffai quelques femaines à perfectionner mon projet.　Il eft vrai que ce tems fut pour moi un tems de trifteffe & de douleur. J'étois dans des allarmes mortelles, tandis que toute l'Efpagne étoit en joie pour les noces du Roi , & la reception de la Reine.　Don Alphonfe , qui étoit obligé d'y prendre part , n'en étoit pas moins actif fur mes intèrêts. Il ne ceffoit de faire agir fa Sœur auprès de Rofalia , d'autant que le délai qu'elle avoit demandé, étoit prêt à expirer. Il trouva
même

même un expédient , qui en facilitant
fa fuite, en adouciffoit les conféquences. Il imagina de la faire partir parmi
les Femmes de la Princeffe des Urfins,
dont les Domeftiques & les bagages fe
difpofoient à prendre la route de France.
Il en parla fecrettement à une des Dames
de cette Princeffe, qui lui promit de
s'en charger. Cette idée diminua un
peu les répugnances de Rofalia ; mais
ce qui la détermina plus puiffamment,
fut la vue du cachot affreux qu'on lui
préparoit , & la malignité des informations que l'on commençoit dans le Couvent, pour dreffer contre elle une ac-
cufation d'Héréfie, qui n'alloit pas à
moins qu'à la faire condamner au feu.
Enfin Rofalia, ébranlée à la vue du danger , confentit à nos projets. Le jour
fut pris : c'étoit la veille du départ des
gens de Madame des Urfins. Nous ne
perdimes point de tems ; & voici le ftratagème que j'employai.

Je croi, Mefdames, continua D. Nugnez, avoir eu l'honneur de vous dire
que ma petite maifon étoit vis-à-vis les
murs du Coùvent, & que la rue en é-
toit très étroite. Le grenier du Couvent avoit une efpèce de lucarne , qui
donnoit précifément vis à vis les fenêtres du dernier étage de ma maifon; &
cette lucarne n'étoit fermée que par un
chaffis de bois, percé en divers endroits
en forme de jaloufie. Donna Julia a-
voit

voit furpris une clé du grenier, & par le fecours des limes fourdes que fon Frère lui avoit procurées , elle avoit fcié les agraffes de fer qui retenoient le chaffis. Don Alphonfe s'étoit rendu chez moi dès le foir avec fon fidèle Ia- go , & nous attendions avec impatience l'heure dont nous étions convenus. Tout nous favorifoit ; la nuit étoit très obfcure ; le quartier que j'habitois é- toit plus défert que jamais, parce qu'u- ne Fête , & un Bal qui fe donnoit à l'autre bout de la Ville, y avoient at- tiré tout le monde. Cependant je de- firois & redoutois également le mo- ment fatal , qui devoit fauver ou per- dre pour jamais l'Objet de mon amour. A minuit fonnant, Donna Julia parut à la fenêtre avec une lanterne fourde, & nous donna le fignal : elle ouvrit enfui- te le chaffis, & dans l'inftant nous pouf- fames contre la lucarne un foliveau rond, que nous avions préparé exprès. Il étoit beaucoup plus long que le travers de la rue , & à l'aide du contre-poids que nous avions attaché au bout qui devoit refter dans ma chambre , nous fimes a- vancer l'autre bout jufqu'à la muraille du Couvent. Donna Julia le reçut, & le plaça fur le bord de la lucarne, d'où il ne pouvoit s'échapper, parce que j'y avois fait attacher un long croc qui le retenoit. Enfuite, au moyen d'une cor- de que nous lui avions jettée, elle tira

à

à elle un grand panier d'ozier garni de cercles de fer croifés, qui étoit fufpendu par trois fortes chaines aboutiffant à un gros anneau de fer, qui devoit couler fur le foliveau. Après que D. Julia eut arrêté le panier, elle preffa fon Amie d'y defcendre. Rofalia frémit à la vue de cette périlleufe machine. Cependant après avoir pris le Ciel à témoin de l'injuftice qui la forçoit à violer ainfi la Clôture facrée pour fauver fa vie, elle invoqua fon fecours, embraffa la généreufe Julia, defcendit courageufement dans le panier, & fe tint ferme aux chaines qui le foutenoient. Auffitot nous attirames à nous ce précieux fardeau, tandis que Donna Julia avec un long bâton nous aidoit à faire gliffer l'anneau.

Il n'eft pas en mon pouvoir, Mefdames, pourfuivit D. Nugnez en foupirant, de vous exprimer tout ce qui fe paffa dans mon cœur en ce moment critique. Peut-être ne le fai-je pas moi-même. Je frémis encore en penfant à cette périlleufe expédition. Dès que je vis Rofalia en l'air, mon cœur fut faifi d'une angoiffe mortelle; je compris le danger où je l'engageois; je frémiffois à la moindre fecouffe que je donnois au panier. Je defirois, je craignois, j'efpérois, tout à la fois; & dans le trouble où j'étois, je ne goûtois qu'imparfaitement le plaifir de fauver

une

une seconde fois ma Rosalia. Notre
stratagème eut pourtant un heureux succès; Rosalia fut en peu de minutes à
portée de la fenêtre. Dès que je la vis,
je lui tendis la main, je pris la sienne,
& la baisai tendrement. Rosalia toute
tremblante s'appuya sur ma fenêtre; je
la pris entre mes bras, & à l'aide de
Don Alphonse, je l'attirai dans ma
chambre. Mon cœur transporté de joie
eut peine à contenir ses transports. Que
de choses j'aurois voulu dire en ce moment! " Que le Ciel soit béni, m'écriai-
„ je, puisqu'il a permis que je vous re-
„ visse, & qu'il s'est servi de moi pour
„ vous arracher à des malheurs qui ne
„ vous menaçoient que parce que vous
„ m'étiez fidèle! Souffrez, chère Ro-
„ salia, ajoutai-je en tombant à ses ge-
„ noux, qu'en vous renouvellant mes
„ sermens, je vous offre les débris de
„ ma fortune, pour vous dédommager
„ du sacrifice que vous m'avez fait de
„ la vôtre. . . . Il me suffit, mon cher
„ Nugnez, répondit tendrement Rosa-
„ lia, que je sois sure de votre cœur;
„ le plaisir de vous revoir vivant, me
„ tient lieu de tout. La démarche que
„ je fais, le prouve assez. Songez à
„ sauver vos jours, que la conservation
„ des miens expose plus que jamais"...
Pendant que nous nous faisions ces protestations si douces, D. Alphonse &
son Valet retiroient dans ma chambre

la machine qui avoit fervi à notre entre-
prife ; & ils nous interrompirent , pour
m'obliger de travailler avec eux, à remettre tout en ordre. Donna Julia de
fon côté aiant rajufté le chaffis, prit
congé de nous, & fe retira en faifant
mille vœux pour l'heureux fuccès de
notre fuite. D. Alphonfe aiant enfuite
fait un petit compliment à Rofalia, lui
donna la main pour defcendre. Nous
primes chacun un mafque, nous nous
armames tous trois d'un poignard, &
Rofalia s'étant enveloppée d'une longue
mante, je la pris fous les bras avec D.
Alphonfe. Nous traverfames toute la
Ville en filence, & nous arrivames heureufement à la maifon où étoient les
Domeftiques de la Princeffe des Urfins.
Il ne me fut pas permis d'y entrer, ni
de faire de longs adieux à Rofalia. Je
lui baifai la main en la quittant ; D. Alphonfe me ramena à fon logis, & laiffa
Iago pour obferver ce qui fe pafferoit
au départ de Rofalia.

Après cette expédition, il n'étoit plus
fûr pour moi de demeurer à Madrid ;
& l'embarras étoit de m'en faire fortir.
Je regrettai alors ma barbe & ma prémière métamorphofe, à l'ombre de laquelle j'aurois pu m'échaper plus facilement. Nous paffames le refte de la nuit
à imaginer quelque nouvel expédient.
Le réfultat de nos idées fut, que je
prendrois un habit de Pélerin François,

&

& que je ferois le voyage à pied jufqu'à la frontière de France, où je trouverois des remifes. Dès le point du jour, Iago vint nous affurer que Rofalia étoit partie dans la voiture des Dames, fans que perfonne l'eût reconnue. Cette nouvelle me tranquillifa, & je me préparai à la fuivre. Iago alla m'acheter un vieil habit à la Françoife ; je pris du linge fale, une mallette, un chaperon, un collier de coquillages, je m'armai d'un bourdon à la manière des Pélerins, & je partis après avoir embraffé mon cher Don Alphonfe. Notre féparation fe fit avec un attendriffement réciproque, qui nous annonçoit que nous ne nous reverrions plus. Dans cet équipage, il me fut aifé de me donner pour un Pélerin François qui revenoit de S. Jaques de Compoftelle, & qui après avoir parcouru l'Efpagne, fe hâtoit de revoir fa famille. En effet, malgré la fatigue de la nuit précédente, je m'éloignai de douze lieues de Madrid dès le même jour ; j'évitai les Villes, & guidé par l'amour, je fuivois les pas de ma chère Rofalia. Enfin j'arrivai heureufement à Bayonne, où je trouvai une de fes Lettres, qui m'apprit qu'elle alloit en droiture à Paris, où je la trouverois. Je ne pouvois rien apprendre de plus confolant ; & après m'être repofé quelques jours, je me fis habiller, je touchai de l'argent, & je pris la pofte pour Paris, où j'arrivai

vai deux jours après l'Objet de mon amour. La Princesse des Ursins, informée par une Lettre de D. Alphonse, des motifs de l'évasion de Donna Rosalia, n'eut aucune difficulté à lui accorder sa protection. Il étoit d'ailleurs peu apparent qu'elle fût fort scrupuleuse sur la violation d'une Clôture Religieuse, puisque cette Princesse ne s'étoit pas fait une peine après la mort de la Reine, de loger le Roi dans l'Hôtel du Duc de *Médina-Céli*, & de prendre pour elle le Couvent des Capucins qui en étoit proche, après en avoir chassé ces Pères, & en avoir exhumé les corps morts. De plus, elle connoissoit la vertu de Rosalia; & comme elle étoit elle-même dans la disgrace, elle fut ravie d'augmenter sa Cour, des charmes de cette Belle infortunée. Elle la garda auprès d'elle sous un autre nom, & la mena par-tout avec elle. Il est inutile de vous dire, Mesdames, continua D. Nugnez, la joie que nous eumes de nous revoir, après tant de traverses: il ne faut qu'avoir aimé, pour se l'imaginer. Chacun en fut attendri, & Madame des Ursins qui fut témoin de notre entrevue, avoua qu'elle nous auroit protégés à titre d'Amans, si elle n'avoit connu Rosalia que par cette qualité. Cette Princesse étendit ses bontés jusques sur moi; elle marqua prendre beaucoup d'intérêt à mes malheurs. Les

fiens

fiens la rendoient plus fenfible à mes disgraces, & quand j'aurois été moins innocent, j'aurois paru tel à fes yeux,
dans le mécontentement où elle étoit à
l'égard de la Cour & du Miniftère d'a-
lors. Elle m'affura cependant, que le
Roi n'avoit jamais donné d'autres ordres
contre moi, que celui par lequel j'avois
d'abord été arrêté, comme fufpect d'intelligence avec les Rebelles ; & que lorsque le bruit de ma mort étoit venu à
la Cour, il n'y étoit plus queftion de
ma prétendue trahifon. Elle en conclut, que tous mes malheurs ne m'a-
voient été attirés que par le cruel Marquis Del. . . . . . qui auroit corrompu
quelques Sécrétaires, pour furprendre
des ordres contre moi. La part que
cette Princeffe avoit eue aux affaires
d'Efpagne, & la confiance dont le Roi
l'avoit honorée, ne me laifsèrent aucun
doute fur ces affurances. Ce ne fut pas
même une petite confolation pour moi,
de favoir que le témoignage de ma
confcience étoit conforme aux idées
que mon Roi pouvoit avoir de la fidélité de mes fervices. Ah! fi j'avois fu
plutôt ce détail, que je me ferois épargné d'inquiétudes & de périls!

La protection de Madame des Urfins
mit Rofalia à l'abri des fcrupules, que
fa délicateffe fe faifoit de mes affidui-
tés. Je ne la voyois jamais qu'en fa préfence, & cette Princeffe eut la bonté

de la preſſer pluſieurs fois de couronner mes ſoupirs par une union ſolennelle. Roſalia qui craignoit toujours quelques revers, la différoit juſqu'à ce que les affaires de la Princeſſe euſſent pris une forme aſſurée. Elle eſpèroit d'ailleurs que le Cardinal del Giudicé, qui venoit de rentrer dans la faveur du Roi, (qui l'avoit nommé Gouverneur du Prince des Aſturies, en lui rendant ſa Charge de Grand-Inquiſiteur) pourroit lui faire rendre ſes biens. J'en écrivis à Don Alphonſe: mais cet Ami me manda que les choſes étoient changées, & que notre retraite auprès de la Princeſſe ne permettroit jamais au Cardinal de ſe mêler de cette affaire. Il me fit tenir le prix de mes pierreries, ſelon l'évaluation qui en avoit été faite entre nous; & par un trait de généroſité rare, il envoya en préſent la plus conſidèrable partie de mes diamans à Roſalia par ſon fidèle Iago. A peine Iago fut-il arrivé à Paris, que nous y apprimes la mort de ſon Maitre. Roſalia pleura comme moi cet incomparable Ami, à qui nous devions la liberté, la vie & nos biens. Comme ſa mort ne nous laiſſoit plus rien de cher en Eſpagne, nous renonçames l'un & l'autre à notre Patrie, réſolus d'abandonner les moyens que nous pouvions tenter encore pour y rentrer. Cependant le peu d'agrémens que la Princeſſe des Urſins trouva à la Cour de Fran-

France, l'obligea de penfer à fixer fon féjour ailleurs. Elle partit de Paris au mois d'Août; Rofalia fit le voyage avec elle, & je la fuivis, parce que nous avions attaché notre deftinée à la fienne. Nous nous arrêtames à Lion, pour y attendre des Lettres de Rome: mais les nouvelles que nous eumes de la mort de Louis XIV, obligèrent la Princeffe de fortir de France, par la jufte crainte qu'elle eut, que le Duc d'*Orléans* ne fe vengeât alors des chagrins qu'elle lui avoit donnés en Efpagne, fur-tout au Siège de *Lérida*, & par la détention de *Des-Landes* fon Agent.

Nous vinmes à Avignon : ce fut là, Mesdames, que mon amour fut couronné. Mr. le Légat nous donna l'abfolution de l'Excommunication que nous avions encourue en violant la clôture du Couvent de Madrid, & ce Prélat fit dans fa Chapelle la cérémonie de notre mariage. Les nœuds facrés de l'hymen ne pouvoient augmenter notre tendreffe, ils ne pouvoient qu'en affurer les liens; & pourquoi ne furent-ils pas indiffolubles! . . . Je touche, Mesdames, dit Don Nugnez tout attendri, au moment le plus douloureux de ma vie; & vous allez voir que jamais je ne goûtai que des plaifirs paffagers. A peine avois-je éprouvé les prémières douceurs de l'hymen, que ma chère Epoufe tomba malade. Nous reftames à Avignon, fa

fanté

fanté ne lui permettant pas de faire le voyage de Rome avec la Princeſſe. Le changement d'air & de manières de vivre , les fatigues d'un long & pénible voyage, le ſouvenir de tant de disgraces, ſuffiſoient pour déranger la ſanté la plus forte. Cependant je ne prévis point d'abord les funeſtes ſuites de ſa maladie & je comptois ſi peu ſur le malheur qui m'eſt arrivé, que quand la Princeſſe des Urſins partit, je lui promis que nous la ſuivrions inceſſamment, & que nous irions paſſer le reſte de nos jours auprès d'elle, pour la rendre témoin de notre félicité. Nous ne pouvions y eſpérer qu'une infinité d'agrémens, ſous la protection du Cardinal *de la Trémoille*, qu'elle alloit joindre. Hèlas! ces flatteuſes idées ne furent qu'un bonheur imaginaire, qui ſe diſſipa comme un ſonge! Je ne tardai pas à en découvrir l'illuſion: la maladie de ma chère Roſalia devint ſi violente, que je crus qu'elle m'alloit être enlevée. Ce fut alors que j'éprouvai tout ce que ſa tendreſſe avoit de délicat. Cette chère Epouſe craignant de m'allarmer, ſe diſſimuloit à elle-même, & me cachoit avec ſoin, l'excès de ſon mal. Elle prioit même les Médecins de ne m'en rien dire, & tâchoit d'amuſer ma douleur par l'idée de notre établiſſement à Rome. Elle porta ſes ſoins juſqu'à vouloir que j'appriſſe l'Italien, pour y vivre avec plus d'agrément. Elle ſavoit

voit très bien cette Langue ; & en me
conseillant cette étude, elle n'avoit
d'autre but, que de me procurer quelque distraction, en m'éloignant de sa
chambre que je ne quittois pas. Mon
cœur découvrit bientôt ce tendre artifice, & j'en pris de nouveaux sujets d'allarmes, qui m'annoncèrent dès-lors la
funeste catastrophe qui m'attendoit. J'a-
vois beau lui cacher mes inquiétudes
sur son état, sa pénétrante tendresse dé-
couvroit le secret de mes peines mortelles ; & j'ai su depuis par les Femmes
qui la servoient, que lorsque j'étois ab-
sent, elle n'étoit occupée que de la douleur que son état me causoit. La violence qu'elle se faisoit incessamment
pour m'en cacher une partie, empoi-
sonna tous les remèdes qu'elle prenoit,
& rendit peut-être son mal incurable. Il
diminua cependant en apparence ; la
fièvre la quitta: mais elle ne put se ré-
tablir. Elle resta dans une langueur, qui
ne prolongea ses jours que pour augmenter mon supplice, & me donner le spectacle le plus douloureux dont un Epoux
puisse être témoin. Rosalia, si belle &
si charmante, perdit peu à peu son embonpoint, sa couleur, & la vivacité de
ses yeux. L'éclat de son teint dégénéra
dans une pâleur mortelle. Une fièvre
lente & cachée la minoit insensiblement,
& je la voyois dépérir tous les jours.
Les Médecins avouèrent qu'ils ne con-

C 3

noif-

noiſſoient rien à ſon mal, par la ſingula-
rité des ſymptomes qui ſe manifeſtoient
de tems en tems. Cependant ma chère
Epouſe conſervoit au milieu de ſes
maux, une tranquillité que rien ne pouvoit altèrer, que l'idée du contre-coup
qu'elle prévoyoit bien que j'en devois
reſſentir. Elle m'exhortoit continuellement à ne point m'affliger de ſon état,
& m'encourageoit à tout eſpèrer de ſa
jeuneſſe & de la force de ſon tempérament. Un jour qu'elle me vit tout attendri, elle fit un effort pour me conſoler par les expreſſions les plus tendres.
,, Je m'apperçois bien, dit-elle, mon
,, cher Nugnez, que mon état vous af-
,, flige, & j'en comprens le motif.
,, Mais me croyez-vous inſenſible à vo-
,, tre douleur? ſi vous craignez les ſui-
,, tes de ma langueur, penſez-vous que
,, je les redoute moins que vous? ma
,, tendreſſe fut-elle jamais inférieure à
,, la vôtre, & croyez-vous que l'idée de
,, notre ſéparation me paroiſſe moins
,, affreuſe qu'à vous? Je la crains, par-
,, ce que je la prévois; je ſens au de-
,, dans de moi les atteintes de la mort;
,, elle arrivera tôt ou tard. Mais ſi le
,, Ciel a réſolu d'en hâter le moment,
,, n'employons ceux qui nous reſtent
,, qu'à augmenter, ou du moins à con-
,, ſerver les douceurs de notre union,
,, au-lieu de l'altèrer par des allarmes
,, prématurées. Vous le ſavez, la géné-
                                ,, roſité

„ rofité feule fit naitre votre amour
„ pour moi, & vous ne devez qu'à ma
„ reconnoiffance le retour de ma ten-
„ dreffe. Des fources fi épurées n'ont
„ pu caufer nos malheurs; & nos dis-
„ graces font moins une marque du
„ courroux du Ciel fur nous, qu'un mo-
„ tif preffant de nous en confoler par
„ la perfuafion de notre innocence.
„ Quoi qu'il arrive enfin, ajouta-t-elle
„ en me prenant les mains, vous ferez
„ au moins convaincu que j'emporterai
„ dans le tombeau la tendreffe la plus
„ vive & la plus conftante ".

Rofalia s'attendrit en finiffant ce difcours, auquel je ne répondis que par
mes foupirs & mes larmes. A peine
pus-je proférer un feul mot! Je frémiffois de l'idée feule de fa féparation; &
s'il n'eût falu que ma vie pour prolonger la fienne d'un jour, je me ferois im-
molé mille fois à fa confervation. Je
fis appeller tous les Médecins du pays,
& après maintes confultations, la plupart s'accordèrent à penfer que fon mal
étoit incurable, & qu'il paroiffoit être
l'effet d'un poifon lent. La Religion ne
me permet pas de vous dire qui nous
en foupçonnames: je me fuis même fait
un devoir de ne jamais fuivre une idée
fi injurieufe à des perfonnes que leur
état met à l'abri de pareils foupçons.
Quoi qu'il en foit, fi la caufe en eft équivoque, l'effet n'en eft que trop certain.

 Ce-

Cependant, Mesdames, pourfuivit Don Nugnez en foupirant amèrement, on effaya de nouveaux remèdes ; & comme ma chère Epoufe parut menacée de paralyfie, les Médecins lui confeillèrent les Eaux de *Bourbonne*, comme la derniere reffource.

Nous en primes la route dès le commencement du Printems, & nous y arrivames vers le milieu d'Avril. Un Médecin & un Chirurgien que j'avois amenés, ne la quittoient presque point d'un moment. Rofalia par leurs avis commença l'ufage de ces Eaux, après s'être repofée quelques jours ; & la confiance qu'elle y avoit, nous faifoit tout efpérer pour fa fanté. Hélas, le Ciel en avoit autrement décidé ! Ma chère Epoufe n'avoit plus que peu de jours à vivre : encore falut-il qu'un fàcheux accident vint en hâter le terme ! Le prémier jour du mois de Mai, le feu prit dès le matin à la maifon d'un Diftillateur ; & comme fes magazins étoient remplis d'Efprit de vin, la flame embrafa tout le quartier presque en un clin d'œil ; & à l'aide d'un vent impétueux, elle fe communiqua par-tout avec une rapidité étonnante. Dans cette allarme, j'eus à peine le tems de délibèrer fur les moyens de fauver Rofalia. Mes Valets étoient à l'Eglife, & je n'avois auprès de moi que le Chirurgien. Le feu gagnoit déja notre Auberge, & mon Epoufe étoit fi

foi-

foïble, qu'elle ne pouvoit fe foutenir.
„ Grand Dieu ! m'écriai-je, ne m'avez-
„ vous arraché à tant de périls, que pour
„ me réferver cet affreux fpectacle ! ”
Je monte à la chambre de Rofalia, & à
l'aide de fa Femme de chambre & du
Chirurgien, nous la fauvons fur fon matelas ; nous traverfons la rue au travers
des nuages de flâmes & de fumée, fans
favoir où trouver un afyle. Les cris, les
plaintes, les gémiffemens & le defefpoir
des Habitans de Bourbonne, caufoient
une fi grande confufion dans cette malheureufe Ville, que nous ne favions de
quel côté tourner. La flâme nous pour-
fuivoit par-tout, & nous obligeoit à tout
moment de changer de place. Enfin
l'incendie devint fi général, que nous
fumes contraints de fuir encore à la
campagne, & d'y tranfporter l'infortunée Rofalia, pour la dérober aux flâmes.
La fatigue nous contraignit de la mettre
au pied d'un arbre, & de confidérer en
nous repofant, la fureur de l'incendie,
qui réduifit en cendres la Ville & le
Château de Bourbonne en moins de quatre heures. Rofalia n'eut pas la force
de foutenir cette trifte perfpective ; elle
nous pria de la placer à l'oppofite de la
Ville, afin de s'épargner cet affreux
fpectacle. Je me couchai fur l'herbe auprès d'elle, pour tâcher de la raffurer ;
mais j'étois moi-même fi pénétré d'horreur & d'affliction, que je ne pouvois

que soupirer. Pour juger de ma douleur, poursuivit D. Nugnez , représentez-vous, Mesdames, cette Epouse infortunée presque aux abois , sans secours, exposée sous mes yeux à toutes les injures de l'air, environnée d'une multitude de Malades, & d'Habitans infortunés, dont les gémissemens pénétroient son tendre cœur. Fut-il jamais une situation plus douloureuse pour un Epoux ? Je sentois les funestes conséquences de cet évènement, & je compris que Rosalia n'y survivroit point. Tant d'allarmes , & de mouvemens , joints à la foiblesse de son état, & à l'épuisement où elle étoit, ne pouvoient qu'abrèger des jours si précieux. Cette réflexion me perça le cœur; je me sentis fondre en larmes : mais je m'écartai pour lui dérober ma douleur, & je retournai vers la Ville pour chercher quelques-uns de mes gens. Je rencontrai mon Médecin, qui m'apprit que deux de nos Valets étoient péris dans les flâmes , en voulant aller à mon apartement pour sauver nos valises. Ce malheur me toucha vivement ; mais l'état de ma chère Rosalia occupoit tous mes sentimens. J'envoyai le Médecin auprès d'elle ; je courus en frémissant vers le Village voisin pour chercher une retraite pour la nuit, & je revins une heure après avec une charette de paysan, dans laquelle nous transportames la chère Malade jusqu'à la plus

proche

proche cabane. En arrivant dans la maison du payſan, Roſalia tomba en foibleſſe, & le Médecin m'avertit qu'elle n'avoit plus que peu d'heures à vivre. Cet arrêt me glaça le cœur; je ſentis un frémiſſement général qui m'ôta l'uſage de la parole. Je me jettai ſur le lit de ma chère Epouſe, je la ſerrai entre mes bras, & je tâchai de la ranimer par mes cris. Roſalia revint à elle-même, & tournant tendrement les yeux ſur moi, elle verſa quelques larmes, qu'elle eſſuya auſſi-tôt. ,, Je ſens, me ,, dit-elle d'une voix mourante, que le ,, moment fatal approche; il faut, mon ,, cher Nugnez, ſe réſoudre à ſe quit-,, ter. Nous n'étions nés que pour nous ,, aimer; & ſelon toutes les apparences, ,, nous ne l'étions pas pour vivre heu-,, reux. . . . J'ai rempli ma deſtinée: ,, mon cœur n'a rien à ſe reprocher; ,, il ne reſpire & n'a ſoupiré que pour ,, vous. Je ne crains pas même de m'oc-,, cuper de ma tendreſſe en ce dernier ,, moment: la Religion ne ſauroit m'in-,, terdire des regrets, dont elle peut ,, ſeule adoucir l'amertume. Adieu donc, ,, cher Epoux, continua-t-elle d'une voix ,, entrecoupée; n'oubliez jamais la ten-,, dre Roſalia. . . . Songez que j'empor-,, te chez les Morts toute ma tendreſſe ,, pour vous. . . . Adieu, cher Nugnez; ,, vivez heureux, longtems, & ſouve-,, nez-vous que je meurs fidèle." Mon

C 6

Epou-

Epouſe, dit D. Nugnez tout en larmes, n'en put prononcer davantage. Elle me tendit une main mourante, que je baignai de mes pleurs. Je voulus lui parler, mais la douleur m'ôta la voix, & j'eus l'affliction de voir expirer cette adorable Epouſe entre mes bras.

Il eſt inutile, Mesdames, de vous peindre l'état où je me trouvai: les pleurs que je verſe encore malgré la violence que je me fais, vous prouvent aſſez combien je fus touché de ce triſte évènement. Je me jettai ſur le viſage de mon Epouſe expirante, je tâchai de recueillir ſon dernier ſoupir, & de ranimer par les miens cette belle mourante; je demeurai collé ſur ſa bouche, je verſai ſur elle un torrent de larmes, & je croi que ſi le Médecin & le Chirurgien ne m'euſſent arraché de ſon lit, j'y fuſſe expiré de douleur. Me pouvoit-il en effet arriver un coup plus funeſte? Roſalia que j'adorois, & pour qui j'avois tant ſoupiré, pouvoit-elle m'être enlevée dans des circonſtances plus triſtes? Hèlas! il m'étoit bien douloureux de penſer que je l'avois trois fois arrachée à la mort, & de la voir expirer dans une cabane de payſan. Encore n'eus-je pas la conſolation d'adoucir ma douleur par le triſte appareil d'une pompe funèbre: la confuſion où l'incendie avoit réduit la Ville & les environs de Bourbonne, m'obligea de faire inhumer ma chère
Epouſe

Epouſe avec toute la ſimplicité poſſible.
Je ſuivis ce précieux dépôt, & je ne
le vis qu'avec regret couvrir de terre.
Toute l'Egliſe retentit de mes gémiſſemens, & tant que je fus dans ce pays,
je me fis une loi d'aller pleurer ſur ſon
tombeau. Je réſolus même d'y fixer mon
ſéjour : mais le ſpectacle continuel des
ruïnes de Bourbonne me retraçant ma
perte chaque jour, ne faiſoit qu'aigrir
mes ennuis. Enfin mes Amis, & ma
Raiſon, m'obligèrent à m'éloigner d'un
lieu ſi fatal à mon repos. Je retournai
à Avignon ; de là je paſſai à Rome auprès de la Princeſſe des Urſins, & du
Cardinal de la Trémoille, qui firent tout
ce qui dépendoit d'eux pour calmer ma
douleur. Leurs ſoins furent inutiles : le
tems même, ce ſouverain conſolateur,
n'a pu modèrer encore mes regrets.
Je demeurai quelques années à Rome ;
mais comme je portois par-tout l'image
de ma chère Epouſe, j'ai pris le parti de
voyager pour m'arracher à mes ennuis.

Don Nugnez finit ici ſon Hiſtoire ; &
ſi la compaſſion a quelque douceur pour
les perſonnes infortunées, il eut la conſolation de remarquer que le récit de ſes
malheurs avoit attendri toute la compagnie. Les Dames ſur-tout lui marquèrent combien elles avoient été émues de
ſes avantures, & nous nous efforçames
tous de lui fournir différens motifs de
C 7

con-

confolation dans cette perte irréparable.
Chacun appuya fur la vertu de Rofalia,
& nos réflexions lui valurent une Oraifon funèbre. On n'oublia point de faire à Don Nugnez les complimens qu'il
méritoit, fur le courage & la valeur a-
vec lefquels il avoit foutenu fes traverfes & affronté tant de périls. Nous admirames la force de l'amour, dans les
métamorphofes & le ftratagème qu'il lui
avoit infpirés; & nous le confoiames de
la perte qu'il avoit faite, par les tendres
retours dont fa chère Rofalia avoit payé fes foupirs. Il eft vrai qu'un Objet
fi digne de fa tendreffe, l'étoit infiniment de fes larmes & de fes regrets.
Cependant nous effayames de l'en diftraire par quelques réflexions fur la difgrace de la Princeffe des Urfins, qui
s'étoit en quelque forte vue culbuter du
Trône d'Efpagne, au plus fort de fa
faveur. Nous nous gardames bien pourtant de faire le parallèle de cette impé-
rieufe Princeffe, avec la tendre & vertueufe Rofalia. Comme nous ne lui a-
vions pas les mêmes obligations que D.
Nugnez, nous en penfions fort différemment; & nous étions étonnés qu'une
fois en fa vie, elle eût pu faire du
bien à quelqu'un. Cette métamorphofe nous parut l'ouvrage de fa difgrace,
qui pour le malheur de l'Efpagne & de
l'Europe, étoit arrivée trop tard. Le
Comte ne put s'empêcher de parler affez.

fez clairement de l'ambition de cette femme, qui pour prix des maux qu'elle avoit faits à l'Espagne, avoit extorqué du Roi la Souveraineté du Duché de Limbourg, & avoit eu l'adresse d'en faire un Article de la Paix d'Utrecht, sous la garantie de la Reine d'Angleterre. Il ajouta, que graces au Prince *Eugène*, cet Article étoit resté sans effet. On n'osa point pousser son Panégyrique plus loin, à cause que Don Nugnez étoit là. Cependant la Vicomtesse nous fit faire une réflexion curieuse, sur la chute subite des trois plus ambitieuses femmes de notre siècle. La Princesse *des Ursins* en Espagne, dit-elle, Madame *de Maintenon* en France, & Mylady *Masham* en Angleterre, après avoir donné le branle à presque toutes les affaires de l'Europe, virent toutes trois expirer leur crédit dans le cours d'une même année, avec la triste consolation de voir que l'on regardoit leur disgrace comme une justice signalée. Qui peut, dit-elle, après ce triple exemple, qui peut compter sur la Fortune, ou se plaindre de ses caprices?

Au fort de nos réflexions, un Gentilhomme du Prince, nommé Mr. *de Reysbergh*, demanda à voir les Dames. Elles s'excusèrent sur leur deshabillé: il entra cependant, & pria la Vicomtesse au nom de son Maitre, de vouloir accepter le Bal pour le lendemain; & nous y invita tous,

tous, en déclarant que Son Alteffe s'é-
toit propofée de donner ce divertiffement à toutes les Dames de la compagnie. Notre partie de Bain n'y fit point
obftacle : nous réfolumes malgré la Faculté, d'allier nos plaifirs avec la Médecine, & le Bal fut accepté. Le Gentilhomme paffa avec nous le refte de l'a-
près-midi, & nous demanda compte de
nos plaifirs. Nous les lui racontames;
& il nous dit à fon tour, les raifons qui
nous avoient privé depuis quelques jours
de la compagnie du Prince, qui avoit
été faire un tour à la Maifon de campagne de l'Evêque de Liège. La converfation enjouée de Mr. de Reysbergh diffipa les triftes réflexions que nous étions
en train de faire; chacun reprit un air
plus gai; & D. Nugnez fortit fans qu'on
le vît, pour diffimuler fa trifteffe. On
propofa un Quadrille; mais comme il
fe faifoit tard, on préféra le plaifir de
caufer; & la converfation roula fur le
Jeu, & fur le commerce qu'en font une
infinité de perfonnes. Mr. de Reysbergh
nous raconta à ce fujet, un trait qui
s'étoit paffé dans une maifon d'Aix dès
les prémiers jours de la Saifon; il prouve également le danger qu'il y a de
jouer avec des inconnus, & la mauvai-
fe-foi de la plupart des Joueurs de profeffion. Je le tiens, dit Mr. de Reysbergh, d'un Officier qui eft encore ici
actuellement, & qui étoit préfent quand

cette

cette hiftoire eft arrivée. Il la raconta dernièrement à la table du Prince. La voici.

Le Héros, nous dit-il, eft un jeune Saxon, qui étant arrivé à Aix avant que le concours des Malades eût mis les plaifirs en train, s'y ennuyoit affez, & n'y trouvoit d'autres amufemens qu'à courir les Caffés, pour y chercher compagnie. On n'y en manque jamais, & l'on y trouve toujours en abondance des Efcrocs & des Dupes. Le Saxon, qui n'étoit pourtant ni l'un ni l'autre, fe fauxfila parmi les Etrangers qui y étoient. Il en trouva trois ou quatre, qui lui parurent gens de condition, d'efprit, de bonne humeur, & très prévenans. Un homme qui auroit eu un peu plus d'ufage du monde, s'en feroit défié par cette raifon même. Pour moi, continua-t-il, des inconnus fi lians dès la prémière vue, me font toujours fufpects, en fait de parties de Jeu fur-tout. Le Saxon ne fit pas cette réflexion, & il rifqua d'apprendre à fes dépens à être à l'avenir un peu plus réfervé. Un de ces Etrangers, qui fe difoit Marquis Italien, mieux mis & plus brillant que les autres, lui fembla plus obligeant, & d'une naiffance plus diftinguée. Il en jugea fottement ainfi, dès la prémière vue. Il lia converfation avec lui, & ne manqua pas de fe plaindre du peu d'agrémens qu'il trouvoit aux Eaux. L'offi-
cieux

cieux Marquis, fous prétexte de le desennuyer, lui propofa quelques parties,
pour fonder fa bourfe & fon bonheur.
Le Saxon perdit affez, pour mettre fon
homme en goût ; cependant il ne fut
point affez malheureux pour fe défier
de fon nouvel Ami, & réfolut de lier
avec lui, en attendant meilleure compagnie. Dès le lendemain, le Marquis
rencontrant le Saxon au Caffé du *Gas-
con*, lui dit avec indifférence & par
manière de converfation, qu'il y auroit
le foir Bal & Pharaon chez *Bougy*, où
l'on a coutume de s'affembler. Le Saxon
qui ne refpire que danfes & plaifirs, le
remercia de cette nouvelle, & fe fit
une fête de s'y trouver. L'Italien fe
vanta d'avoir engagé plufieurs de fes A-
mis à fe donner ce divertiffement, plutôt que de fe morfondre au Caffé tout
le long du jour ; ajoutant, qu'il aimoit
mieux rifquer fon argent en bonne compagnie, que de le perdre fans honneur
dans le coin d'un Billard. Des fentimens fi nobles, & des manières fi ai-
fées, plurent infiniment à notre jeune-
homme : il donna dans le panneau, &
s'informa avec foin du nom des Banquiers. Le Marquis lui avoua fans façon qu'il en étoit un ; & étala avec toute l'éloquence du plus fin Efcroc, les a-
vantages de ceux qui *taillent*, contre
ceux qui *pontent*. Le Saxon, qui ne hait
ni l'argent ni le Jeu, en tomba d'accord,

cord, & déclara qu'il feroit toujours volontiers du nombre des Banquiers, mais jamais de celui des Pontes. Hé bien, reprit le Marquis, il ne tiendra qu'à vous de vous fatisfaire dès ce foir. Nous fommes quatre, nous avons chacun deux-cens ducats en Banque ; mettez-en autant, & vous ferez d'un cinquième. Le jeune homme y confent, fort, va chez lui prendre de l'argent, s'intèreffe à la Banque des quatre autres, & attend l'heure du Bal, avec impatience de voir ce que lui produiroient fes deux cens ducats.

Il y fut un des prémiers; mais il n'y refta guères, & paffa dans la Salle du Jeu. A peine y eut-il été un quart-d'heure, qu'il comprit à qui il avoit à faire. Il obferve les Banquiers, & au tour que prenoit le jeu, il jugea fes 200 ducats perdus. Il pálit: un Officier qui logeoit avec lui, & qui fe trouvoit là, s'appercevant de fon trouble, lui demande quel interêt il prenoit au Jeu. Notre Saxon lui fit confidence qu'il étoit de la Banque; mais comme je vois, ajouta-t-il en lui parlant à l'oreille, que c'eft aujourd'hui fon jour de malheur, & que je foupçonne qu'on veut me faire dupe, je penfe qu'il eft tems d'y mettre ordre. L'Officier, qui jufques-là n'avoit regardé les cartes que fort fuperficiellement, n'en comprenoit pas le fin. Vous faire dupe! lui répondit-il;

com-

comment cela se peut-il ? est-ce que le *Banquier*, ou les *Croupiers*, laissent faire des *parolis de campagne*? Non, reprit le Saxon, ce n'est rien de pareil; mais il y a là un homme qui joue si heureusement, que je le soup-çonne d'être posté pour faire sauter la Banque. Si cela est, adieu mes deux cens ducats, mes Associés les partage-ront sans moi. Mais je suis trompé, ajouta-t-il d'un air piqué, si je ne vais les en empêcher. . . . . Approchez, & vous verrez peut-être un beau coup... L'Officier regarde: le Saxon approche de la table, considère le jeu, prend une carte, & met vingt-cinq ducats dessus; la carte gagne, il fait paroli, & l'em-porte. L'Officier spectateur de la scène nous dit qu'il s'apperçut bien dès-lors que le Saxon étoit aussi fin Joueur que ceux qui le dupoient, parce qu'il sui-voit constamment la carte de celui qu'il avoit soupçonné de n'être pas heureux sans cause. En effet la taille d'après, le Saxon prend la même carte que l'autre, couche encore 25 ducats, & gagne. Le Joueur aposté s'appercevant qu'il est suivi, change de cartes; mais le jeune-homme plie la sienne sans balancer, la pousse jusqu'au sept-&-le-va, gagne, achève de ruïner la Banque, & se retire avec ses deux cens ducats presque doublés. Je vous avoue, dit Mr. de Reysbergh, que le coup m'a paru hardi, & qu'il faut

être

être né coiffé pour se tirer aussi heureusement des mains de quatre Fripons.
Pardonnez-moi le terme, ajouta-t-il, il
n'est pas téméraire; car le Saxon aiant
dès le soir même raconté son avanture
à ceux qui mangeoient avec lui, le Marquis Italien s'éclipsa prudemment dès le
lendemain, & ses Associés délogèrent à
petit bruit, pour prévenir un ordre du
Magistrat qui leur auroit sans doute en-
joint de vuider la Ville avec ignominie;
& l'on m'a assuré qu'ils sont actuellement à Spa.

Chacun se récria sur la fourberie de
l'Italien; & nous fimes plusieurs réflexions sur le nombre infini des tricheries
que la soif de l'Or a inventées. Celle-
ci nous parut à tous d'une espèce nouvelle, & d'une filouterie consommée.
Cependant on se réunit à blâmer l'imprudence du Saxon, qui méritoit d'être
dupe pour avoir eu la bassesse de se lier
avec des inconnus, des Joueurs de profession, enfin de vrais Avanturiers,
qu'un homme d'honneur évite toujours
scrupuleusement. Le Chevalier sur-tout
ne put lui pardonner l'air intèressé qui
l'animoit: il remarqua, que l'amour du
gain le dominoit beaucoup plus que
l'envie de s'amuser, qui est cependant
la seule face qui rend le Jeu innocent,
ou excusable, dans une personne de
condition. Enfin il nous fit convenir,
que cet air d'avarice si peu digne d'un
Gen-

Gentilhomme, fuppofoit peu de délicateffe, & l'expofoit tôt ou tard à mille
fauffes démarches. Le Comte nous dit
à ce fujet, qu'un jeune Baron de fa connoiffance s'étant accoutumé de bonne
heure à jouer dans l'unique deffein de
s'enrichir, s'étoit rendu l'exécration de
tous ceux qui le connoiffoient. La paffion du gain lui avoit fait étudier au Jeu
les tours les plus fripons. Il favoit marquer, ombrer, filer, efcamoter la carte,
avec autant d'adreffe que le plus habile
Joueur de Gobelets. On l'en foupçon-
noit, on l'en accufoit même fourde-
ment; mais on n'avoit jamais pu l'en
convaincre. Il eut pourtant un jour le
malheur d'être pris fur le fait, & par
une avanture bizarre; ce fut un homme
qui paffoit pour imbécille, qui le prit en
défaut. Ce Baron s'étoit introduit à
Mayence dans une Affemblée d'honnêtes
gens, où l'on jouoit régulièrement, &
où fe trouvoient quantité de perfonnes
de diftinction. Sa naiffance ne permettoit à perfonne de refufer ouvertement
fa partie; cependant fon bonheur trop
conftant, faifoit que chacun étoit ravi
d'efquiver la table où il jouoit. Un foir
qu'il étoit en train de plumer cruellement deux Seigneurs François & un Lorrain, qui voyageoient, il fe répandit
un bruit fourd dans l'Affemblée, que le
Baron les dupoit, & de table en table
on fe difoit à l'oreille qu'il portoit de

fauffes

faulles cartes. Chacun eut compaſſion
des Etrangers ; on leur fit divers ſignes,
pour les engager de prendre garde à
eux : ils obſervèrent leur homme, ſans
pouvoir le ſurprendre. Le Lorrain cependant, deſeſpéré de ſe voir preſque
toujours en main les mêmes cartes, &
des cartes malheureuſes, rompt la partie, & demande bruſquement un autre
jeu, en montrant ſes cartes à ceux qui
jouoient à la table voiſine de la ſienne.
Le Baron, prêt à s'offenſer d'un ſoupçon qui ne pouvoit tomber que ſur lui,
faiſoit déja grand bruit. Il n'y a point
de gens en apparence plus délicats ſur
le point-d'honneur, que ceux qui n'en
ont point. Cette affaire étoit ſur le
point de devenir très ſérieuſe ; lorsqu'un jeune homme aſſez ſtupide, parent de la Dame chez qui l'on jouoit, &
qui paroiſſoit ne faire attention à rien,
éclaircit & jugea la partie. Il avoit tout
obſervé ſans mot dire, & le Baron ſe
croyant auſſi ſûr de ſon ſilence que de
ſa ſtupidité, ne s'étoit point défié de
lui. Cet Imbécille aiant deviné à peu
près ſur toutes les phyſionomies le point
dont il s'agiſſoit, éclata ; & tant par ſes
geſtes que par ſes démonſtrations, il
indiqua les poches du Baron, & fit
ſigne qu'il faloit viſiter ſa chaiſe & regarder ſous lui. Le Baron confus feignit de n'y rien entendre : mais le bon
garcon qui étoit très fort, & ſans façons,

çons, piqué du démenti, le va prendre de deffus fa chaife, l'enlève de force, trouve un jeu de cartes fous lui, & le montre à toute l'Affemblée, en riant de toute fa force. Il fit plus : il fouille le Baron, vuide fes poches, & en fait fortir plufieurs jeux de cartes qu'il avoit efcamotés. Cette fcène divertit un moment toute l'Affemblée, parce que celui qui le prit en défaut, étant extrèmement fort, fecouoit le pauvre Baron, comme un autre auroit fait avec un enfant, & s'applaudiffoit de fon triomphe avec les geftes les plus grotefques. On en fourit d'abord : mais chacun fut indigné d'un tour fi infame. Le Maitre du logis s'en offenfa, fit excufe aux trois Etrangers, apoftropha le Baron, lui défendit fa maifon, & l'en fit chaffer par fes Valets fur le champ, fans que perfonne l'en plaignît. Cet affront n'a pourtant été utile qu'à fon pays, où il n'a ofé reparoitre ; il s'en eft abfenté fans fe corriger : & j'ai fu, dit le Comte, qu'il a couru tous les Brelans d'Angleterre, & après y avoir effuyé maintes avanies, il eft venu fe faire tuer à Paris, en fortant d'une Académie de Jeu, où il avoit fait un femblable tour. Voilà le fort de ces fortes de Joueurs.

La foirée fe paffa en réflexions fur cette matière. L'avanture égaya la converfation, chacun fournit fon Hiftoriette, & je me rappellai un trait affez comique

à peu

à peu près dans la même eſpèce, dont je crus pouvoir régaler la compagnie en l'abſence de D. Nugnez. Le Héros n'en eſt pourtant pas illuſtre ; mais il étoit ridicule , & c'en étoit aſſez pour nous réjouir. Sans cela , je n'aurois point oſé en raconter l'hiſtoire. Il n'étoit en effet, ni Comte, ni Baron : c'étoit un Eſpagnol nommé *Lopez* , Domeſtique de Don Nugez , dont mon Valet m'avoit fait l'hiſtoire quelques jours auparavant, en m'habillant. Lopez n'étoit pas fripon, il étoit au contraire d'une dévotion extraordinaire. Sa bigoterie ne l'empêchoit pourtant pas de jouer , & lorsque ſon Maitre étoit au Bal , à l'Aſſemblée , ou avec nous, Lopez ne manquoit pas de faire régulièrement ſa partie avec nos Laquais. Sa dévotion ne le quittoit jamas , pas même dans le Jeu. Il! y procédoit pieuſement par un grand ſigne de croix, tiroit de ſa poche un petit *S. Jaques* de cuivre , marmottoit quelque hymne à ſa gloire , & avoit ſoin d'intèreſſer le petit Saint dans ſon Jeu , en lui promettant d'employer le tiers du gain , ſoit en cierges, ſoit en Meſſes à ſon honneur. Le revenu du Saint dépendoit du bonheur de Lopez : mais le pauvre Lopez n'étoit pas des plus heureux au Jeu ; & ſelon le naturel des Dévots, il n'étoit pas des plus patiens de ce monde , quand le Jeu n'alloit pas à ſon gré. Le bon S. Jaques devoit cependant répondre de tout. Tant que Lo-pez gagnoit, ou avoit de bonnes car-tes, Monſieur S. Jaques étoit le meilleur & le plus joli petit Saint du Paradis : Lo-pez le careſſoit, le baiſoit, lui contoit des douceurs. Venoit-il une mauvaiſe carte ? le pauvre Saint étoit grondé, me-nacé, c'étoit un petit vilain, un ingrat, un traitre ; plus de cierges, plus de Meſ-ſes ; il le ſerroit brusquement dans ſa poche ; & tous les jours c'étoit même train, & nouvelle comédie pour Mrs. nos Valets, qui plumoient impitoyable-ment le pauvre Lopez, malgré ſon petit Saint.

Un ſoir que Lopez jouoit plus malheu-reuſement qu'à l'ordinaire, & qu'il per-doit beaucoup, le Saint fut menacé d'une étrange façon, s'il n'arrêtoit le mal-heur du Jeu. Il n'en fit pourtant rien : ſoit bouderie de ſa part, ſoit impuiſſan-ce d'agir ſur des Valets Hérétiques qui étoient là, Lopez ne put rappeller ſon bonheur, & en perdant ſes Eſcalins, il perdit reſpect & patience. Il paya ; mais il ſe mit dans une furieuſe colère contre ſon Saint. Il lui dit cent injures, renonça à le ſervir, regretta ſes chandelles ; en-fin le pauvre Saint fut battu, jetté par terre, foulé aux pieds. Graces pour-tant à la ſolidité du cuivre dont il étoit pétri, il en fut quitte cette fois pour quelques égratignures ou contuſions. Ce n'eſt pas tout : Lopez deſeſpéré de la

perte

perte de ſes Eſcalins , & dépité de ne pouvoir caſſer bras & jambes au petit Saint qui ne l'avoit pas empêché, ſe leva un moment après tout furieux , & alla précipiter le pauvre S. Jaques dans l'égoût de la Fontaine chaude qui eſt près la Gallerie. Mon Valet qui eſt Proteſtant, & qui ſentoit le ridicule de cette extravagante bigoterie , me divertit beaucoup en me la racontant, d'autant qu'il philoſophoit à ſa manière ſur cette action bizarre, qu'il me repréſentoit avec toutes les grimaces de Lopez.

Toute la compagnie éclata de rire au récit de cette Hiſtoriette , ſans en excepter les Dames Françoiſes, qui malgré leur *Catholiciſme* , ne purent s'en empêcher. Elles excuſèrent cependant l'extravagance de Lopez ſur ſon ignorance, & entreprirent de défendre leur Religion de ce Culte ſuperſtitieux & ridicule, que l'on ne devoit imputer ni à ſes Dogmes, ni à ſes Doſteurs. La réponſe eût été aiſée , s'il ſe fût agi de faire une Controverſe règlée : mais il n'étoit queſtion que de rire , & le Chevalier qui n'étoit rien moins que bigot, abandonna la cauſe , & ſans offenſer la Vicomteſſe qui étoit de même Religion que lui , il fit ſur cette dévotion Eſpagnole une raillerie bien fine & bien délicate. Je ne comprens pas , dit-il d'un ſérieux affecté , pourquoi nous taxerions d'ignorance l'action de Lopez.

Ce garçon eſt peut-être plus ſavant qu'il ne paroit. Il a lu ſans doute les anciens Auteurs, & il aura vu dans *Arrien*, qu'Alexandre le Grand fut ſi fâché de la mort de ſon cher *Epheſtion*, qu'il en accuſa tous les Dieux, & s'en prit vivement au pauvre *Eſculape*, ordonnant qu'on bruleroit le Temple de ce Dieu de la Médecine. Il aura lu encore dans *Suétone*, que le Peuple fut ſi affligé de la mort de *Germanicus*, que ſi-tôt que l'on en apprit la nouvelle à Rome, on inſulta les Dieux, on renverſa leurs Statues, on détruiſit leurs Autels, on lapida les Temples; & que pluſieurs perſonnes enfin dans le prémier mouvement de leur deſeſpoir, firent voler leurs Dieux Pénates par les fenêtres. La dévotion de Lopez eſt donc fondée en exemples, & comme il aura ouï dire que le Chriſtianiſme a retenu & conſacré quantité d'uſages du Paganiſme, il ſe ſera cru autoriſé à adopter celui-ci. Cela n'eſt pas douteux, dit la Comteſſe Suédoiſe avec un ris malin, & il compte apparemment *Suétone* parmi les Pères de l'Egliſe Romaine. Il eſt vrai du moins qu'elle a quantité de rubriques, dont elle ne pourroit pas montrer d'auſſi anciens garants. Le Comte, pour adoucir cette raillerie, nous dit qu'il avoit lu dans quelques Voyages des Indes, une pratique encore plus approchante de la dévotion de Lopez. C'eſt que lorsque les Indiens conſultent

sultent leurs Idoles, ils disent des injures à leurs Dieux, s'ils ne rencontrent
pas un Sort favorable. Ils le prient cependant ensuite avec ferveur, & tirent
de nouveau : mais si le Sort se trouve
contraire encore, malheur à l'Idole, elle
est fouettée, & en cas de récidive, trainée dans l'eau sans miséricorde, ou jettée
dans les flâmes. Voilà, dit-il, justement
le cas de Lopez. Reste à savoir si les
Indiens ont pris cette coutume dans le
Christianisme des Espagnols, ou si ceux-
ci ont tiré la leur des cérémonies des
Indiens ? Le trait étoit malin, & la
question aisée à décider : aussi les Dames
Françoises prirent un air plus sérieux, &
voulurent rejetter le ridicule de Lopez
sur le rapport malicieux que m'en auroit
fait mon Valet, en qualité de Protestant.
Le Chevalier toujours badin, mais franc,
ramena la conversation au ton plaisant.
Sans aller chercher si loin , dit-il , des
exemples de cette superstition , j'avouerai à notre honte, que la France même
en fourmille. Il n'y a pas longtems,
Mesdames, que les Habitans d'un Village près de Paris , fâchés contre leur
Saint *George* de ce que le jour de sa Fête
il avoit fait une gelée qui avoit gâté
leurs Vignes, songèrent sérieusement à
changer de Patron , pour le punir de
veiller si mal à leurs intérêts. C'est du
moins un conte que l'on fait par-tout.
Je vous dirai de plus, qu'étant en Picar-

D 3

die

die dans un Eté fort pluvieux , on me raconta que les Payſans d'un Village du Ponthieu , fatigués de promener inutilement leur Saint à qui ils demandoient du beau tems , s'aviſèrent au rétour d'une Proceſſion , de jetter leur bon Patron dans la Mare du Village , en criant tous d'une voix dans leur Patois Picard : *Pisque nos Saint amoi tant l'iau, l'y vla, qui boive tout ſen ſau.* En vérité, dit Madame de la Br.... en riant , je n'entens rien à ce jargon , vous devriez me l'expliquer. Le Chevalier lui dit que ces mots ſignifioient : *Puisque notre Saint aime tant l'eau, l'y voilà, qu'il boive tout ſon ſaoul.* On laiſſa là l'hiſtoire de Lopez , & les raiſonnemens qui l'avoient ſuivie , pour rire de la naïveté de ces Payſans, qui réunit toute la compagnie. La journée ſe paſſa inſenſiblement ſans Bal & ſans Jeu, avant que nous euſſions eu le tems de nous ennuyer. Ce mêlange de triſteſſe & de gaieté nous parut infiniment plus doux & plus amuſant, que tous les plaiſirs que nous avions imaginés juſques-là. Nous nous étions divertis ſans le ſavoir , & d'une façon très ingénieuſe. Nous n'y avions cependant employé que des réfiexions , & quoique le ſujet n'en fût pas extrèmement gai en ſoimême , la variété des traits que chacun y fournit , diſſipa les idées funèbres que l'Hiſtoire de Don Nugnez avoit inſpirées à la compagnie. On ſe ſépara enfin,

en faifant cent fortes de vœux badins
pour le bon fuccès des Bains que la Vicomtesse & Madame de la Br.... devoient prendre le lendemain.

Les Comtesses Suédoises marquèrent
quelque regret de ne pouvoir être de la
partie, faute de s'être foumifes aux préparations ordinaires ; & quelque chofe
que Don Nugnez eût pu leur dire pour
les engager à fe mettre au-deffus des cérémonies de la Médecine , l'aînée dé-
féra fagement au confeil du Comte, qui
la pria encore de n'en rien faire fans
l'avis de leur Médecin , ne fût-ce que
pour ne fe pas brouiller avec lui. Il fut
réfolu qu'elles devoient le confulter, au
moins pour la forme, fauf à en faire ce
qui leur plairoit. La jeune Freile étoit
fur ce point la plus libertine ; elle aimoit la Danfe , & elle craignoit extrèmement que le Médecin ne défendit le
Bal. Comme elle n'étoit malade que
par bienféance pour la Comtesse fa Sœur,
elle ne fe croyoit pas affervie à un
régime fi rigoureux. Nous nous offri-
mes à être de la Confultation, afin d'en
profiter & de la rendre moins férieufe.
Le Médecin fut mandé pour le lendemain chez les Comtesses , où elles nous
invitèrent à venir prendre du chocolat.
Nous n'y manquames pas: mais comme
Monfieur le Docteur tardoit à venir, &
qu'il faifoit fort beau , nous allames à
la Fontaine, profiter de la Symphonie,

D 4 &

& du fpectacle des Buveurs ; & après avoir fait quelques tours fous les Galleries & dans le Quarré, nous réfolumes d'aller voir comment nos Dames Françoifes fe trouvoient de leurs Bains. Nous y apprimes que le Médecin étoit avec elles, & en l'attendant nous entrames dans le *Kleyne-Badt* ou *Petit Bain*, qui eft contigu au Bain de *l'Empereur*, que nous avions vu la veille. Le Médecin vint nous y joindre, & nous fit remarquer que les eaux de ce Bain font les mèmes que celles du Bain de *l'Empereur*. Les deux maifons ne font en effet féparées que par une muraille, & les quatre baffins du Bain nommé pour cette raifon *Kleyne Badt*, ont la même Source que ceux du Bain de *l'Empereur*, & font remplis par des canaux fouterrains qui aboutiffent au grand Puits de la maifon voifine. Il n'y avoit anciennement que deux baffins dans le *Kleine Badt*, que l'on divifa enfuite en quatre avec des cloifons de planches: mais à préfent on les a aggrandis, & multipliés; & chaque Bain eft féparé par une muraille. On y trouve des lits de repos, des foyers, des bancs, & toutes les mêmes commodités que dans le *Keyzers-Badt*. Ses eaux étant auffi les mêmes, ne leur cèdent pas en vertus. On nous fit admirer à cette occafion l'abondance de ce Puits, qui peut, fans s'épuifer, remplir chaque jour un fi grand nombre de Bains. L'Hôte

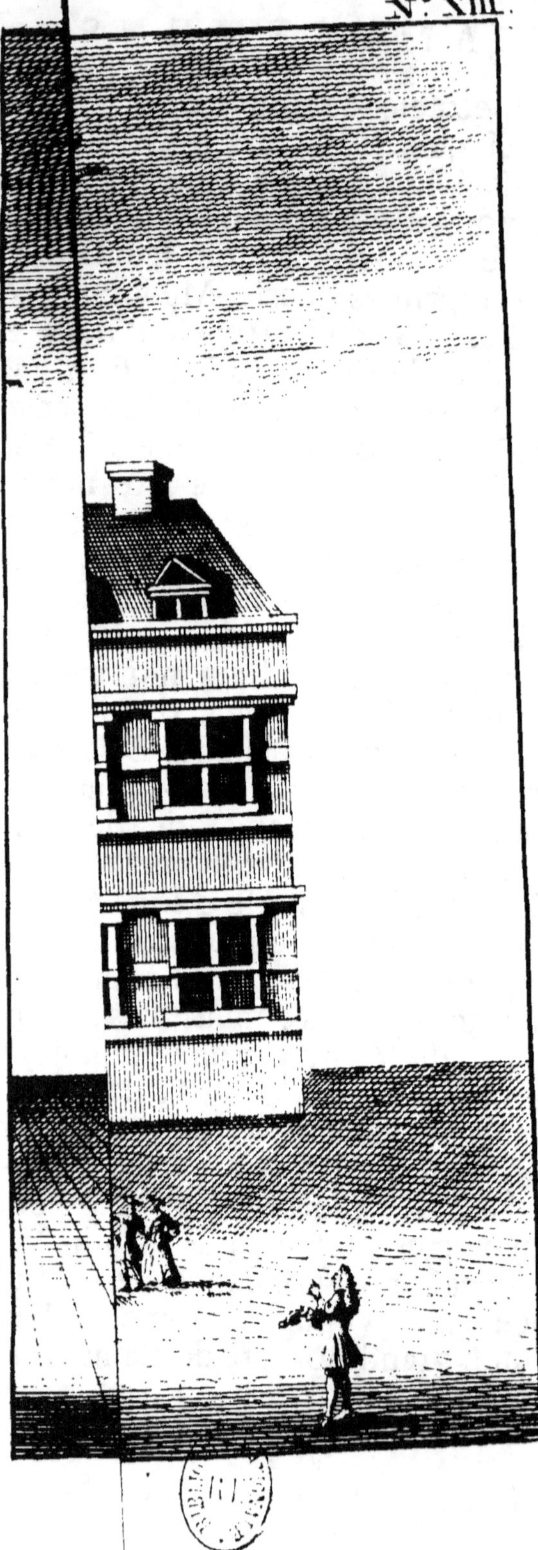

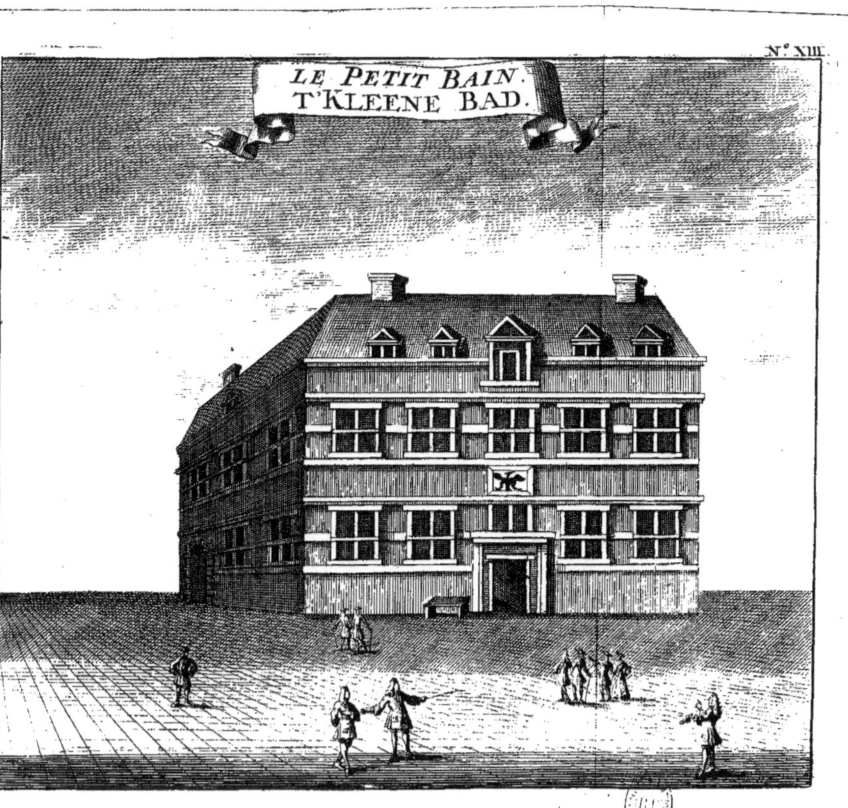

N.º XIII.
LE PETIT BAIN.
T'KLEENE BAD.

te nous affûra que le volume d'eau que cette Source jette continuellement, est en tout tems auffi gros que la tête d'un homme, & que ce Puits fournit chaque jour pendant la Saifon près de mille tonnes d'eau, mefure du pays; ou pour éviter l'équivoque, mille tonneaux de ceux que les Allemands appellent *Hamen*. On n'oublia point de nous redire, que ce fut dans ce Bain que les prémières Etuves ou Vaporatoires parurent à Aix, & que toutes celles qu'on y voit aujourd'hui, n'ont été faites ou perfectionnées que fur les modèles de ceux que l'Hôte du petit Bain avoit imaginés.

Après en avoir vifité tous les apartemens, l'Hôte nous offrit fes fervices, & nous preffa de choifir fa maifon, comme plus tranquille que celle du Bain de *l'Empereur*. Nous le lui promimes à demi, fous le bon-plaifir de Mr. le Docteur. La Comteffe Suédoife s'adreffant alors au Médecin, le pria de nous apprendre le régime que nous devions obferver dans l'ufage des Bains. L'Hôte nous laiffa; & le Médecin, avec fa difcrétion & fa politeffe ordinaire, répondit, qu'il ne pouvoit donner à la compagnie que des règles fort générales, fur lesquelles chacun devoit confulter fes maux, fes forces, fon tempérament & fon Médecin particulier, pour changer, ou appliquer ces directions felon les circon-

ftan-

ſtances. Ses avis ſe réduiſirent à ces Maximes générales, que je tranſcrivis pour la
ſatisfaction des Lecteurs qui veulent en
avoir une idée.

REGLES GENERALES

*pour ceux qui veulent prendre les Bains
d'Aix-la-Chapelle avec ſuccès.*

I. La purgation, ou la ſaignée, &
quelquefois ces deux remèdes enſemble, doivent être employés avant l'uſage des Bains, ſelon la nature des maux
& des infirmités que l'on veut guérir;
mais toutes ſortes de purgatifs ne con-
viennent pas à ceux qui veulent ſe baigner.

II. Quand on s'eſt préparé aux Bains
par la boiſſon *Thermale*, avec les précautions ordinaires, il n'eſt pas néceſſaire de faire de nouvelles préparations, à
moins que le cas ou les circonſtances
ne l'exigent.

III. Tous les Bains d'Aix ne ſont pas
indifférens, & il faut ſur le choix que
l'on en fait, conſulter ſérieuſement le
Médecin du Lieu, les forces du Malade, & l'eſpèce du mal. Les Bains pris
trop chaud, fondent les humeurs, cau-
ſent des Aſthmes, une ſoif brulante, des
inſomnies, des Eréſipèles, des excora-
tions, & quelquefois des fièvres ardentes.

IV. Dans

IV. Dans les maladies qui demandent des Bains très chauds, il faut s'y accoutumer par degrés; commencer par exemple par ceux de *l'Empereur*, le *Petit Bain*, ou celui de *S. Quirin*, qui sont doux & égaux dans leurs Sources & dans leurs qualités; & continuer par les Bains de *S. Corneille* & de *la Rosè*, qui sont beaucoup plus forts.

V. Il faut, autant qu'il est possible, prendre tous les jours le Bain à la même heure, & au même degré de chaleur: excepté que lorsqu'on veut suer, il seroit à propos de faire entrer dans le Bain un peu d'eau nouvelle, un moment avant que d'en sortir, afin d'augmenter la chaleur. Les Médecins d'Aix, à force d'aller dans les lieux où l'on se baigne, jugent infailliblement du degré de chaleur, en entrant seulement dans la Salle. Mais comme ils ne peuvent y accompagner tous les Malades, ceux qui sont d'un tempérament foible & délicat, pourront se servir des Thermomètres inventés par le Docteur *Oliva* pour les Princesses Palatines & l'Electrice de Brandebourg; & ils pourront avec cet instrument juger du degré de chaleur qui leur convient.

VI. La saison la plus favorable aux Bains, c'est le Printems, & l'Automne: le Printems est même préférable, parce que les Bains d'Automne rendent les corps trop sensibles au froid de l'Hiver.

Si ce n'eft en cas de néceffité, il faut également éviter l'Hiver & l'Eté: mais fi l'on y eft contraint, il faut des précautions contraires pour rendre les Bains utiles. Si le Malade eft condamné à prendre les Bains en Hiver, il faut qu'il fe précautionne contre l'air extérieur, de peur que le froid ne ferme trop fubitement les pores ouverts par les Bains. Si c'eft pendant les chaleurs de l'Eté, ce doit toujours être avant le lever ou après le coucher du Soleil, parce que l'ardeur du Soleil en Eté cauferoit une trop grande déperdition d'efprits. Les Malades, en fortant du Bain, doivent paffer dans une chambre jonchée d'herbes fraiches & de feuillages, pour y entretenir la fraicheur, que l'on doit renouveller pendant quelques heures, en y jettant de l'eau de tems en tems.

VII. L'heure la plus commode pour fe baigner, c'eft le matin vers fix heures, & à jeun; ou l'après-midi, cinq ou fix heures après avoir diné. Si l'on fe baigne avant que la digeftion foit faite, on s'expofe à des indigeftions, des maux de tête, des vertiges & des fyncopes.

VIII. Il eft bon de ne point paffer fubitement du lit au Bain; il eft même à propos de vaquer auparavant aux diverfes fonctions de la Nature, pour mieux obferver l'effet des Bains. Il faut bien fe garder de s'y jetter impétueufement; il faut au contraire y entrer doucement,

s'y

s'y plonger peu à peu & presque infenfiblement. Les Malades doivent y demeurer tranquillement, pendant le tems
prefcrit, de peur que la tenfion des
mufcles caufée par l'agitation, n'empêche l'eau de pénétrer; ou que le fang ne
s'enflâme par ces mouvemens continuels. S'ils fe baignent en compagnie,
ils doivent éviter les converfations longues & animées qui irritent la foif, &
caufent en ces occafions des fechereffes
de gorge, des laffitudes & des pefan-
teurs de tête.

IX. Le Malade doit avoir foin de fe
couvrir la tête, avant d'entrer au Bain.
Il ne doit pas même s'y plonger incon-
fidèrément, fi outre fes maux, il étoit
fujet à des chaleurs de foye ou à des
ardeurs de reins. Il faut en ces cas
qu'il muniffe ces parties de quelques
emplâtres *topiques*, ou qu'il ait foin de
les oindre de quelques huiles que le
Médecin lui prefcrira, de peur qu'elles
ne s'enflâment par la chaleur du Bain.
Par cette raifon, le Médecin doit règler la fituation du Malade dans le
Bain, fur celle des parties affectées.

X. Le tems que l'on doit y refter,
ne peut fe mefurer que fur le degré de
chaleur ordonné, & fur les forces du
Malade. Ceux d'un tempérament délicat, doivent commencer par un Bain
de demi-heure, & le prolonger felon
leurs forces. Les plus robuftes ne doi-
D 7

vent

vent pas y reſter au-delà d'une heure, ou cinq quarts-d'heure au plus, ſur-tout s'ils ſe baignent deux fois par jour ; & en ce cas, une demi-heure ſuffit pour le Bain du ·ſoir. Cependant, comme tous les tempéramens ne ſe reſſemblent pas, la règle la plus ſûre eſt de ſortir du Bain lorſque les artères battent, & que la ſueur coule abondamment du front.

XI. Il eſt dangèreux de manger dans les Bains, parce qu'il eſt à craindre que la nourriture ne trouble l'action du Bain dans les Malades, & que l'eſtomac n'envoye dans les veines un chyle trop indigeſte. On permet cependant aux perſonnes délicates un biſcuit trempé dans du vin, ou quelques conſerves ſtomachales. On accorde auſſi à ceux que la ſoif tourmente trop violemment, ou une orange, ou quelques ſyrops, pour rafraichir la bouche.

XII. Il faut que le Malade, en ſortant du Bain, ſe faſſe enveloper d'un linge chaud & ſec, & qu'il ſe repoſe un moment ſur le bord du Bain, pour donner le tems aux Valets de l'eſſuyer, de le frotter, & de le mettre au lit dans une chambre voiſine, où il n'y ait ni vent ni humidité. Si la ſueur abondante eſt jugée néceſſaire à ſes maux, le Malade pourra la provoquer par un verre ou deux d'Eau *Thermale* bien chaude, qu'il boira avant de ſortir du Bain, ou

en

en se mettant au lit. Il pourra suer pendant une demi-heure, & après s'être fait frotter & changer de linge, il tâchera de dormir, pour réparer par le sommeil les forces qu'il a perdues.

XIII. En s'habillant, il doit avoir un soin extrême de se faire essuyer la tête & les pieds, pour qu'il n'y reste aucune humidité; & sur-tout, de ne pas poser les pieds nuds sur le pavé en se chauffant. Avant de s'exposer à l'air, il doit faire quelque petit exercice dans la chambre, ou se promener dans un lieu sec & couvert, pendant une demi-heure; & se couvrir un peu plus que dans un autre tems, pour empêcher l'action de l'air extérieur sur les pores. Au cas que l'infirmité ne lui permette pas de marcher, il doit y suppléer par les mouvemens dont il est capable, ou se faire frotter légèrement les membres sains. Il est permis alors de prendre quelques bouillons de veau, ou de poulet, cuits avec les herbes rafraichissantes & émollientes, pour tenir le corps libre.

XIV. Le nombre des Bains ne peut se déterminer que relativement aux infirmités du Malade. Il y en a, à qui quinze ou vingt Bains suffisent; d'autres qui en prennent deux chaque jour pendant une quinzaine: mais quand on les a pris pendant 40 jours, on doit savoir à quoi l'on doit s'attendre; ce terme

suffit

fuffit pour extirper, ou du moins pour calmer le mal le plus opiniâtre.

XVI. Le régime que l'on doit obferver pendant l'ufage des Bains, eft à peu près le même que l'on prefcrit à ceux qui boivent l'Eau *Thermale*. Les alimens doivent être également choifis, légers & de facile digeftion. On permet à ceux qui fe baignent l'ufage modèré des fruits bien mûrs, & les légumes légers, pour entretenir la liberté du ventre. S'ils fe baignent le foir, il eft à propos qu'ils fe contentent à fouper, d'un gruau, d'une foupe, ou d'une panade. Toutes boiffons leur font interdites entre les repas, fi ce n'eft deux ou trois tafles de *Thé* ou de *Véronique*. La tempérance & la fobriété leur font étroitement recommandées pendant ce tems ; & ces deux vertus doivent s'étendre à tous les plaifirs. L'exercice modèré de la danfe, du billard, & de la promenade, leur font très utiles ; mais le moindre excès leur eft pernicieux : les veilles, l'application, l'étude, le chagrin, la colère, la mélancolie, leur font mortelles.

XVII. Enfin, avant de quitter l'ufage des Bains & de retourner chez foi, le Malade doit confulter fon Médecin fur le régime qu'il doit tenir à fon retour, & fur la néceflité de fe purger, & l'efpèce de purgatifs qu'il doit prendre pour achever d'expulfer les humeurs que le

Bain

Bain n'auroit fait que détacher, & qui fans cette précaution pourroient refluer dans le fang & y reporter les caufes du mal.

Bien vous en prend, Mr. le Docteur, dit la jeune Frelle, de nous accorder la Danfe ; fans cela je renoncerois & aux Eaux & aux Bains. Je fai, Madame, reprit-il, que vous l'aimez & que vous devez aller ce foir au Bal ; & je n'ai garde de m'y oppofer, parce que vos maux ne font pas incompatibles avec cet exercice, & que le pis qui peut vous en arriver, eft de perdre un peu de votre embonpoint. Heureufement, répondit-elle, que nous ne fommes pas bien malades ; car s'il faloit acheter au prix de tant de précautions le plaifir de venir ici & de s'y baigner, je fongerois à en repartir dès demain. Il n'y a pourtant que du plus ou du moins, reprit le Docteur ; car ceux qui fe baignent par plaifir ou par propreté, font tenus à peu près au même régime, pour empêcher que l'ufage fréquent du Bain ne leur foit nuifible. Je ne croi pourtant pas, dit alors le Chevalier, que Charlemagne, qui de votre aveu s'y baigna tant & fi fouvent, y fit jamais toutes ces façons : la peine eût paffé le plaifir. Sa force d'ailleurs & fa longue vie nous prouvent qu'il n'eut pas grand' chofe à démêler avec la Médecine, & je doute
qu'il

qu'il y ait eu beaucoup de Médecins parmi le grand nombre d'Officiers qui compofoient fa Cour. . . . Soit, dit le Doſteur; mais en favez-vous la raifon? C'eſt que cet Empereur étoit lui-même fon Médecin. *Il mangeoit* à la vérité *beaucoup*, dit fon Hiſtorien, *mais il buvoit peu*, & toujours régulièrement & aux mêmes heures; & quand fa fanté fe dérangeoit, il avoit recours à la diète, qui eſt la prémière & la plus fûre de toutes les médecines. Peut-être même que fon grand appétit mefuré à fa taille, à fon tempérament & à fes forces, joint à la fimplicité des alimens qu'il prenoit, formoit un régime beaucoup plus auſtère que celui que nous préfcrivons; & en ce cas il étoit toujours en état de prendre les Bains fans danger. Cette petite difpute égaya un peu la converfation, qui tout utile qu'elle étoit dans les circonſtances où nous nous trouvions, n'avoit rien eu de fort amufant pour des Dames. Auffi le Médecin nous voyant en train de badiner, nous quitta pour aller voir des Malades plus dociles, & confeilla aux Comteffes d'effayer le lendemain les Bains de *l'Empereur*, ou du *Petit Bain*.

L'abfence du Médecin ne fauva point la Médecine des railleries que nous étions en train d'en faire. La Frelle s'égaya fur ce chapitre, & entreprit de nous prouver avec fa manière enjouée, qu'il

y

y avoit une espèce de sacrilège à mêler
les remèdes que l'Art a inventés, à ceux
que la Nature elle-même nous a préparés ; & que plus les Médecins vantent
les Eaux d'Aix & leurs pareilles, moins
il est besoin de leur associer les purga-
tions, les saignées, & les autres drogues
dont ils établissent la nécessité. Enfin,
à la pluralité des voix, il fut conclu
pour lui faire plaisir, que toutes les
Maximes qu'ils nous débitoient à ce
sujet, n'étoient que les artifices d'une fine Charlatanerie. Le Chevalier, qui se
prêtoit plus qu'aucun autre à ses saillies,
l'aida à prouver que c'étoit un mal universel, & nous récita les jolies plaintes
qu'en fit un jour un Malade de Bourbon.
C'étoit sans doute un Poëte, & par
conséquent un grand Anti-Médecin.
Voici ses vers.

PLAINTE D'UN MALADE

Sur le régime des Eaux de Bourbon.

Toujours boire sans soif, faire mauvaise chère,
D'un Médecin grondeur demander le conseil,
Voir de mille perclus le funeste appareil,
Et se voir avec eux compagnon de misère :

Si-tôt qu'on a dîné ne savoir plus que faire,
Eviter avec soin les rayons du soleil,

Se garder du férein, réfifter au fommeil,
Et voir vour tout régal arriver l'Ordinaire :

Quoiqu'on meure de faim, n'ofer manger fon fou :
Tendre docilement les pieds, les mains, le cou,
Deffous un robinet auffi chaud que la braife :

Ne manger aucun fruit, ni pâté, ni jambon :
S'ennuyer tout le jour affis dans une chaife :
Voilà, mes chers Amis, les plaifirs de Bourbon.

C'eft tout comme ici, s'écria la Frelle, & nous ferions encore pis, fi nous en croyions notre Docteur. . . . Tout ceci n'étoit pourtant que badinage, car ces Dames l'eftimoient véritablement, & avoient une extrème confiance en fes avis. Après cet entretien, nous quittames les Comteffes jufques à l'heure du Bal. Le Prince en avoit retenu la Salle, & n'y avoit invité que ce qu'il y avoit à Aix de plus diftingué & de plus raifonnable. On y danfa à portes fermées, & on ne les fit ouvrir que vers la fin, pour en laiffer le fpectacle à ceux qui voudroient y venir. Le divertiffement fut complet. La Salle étoit bien illuminée, les rafraichiffemens exquis, & la Symphonie bien choifie. Le Prince danfa avec toutes les Dames, & comme il en apperçut quelques-unes qui étoient venues pour voir fimplement le Bal, il recula les Contredanfes, & eut la politeffe

de-

de les aller prendre toutes ; enforte que
ce Bal redevint public par la galanterie
du Prince, quoiqu'il n'eût été propofé
d'abord que comme un divertiffement
particulier. En le finiffant, il pria la
Vicomteffe d'accepter le Bouquet pour
le Bal fuivant, & nonobftant la réfolution
que nous avions prife de ne mettre aucun ordre dans nos plaifirs, nous nous
revimes obligés pendant dix jours de
danfer & de jouer alternativement, malgré l'ufage des Bains. Cet exercice,
qui d'abord plaifoit fi fort à la Frelle,
la fatigua enfin comme les autres, & le
jour qu'elle devoit faire à fon tour les
honneurs du Bal, elle étoit fi laffe & fi
épuifée, qu'elle fut la prémiere à convenir que le régime contre lequel elle
s'étoit fi fort recriée, étoit cependant
fort convenable. L'accident qui lui arriva au Bal, l'en convainquit encore
davantage. Elle fe fit une entorfe au
pied en danfant, & il falut la reporter
chez elle. Ce contretems interrompit
un peu nos plaifirs ; & ce ne fut pas un
grand malheur pour ceux d'entre nous
qui avoient befoin de régime. Véritablement, il y avoit un peu d'excès dans
nos divertiffemens. Nous étions toujours fur pied : dès le matin nous allions
au Bain, qui par lui-même eft très fati-
gant, lorsqu'il eft réitéré ; il faloit enfuite s'habiller à la hâte ; à peine nous
donnions-nous le tems de manger : après
diner

diner venoit l'heure de la toilette, du Bal, ou de l'Assemblée; ensuite le souper: ensorte que nous étions toujours en haleine, & que nous ne sortions d'un exercice que pour nous livrer à un autre. La Comtesse, qui prenoit les Bains pour des raisons de santé, fut aussi incommodée de ces plaisirs trop vifs, & se vit obligée d'interrompre les Bains, aussi-bien que sa Sœur, & de garder la chambre pendant quelques jours. Nous nous trouvames régulièrement chez elles tous les après-midis, & c'étoit notre rendez-vous général. Nous y passions le tems à causer, & à badiner. Chacun s'empressoit à imaginer quelque divertissement, & le Chevalier demanda la permission de les régaler d'un Concert. Il n'épargna rien pour rendre la Symphonie complette; il retint les meilleurs Musiciens des Eglises d'Aix, il en fit venir quelques-uns de Liège, & les fit placer dans une Salle voisine de celle où nous étions. Ils chantèrent plusieurs Cantates Françoises, quelques Airs Italiens, & ce divertissement fut parfaitement bien exécuté. Le Comte retint aussi les Musiciens pour le Samedi suivant, & nous les primes chacun à notre tour. On y chanta divers Opéras, des Motets, des Cantates; & pour varier nos amusemens, nous fimes quelquefois des lectures badines; nous jouames à ces petits Jeux innocens qui font la ressource

ce des perſonnes oiſives & ſolitaires; en un mot, nous tâchames de tirer parti de tout. Par ce moyen, l'accident de la Frelle, & l'incommodité de la Comteſſe, en nous réduiſant à des plaiſirs plus tranquilles, nous en procurèrent de plus convenables au régime des Bains. Ces plaiſirs nous parurent même plus doux, parce qu'ils étoient plus variés, & moins médités. Le Jeu, la Muſique, la lecture, la converſation, rempliſſoient alternativement nos après-midis. Chacun employoit les matins à la promenade, ou à ſes affaires; & je pris ce tems pour goûter à loiſir les plaiſirs du Bain.

La manière dont on le prend, eſt accompagnée de circonſtances aſſez comiques pour ceux que des maux réels n'empêchent pas de ſe divertir. Quand une fois on a vaincu la répugnance que l'on ſent d'abord pour leur odeur ſouphrée, on s'en fait une douce habitude, & l'on y retourne comme à une partie de plaiſir. Pour en goûter les agrémens, il eſt bon d'y aller en compagnie: chacun eſt maitre de choiſir la ſienne, en payant le Bain en entier; pourvu que la bienſéance ſoit obſervée pour la différence des ſexes. Les hommes & les femmes vont dans des Bains ſéparés: les Hôtes & Hôteſſes de la Ville ſont inexorables ſur ce point là: & pour éviter même le prétexte de ſcandale, ils ne ſouffrent qu'aqu'avec peine qu'un Mari entre au Bain avec ſa Femme, & ce n'eſt qu'après avoir eu des preuves inconteſtables & juridiques qu'ils ſont connus pour Mari & Femme. Avec toutes ces précautions, je ne voudrois pourtant point garantir toutes les ſupercheries que l'amour y fait de tems en tems.

Pour moi j'en fis la partie avec le Chevalier & D. Nugnez. Le prémier fut mon introducteur, & tous les deux ſe divertirent beaucoup de mon air novice. Ils voulurent me faire les honneurs du Bain, & m'obligèrent à y entrer le prémier. J'étois en robe de chambre, ſelon l'uſage, & je comptois me faire deshabiller par mon Valet. Le Chevalier eut la malice de me faire croire que les Servantes du Bain ne le ſouffriroient point, parce que les petits ſervices qu'elles rendent aux Baigneurs, font la partie eſſentielle de leurs gages, & que tout le monde eſt obligé de ſe ſervir d'elles, au moins la prémière fois que l'on prend le Bain. Je fus aſſez ſimple pour l'en croire, & il me dépêcha une vieille Servante, dont les charmes n'étoient pas à la vérité fort dangèreux pour mon humanité. C'étoit une grande femme maigre, boiteuſe, édentée, barbue, avec les joues retirées, le nez retrouſſé, le menton allongé, les yeux arrondis, & le cou ſec; en un mot, un vrai Squélette animé, & tel

que

MarBaden.

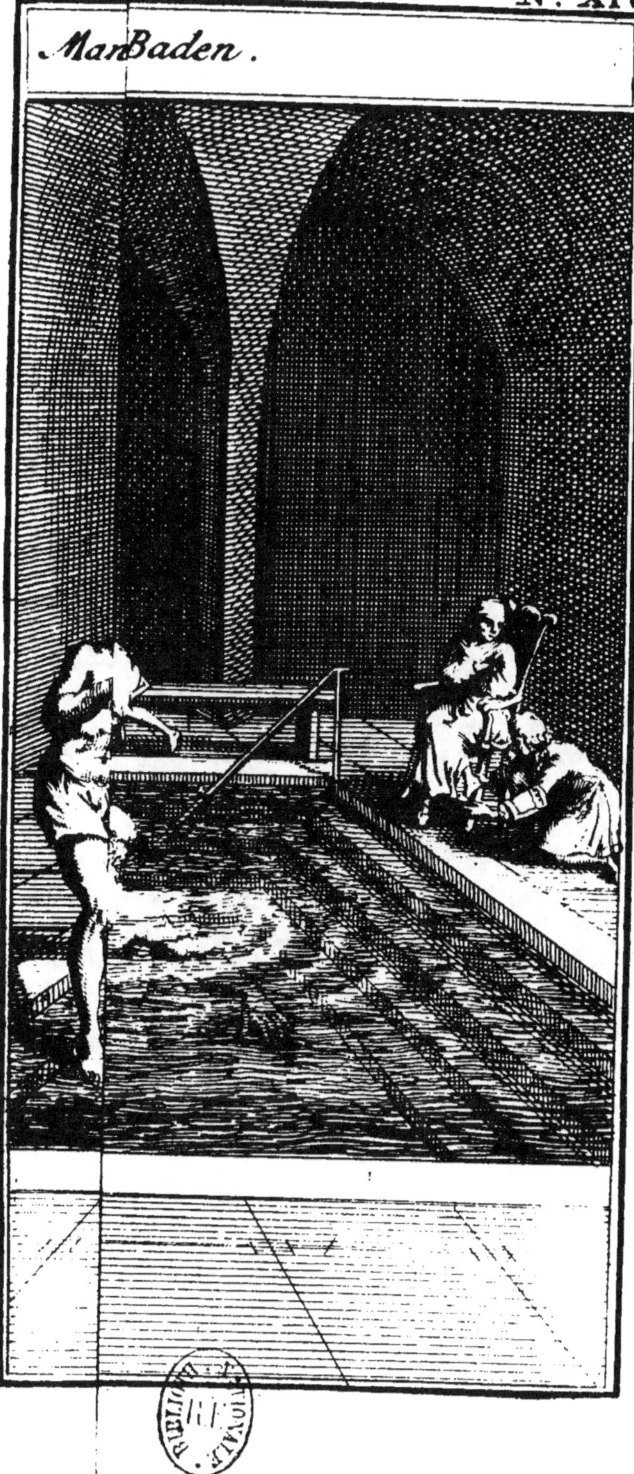

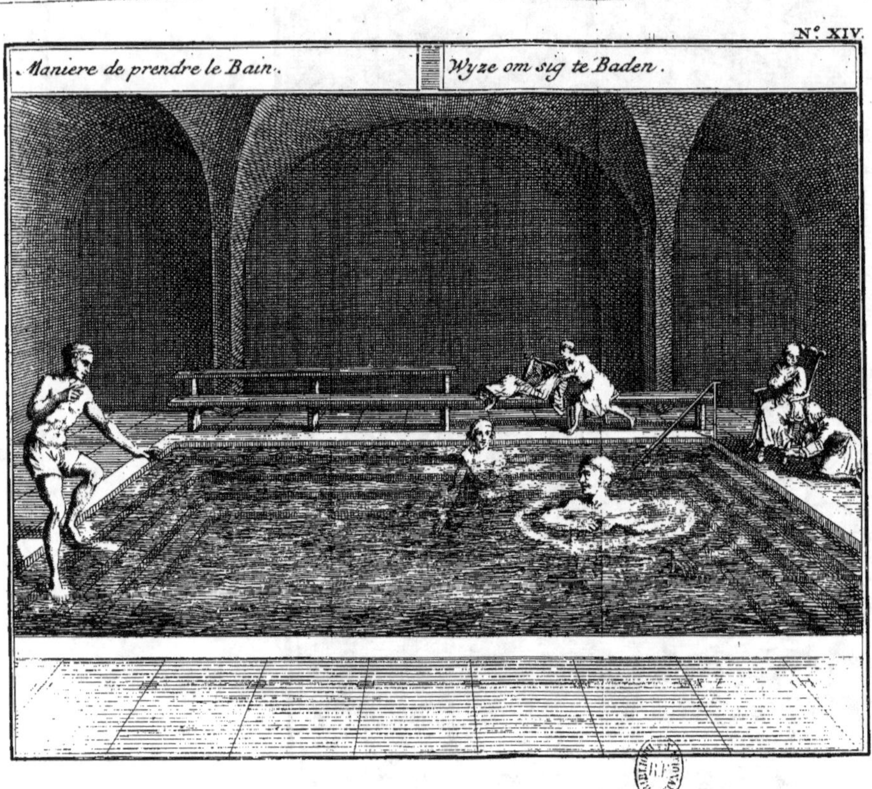
Maniere de prendre le Bain.
Wyze om sig te Baden.

que l'on pourroit le choisir pour repré-
senter la Mort vivante. En toute autre
occasion, je l'eusse pris pour un Spec-
tre: sa figure cependant me réjouit, à
force de m'effrayer. L'idée d'un tête-
à-tête en deshabillé avec un si charmant Objet, me fit faire cent réflexions
badines. Je voulus lier conversation a-
vec ma Belle; mais son jargon étoit
aussi extraordinaire que sa figure: c'é-
toit un François bâtard, ou plutôt un
mauvais Walon prononcé à l'Allemande,
qui formoit dans sa bouche les équivoques les plus bizarres. Je ne pus m'empêcher d'en rire. Cependant la Vieille,
impatientée de mon badinage, me dé-
chaussa avec un air de dépit, & me pria
d'un ton impérieux de me hâter, parce
qu'elle étoit attendue par d'autres personnes. Aussi-tôt elle m'ôta la perruque,
me prit la tête & m'affubla d'un bonnet
grotesque en forme de coiffe, qu'elle
serra d'un cordon. Elle me présenta ensuite des caleçons d'une façon si particulière, que je ne pus venir à bout de
m'en servir. C'est un linge plié en deux,
sans être cousu d'aucun côté, avec une
ouverture pour passer une cuisse seulement, & un cordon à la ceinture pour
l'attacher autour des reins. Il seroit difficile d'en deviner l'usage, avant de l'a-
voir essayé; aussi, malgré ma pudeur,
je fus obligé de rappeller humblement
la Vieille pour en apprendre le secret.

Elle ne fit point la précieuſe ; elle approcha ſans façon, & m'ajuſta ce chiffon avec toute la diligence poſſible. Dans le tems qu'elle me rendoit ce ſervice, D. Nugnez & le Chevalier, qui obſervoient tout de la chambre voiſine, où ils ſe divertiſſoient de mon embarras, entrèrent bruſquement dans la mienne, en riant de toutes leurs forces. L'attitude dans laquelle ils ſurprirent cette vieille Sibyile à mes côtés, avoit en effet quelque choſe de fort comique. Ils m'en firent une cruelle guerre, & me raillèrent vivement ſur ma patience & ma crédulité. Ils m'avouèrent enfin, qu'ils m'avoient fait cette pièce pour s'égayer, & que chacun eſt fort le maitre de ſe ſervir de ſon Valet. Il ſeroit même aſſez difficile de s'en paſſer ; car outre qu'il n'y a, je croi, qu'au Bain de *la Roſe* que l'on trouve des hommes pour ſervir, le miniſtère des Servantes qui ſont dans les autres Bains, a quelque choſe de gênant & d'indécent pour des hommes qui n'ont point renoncé à toute pudeur. La vertu cependant ne court aucun riſque avec ces Nymphes, qui ſont toutes laides, ſévères & décrépites. Telle étoit du moins la mienne.

Après ce badinage, je deſcendis gaiement dans le Bain, dont la chaleur étoit fort tempérée ; & ſuivant l'avis du Médecin, j'allai m'aſſeoir ſur un des bancs qui ſont dans l'eau autour du baſſin.

fin. Je reconnus la fageffe de cette précaution: la vapeur de l'eau me faifit
d'abord, & me caufa pendant deux ou
trois minutes une efpèce de vertige &
d'éblouiffement, femblable à ceux qu'é-
prouve un homme ivre. Je me fentis
chanceler, & je croi que fi D. Nugnez
ne m'eût donné la main, & que de
l'autre je ne me fuffe appuyé à la ram-
pe qui eft le long du degré, je ferois
tombé au fond. Cet accident paffa vîte, & l'éblouiffement ne dura que jufqu'à ce que je fuffe affis. D. Nugnez
toujours grave vint fe mettre à mes côtés, tandis que le Chevalier qui étoit
plus folâtre, agitoit l'eau à deffein de
me lutiner, & vouloit m'engager à faire avec lui le tour du Bain. C'étoit encore une malice; il s'étoit apperçu que
je n'étois point nageur, & il tâchoit de
m'attirer au milieu de l'eau, pour m'effrayer par quelques culbutes. C'eft en
effet le fort de ceux qui ne favent point
nager, & qui prennent plus d'eau qu'il
ne leur en faut; parce que la chaleur
& les vapeurs de l'eau les féduifant en
quelque forte, ils fe plongent fans prefque s'en appercevoir; & pour peu que
l'eau foit agitée par d'autres Baigneurs,
elles les foulève fubitement, & ils per-
dent fond. Je commençois à l'éprouver; mais D. Nugnez eut la charité de
me retenir, & je demandai trève au
Chevalier. Il me l'accorda de bonne grâ-
E 2
ce;

ce; en me difant cependant, qu'il m'en quittoit à bon marché, parce que c'eft un ufage établi parmi ceux qui ne fe baignent à Aix que par plaifir, de faire faire le plongeon à tous ceux qui viennent la prémière fois au Bain: cette culbute eft entre les Baigneurs, ce que le *Baptème de mer* eft parmi les Matelots à l'égard de ceux qui paffent la prémière fois la *Ligne*, le *Tropique*, ou le *Détroit*. Nous entendimes en effet une douzaine de Baigneurs occupés à fe divertir d'une pareille cérémonie dans le Bain voifin. C'eft ce qui engage la plupart des perfonnes d'un certain ordre à retenir un Bain pour eux feuls, tant pour conferver la bienféance & la liberté, que pour éviter le defagrément de fe baigner avec des inconnus, qui ont fouvent des maux fecrets, à l'épreuve des Eaux les plus efficaces. Pour moi, fans affecter trop de délicateffe, j'avoue que je n'aurois pu me réfoudre à m'y baigner en compagnie, fi je n'avois connu ceux avec qui j'étois. Il eft vrai que quelques précautions que l'on prenne pour s'affurer d'un Bain particulier, il eft malaifé de compter en ce point fur la fidélité des Hôtes. Mais quand par cette précaution on ne gagneroit que le repos de l'imagination, c'eft déja, ce me femble, avoir beaucoup fait contre la contagion; perfuadé qu'en ce cas plus qu'en aucun autre, il vaut infiniment mieux

refter

refter feul & s'ennuyer, que d'être en
compagnie dangèreufe.

Je n'eus rien à me reprocher de ce
côté-là: tout ce que le Chevalier en a-
voit fait à mon égard, n'étoit qu'une
fuite de fon enjouement. Dès que je luï
eus demandé quartier, nous reftames
tranquilles, & nous goûtames à longs
traits les douceurs de ce Bain délicieux.
J'éprouvai qu'à mefure que l'on s'enfonce dans l'eau, on fent une chaleur bé-
nigne qui s'infinue dans le corps. Cette eau, qui a quelque chofe de gras &
d'onctueux au toucher, détrempe doucement la peau, & à l'aide des fels
dont elle eft impregnée, elle la dépouil-
le de fa craffe, débouche tous les pores, s'y infinue infenfiblement, humec-
te les nerfs, les remet dans leur ton
naturel, & ranime le jeu de toutes les
parties du corps d'une façon fi fenfible,
que quelque fain que l'on foit en entrant au Bain, on en fort toujours plus
lefte & plus gai. L'efprit même s'en
reffent, & à mefure que le cerveau fe
décharge des humeurs que le Bain attire, on fe fent la tête plus libre. L'action de cette eau fur le corps, & fon
opération intérieure, a quelque chofe
de fi doux, qu'après y avoir été un
quart - d'heure, on ne refpire que le
plaifir, & l'on fe fent porté à la joie,
comme ceux qui ont une pointe de vin.
Cette forte d'ivreffe a quelque chofe de

ſi doux, que l'on auroit peine à quitter le Bain, ſi l'on n'y étoit contraint par l'abondance de la ſueur, & l'épuiſement qu'un plus long ſéjour y cauſe. Auſſi, pour en bien goûter le plaiſir, il faut toujours en ſortir avant que la ſueur devienne trop abondante, à moins qu'on n'y ſoit forcé par des raiſons de ſanté. C'eſt ce que je fis; & par cette méthode, j'y trouvai tous les jours un nouveau plaiſir.

Quand nous fumes prêts à ſortir du Bain, D. Nugnez tira une ſonnette dont le cordon deſcend juſqu'au bord du baſſin, pour la commodité des Baigneurs. Un moment après, ma charmante Vieille ſuivie de nos gens, apporta des draps chauds, dans leſquels nos Valets nous reçurent, & nous envelopèrent au ſortir du Bain, & nous nous aſſimes ſur le banc qui eſt au bord. Nous quittames là nos caleçons & nos bonnets, on nous en donna de ſecs, nous nous fimes frotter & eſſuyer ſelon la coutume, & nous allames dans cet équipage nous jetter chacun ſur des lits préparés dans une chambre voiſine. Après y avoir ſué pendant quelque tems, nous primes du linge, & nous nous fimes habiller. On nous apporta du chocolat, & après avoir encore cauſé quelque tems enſemble, nous retournames à nos Auberges.

Cependant, toutes les fois que nous
alla-

allames au Bain, nous n'y fumes pas toujours aufli badins que nous l'avions été le prémier jour ; nous y agitames quelquefois des queftions férieufes ; nous y eumes même des converfations mora-les, auxquelles D. Nugnez donna lieu par des réflexions folides. En voici quelques lambeaux, qui ne déplairont peut-étre pas à tous mes Leĉteurs. Je m'étonne, nous dit-il un jour, que de tant de perfonnes qui font ici, & que de mille peut-être qui y viennent cha-que année, il y en ait fi peu qui paroif-fent occupés de ce prodige perpétuel qui s'y renouvelle chaque jour depuis tant de fiècles. Eft-ce infenfibilité de leur part, n'eft-ce pas ingratitude ? Ceux que le plaifir feul y améne, y vivent à la vérité dans une efpèce de tourbillon qui les tient dans une diftraction conti-nuelle ; mais s'en divertiroient-ils moins bien, fi pour varier leurs plaifirs, ils fe donnoient quelquefois celui de réfléchir fur les merveilles de la Nature ? Ceux qui y viennent chercher la guérifon de leurs maux, & qui y recouvrent la fan-té, font encore moins excufables de partir, la plupart, fans avoir fait la moindre réflexion fur ce bienfait fignalé de la Nature, qui a placé pour eux dans les entrailles de la Terre cette médecine univerfelle, qui malgré les circonftan-ces merveilleufes dont elle eft revétue, eft moins admirable encore dans fes

E 4 effets,

effets, qu'elle ne l'eſt dans ſa cauſe.
D'où vient donc cette indifférence ?...
Je croi, lui dis-je, que ſans vouloir
excuſer les hommes, c'eſt que quelque
idée que nous nous faſſions des choſes
les plus admirables, avant que nous les
voyions, notre admiration pour elles
diminue dès que nous les poſſèdons.
Nos yeux ſe familiariſent avec les objets
les plus merveilleux ; ils ne nous frappent plus, ſi-tôt qu'ils ceſſent de nous
paroitre rares ; & par une ſuite de notre
inquiétude & de notre inconſtance naturelle, nous volons vers d'autres objets,
que nous regardons enſuite avec la même indifférence que les prémiers, quand
nous y ſommes parvenus : & de cette
façon la vie n'eſt qu'un cercle perpétuel
de deſirs, d'idées, d'amuſemens ; rarement s'y livre-t-on aux réflexions. . . .
Cela eſt vrai, dit le Chevalier ; & j'ai
remarqué que les phénomènes les plus
éclatans ne font d'ordinaire ſur l'homme,
& ſur l'homme même le moins diſtrait,
qu'une impreſſion d'étonnement purement machinal. Il admire, ou il s'ef-
fraye, par ſentiment plutôt que par rai-
ſonnement, ſelon que les choſes qui
l'étonnent ſont admirables, ou terribles.
Dans les objets même de la prémière
eſpèce, il fait rarement attention aux
bénignes relations qu'ils ont avec lui.
Une preuve bien ſenſible que ſon admiration n'eſt pas réfléchie, c'eſt que les
pro-

prodiges naturels qui impriment la terreur, le frappent bien plus vivement
que ces merveilles bienfaifantes dont
la Nature eft remplie. On tremble à
la vue d'un Volcan qui vomit feu &
flâmes, & dont les étincelles & la fumée menacent à toute heure les Peuples voifins d'un embrafement prochain.
On veut cependant le voir de près ; &
quand on le voit, on ne peut s'empêcher d'en frémir. Ce fentiment eft naturel ; ce prodige terrible n'eft propre
qu'à infpirer la crainte & l'horreur.
Auffi tous les Voyageurs ne manquent
pas de charger leurs Relations, des obfervations qu'ils ont faites fur ces endroits : mais tandis qu'ils en notent jufqu'aux moindres circonftances, ils paffent légèrement fur d'autres merveilles,
d'autant plus admirables en elles-mêmes,
& plus précieufes à l'homme, qu'elles
n'exiftent que pour fa confervation.
Pour moi, continua le Chevalier, j'a-
voue à ma honte, que quand j'étois à
Naples, j'ai été beaucoup plus curieux
de monter au *Véfuve*, que d'aller voir
les Bains de *Pouzzol*, & les *Sudatoires*
qui font dans toute cette campagne fouphrée ; & que fi je n'avois cru y trouver
compagnie, je ferois revenu fans les
vifiter. A préfent même que j'y penfe,
ajouta-t-il, je rougis de ce travers d'efprit.

Vous n'êtes pas le feul, reprit D. Nu-

gnez; tel Seigneur, en faifant le tour
de l'Europe, a paffé près d'un nombre
infini de Sources merveilleufes, fans
s'arrêter feulement à en obferver aucune. J'ai été dans le même cas; & ce
n'eft que depuis que mes malheurs m'ont
réduit à voyager, que ma curiofité a
changé d'objets. Comme tous les Bains
font en quelque façon devenus mon do-
maine depuis que je me fuis mis dans le
goût de les parcourir, je me fuis accoutumé à réfléchir fur le deffein & la fageffe de l'Etre fuprème qui les a formés.
Je me fuis reproché comme vous, la
ftérile admiration que j'avois accordée
jufques-là à cent objets, qui, tout éton-
nans qu'ils font, n'ont pourtant rien
d'auffi intéreffant pour l'homme. Etant
en Sicile j'en ai voulu voir les Volcans,
comme vous avèz vu ceux de Naples,
fans faire attention aux Sources bouillantes qui font aux environs; & j'ai enfin reconnu mon erreur. Y a-t-il donc
plus de merveilles, me dis-je un jour en
moi-même, à voir une Montagne en feu
pour la ruïne de fes voifins qu'elle tient
en quelque forte fous l'anathème, qu'à
regarder une Fontaine bouillante dont
les eaux falutaires font l'unique reffource de quantité de maux, qui fans elles
feroient incurables? Le principe qui enflâme l'une, fait apparemment bouillir
l'autre: fi la Phyfique n'eft point d'accord fur ce point obfcur, la Raifon au
moins

moins m'apprend que ces effets surpre-
nans partent de la même main, & qu'ils
font dirigés par un Etre également fage
& puiffant. Cette réflexion, pourfuivit-il, m'a rendu le voyage des Bains &
des Eaux minérales infiniment agréable
& utile. Outre le plaifir innocent que
je goûte dans les liaifons que j'y forme,
je m'y inftruis, & je voyage comme un
Pélerin qui va de lieux en lieux vifiter
les Merveilles naturelles de la Providence . . . Ce trait de Morale fi fingulier
nous furprit un peu: nous n'en aurions
pas foupçonné D. Nugnez, qui tout
grave qu'il étoit ordinairement, ne nous
avoit point paru fi contemplatif. La
folidité de fes réflexions nous en fit naitre d'autres, & nous moralifames toute
la matinée.

Avouez, Meffieurs, continua D. Nugnez, que fi quelque chofe dans la Nature mérite nos attentions, ce font fans
doute ces Réfervoirs d'eaux falutaires,
que l'homme devroit regarder comme
expreffément créés pour fon ufage, &
que fon amour-propre devroit lui rendre
extrèmement précieux. C'eft un bienfait
tout différent des autres chofes que la
Providence lui a deftinées. Les Animaux
ne le partagent point avec lui, comme
l'air, la lumière, la chaleur, les herbes,
les plantes, & les fruits, auxquels les
Brutes ont, à titre de créatures, un droit
égal au fien. Rien n'eft auffi plus propre

à lui donner une juste idée de l'amour du Créateur, que de voir que l'Etre suprème a multiplié les remèdes pour ses créatures, à mesure qu'elles multiplient leurs infirmités par leur intempérance. En effet, ajouta-t-il, il est comme démontré, que les deux tiers au moins des maladies pour lesquelles on prend les Bains, ou les Eaux minérales, viennent de quelque excès.

Je croi même, reprit le Chevalier, que sans insulter aux Peuples à qui la Nature a confié de si riches trésors, on peut croire qu'elle les a multipliés chez ces Nations que l'on accuse d'avoir plus de penchant à l'intempérance. L'Allemagne seule, par exemple, fournit plus de mille Sources minérales, selon le calcul de quelques Géographes ; d'autres plus modestes n'y comptent à la vérité que 400 Sources minérales froides, & 140 d'Eaux tant chaudes que tièdes. La Suisse en est remplie aussi : on y en trouve par-tout, & de toutes les espèces. L'Italie en a quantité ; & le Royaume de Naples si fécond en Courtisanes, abonde en Etuves naturelles, & en *Sudatoires*, dont l'effet est si souverain contre ce Mal que nos Ancêtres en rapportèrent, que pour le guérir ailleurs l'on contrefait les Etuves d'Italie. Il semble, ajouta-t-il, que cette Mère commune, en donnant aux Napolitains un tempérament qui les

ex-

expofe par préférence au *Mal de Naples*, ait voulu les en dédommager par des remèdes faits exprès pour eux.

Cette curieufe réflexion égaya un peu la matière, par l'énumération que le Chevalier nous fit du nombre prodigieux de perfonnes de tout âge, de tout fexe, de toute condition, qui vont chaque année fe guérir du *Mal de Naples* dans les *Sudatoires* de *Tirtoli* & de *S. Germain*. Il nous affura qu'on y voit quantité de Prélats, d'Abbés, & de Moines, qui y viennent fuer publiquement; comme fi la facilité du remède avoit rendu le mal moins honteux! L'habitude où l'on eft de voir que cette maladie ne refpecte ni les *Eminences*, ni les *Révérences* Romaines, eft peut-être ce qui l'a fait nommer par diftinction le *Rhume Ecclefiaftique*. Quoi qu'il en foit, nous continuames notre converfation.

Il eft certain, dis-je au Chevalier, que les Napolitains peuvent fe vanter d'une prédilection particulière de la Nature en ce point, auffi-bien que les autres Peuples que vous avez cités : mais fi c'eft un trait de la Bonté divine à leur égard, il y auroit fujet de s'étonner que l'Intelligence Souveraine qui a créé ces remèdes, ne les ait pas également diftribués par-tout, vu que les hommes étant tous tirés du même limon, font fujets aux mêmes infirmités; & que l'intempérance que l'on reproche à certains

Peu-

Peuples, & le *Mal de Naples* même, font aujourd'hui les maux à la mode de toutes les Nations. Don Nugnez reprit auffi-tôt la parole, & nous dit, que l'inégalité de ce partage prouvoit encore mieux la fageffe de fon Auteur; en ce que cette diftribution fervoit à lier les hommes & à rapprocher les Peuples éloignés, par les puiffantes liaifons de l'intérêt & de la fanté. En effet, ajouta-t-il, fi tous les biens que la Terre & la Mer renferment fe trouvoient également divifés entre toutes les Nations, les différens Peuples, dont les Pères ne formoient originairement qu'une même Famille, fe regarderoient comme autant de Corps ifolés, & s'intèreffe-roient peu au falut de leurs voifins. La Providence, en variant fes bienfaits, entretient leur dépendance mutuelle. Combien d'Anglois & d'Allemands, par exemple, ne feroient jamais venus apporter leurs Guinées & leurs Ducats à Aix, à Spa & à Bourbon, s'ils n'avoient cru y recouvrer leur fanté? Ainfi des autres. C'eft pour ce fujet que l'on a reconnu depuis longtems, que chaque pays a fes propriétés particulières, & que *toute terre ne produit pas les mêmes fruits.* Cependant il eft peu de Nations, à qui la Nature n'ait accordé quelques Sources minérales chaudes ou froides, & l'on en découvre encore tous les jours qui étoient inconnues aux Anciens,

&

& qui guériſſent des infirmités dont ils n'avoient pas même d'idée. Leurs ſalutaires effets n'en font pas moins l'éloge du Créateur.

Aſſurément, dit le Chevalier, il eſt inconteſtable que, pour peu que l'on y faſſe attention, on reconnoit le doigt de la Providence dans ces Eaux médicinales. Les Paiens mêmes, étonnés de leurs effets, eurent recours au miracle pour les expliquer. *Ariſtote* & *Pline*, tout verſés qu'ils étoient dans l'Hiſtoire-naturelle, ne purent s'empêcher de trouver *quelque choſe de divin & de miraculeux* dans ces Eaux ſalutaires. D'autres croyoient y reconnoitre *les mains bienfaiſantes* des Dieux, & attribuoient leurs vertus *à la préſence de quelque Divinité. Sénèque,* dans une de ſes Lettres, (c'eſt la quatrième) dit que de ſon tems, *on honoroit d'un culte particulier les Sources d'Eaux chaudes,* que l'on regardoit comme ſacrées. *Martial* les appelloit, *d'aimables préſens de la Nature.* Des Ecrivains Chrétiens qui les ont regardées du même œil, n'en parlent qu'avec reſpect, & les nomment *des dons ſacrés* de l'Etre ſuprème, & de *vrais Sanctuaires de ſa bonté.* L'Auteur de la *Médecine Théologique* croit que la vertu bienfaiſante des Sources minérales eſt *un reſte de l'impreſſion ſacrée de l'Eſprit de Dieu, qui ſe mouvoit ſur les eaux* dès le commencement. Je ne m'étonne donc plus, dis-je, que la plupart

des

des Fontaines les plus célèbres de l'Antiquité aient été confacrées à quelque Divinité, les unes à *Jupiter*, les autres à *Junon*, au *Soleil*, à *Efculape*, &c. Les Bains de Tivoli, anciennement *Albulæ*, étoient confacrés à *Hygée* Déeffe de la Santé. Les Sources de Bourbon l'étoient, dit-on, à *Mammon*. Celles de Baden en Suiffe, à diverfes Divinités dont on trouva les fimulacres , lorsque l'on travailla en 1420 à la groffe Source. Celles de Bath en Angleterre , au *Soleil* , à *Pallas*, & à *Hercule*, felon ce que nous a dit ici Mylord M..... Celles-ci enfin l'étoient peut-être à *Apollon Granius* dont le culte a été célèbre en Allemagne, fuivant les obfervations que le Comte nous a fait faire il y a quelque tems. Les Chrétiens , apparemment fous prétexte de fanctifier cette pratique Paienne , ont transféré à leurs Saints & Saintes l'honneur que le Paganifme faifoit à fes Dieux. De-là font venus furement les noms des Eaux de *Ste. Reine* en France, de *Ste. Hélène* en Italie, de *S. Jean* près de Lucques, de *S. Juliano* dans le Territoire de Pife, des Bains de *San-Michele* près de Volterre , de *San-Caffiano* dans les terres de Sienne , de *S. Chriftophe* & de *S. Martin* dans l'Etat de Modène , de *Ste. Winefride* & de *S. Munge* en Angleterre , de *S. Uladislas* en Hongrie , & de tant d'autres qui n'en étoient ni moins minérales , ni moins utiles, avant que

les

les Saints dont on leur a donné les noms
fussent au monde.   Le vulgaire cependant pense aujourd'hui sottement, qu'elles n'ont de vertus que celles que ces
Saints ou Saintes leur ont communiquées.
Quoique ces diverses dénominations,
ajoutai-je, tournent indirectement à la
gloire du Créateur, je doute que le cor-
rectif que les Chrétiens y ont apporté
soit plus honorant à l'Etre suprème, que
la consécration que les Paiens avoient
faite de ces Fontaines à leurs Divinités.
Sous les noms de *Jupiter*, ou du *Soleil*,
les Paiens avoient du moins l'idée d'une
Intelligence Souveraine & Maitresse de
l'Univers, & par conséquent capable de
veiller à la conservation des hommes
qu'elle avoit formés : au-lieu que les
Chrétiens, convaincus de l'unité d'un
Dieu, n'ont pu sans sacrilège attribuer
directement à la vertu de quelques créatures, des effets que la Toute-puissance
Divine peut seule opérer. Quelque vertueux & justes que l'on suppose avoir
été ces Saints-à-miracles, ils n'en étoient
pas moins hommes, & par conséquent
des Etres subordonnés.   Il est donc injurieux à la Divinité, de leur donner
quelque influence sur la Nature : à mon
avis, c'est associer la créature au Créateur.   Cette réflexion ne fit pas plaisir
à D. Nugnez, qui tout Philosophe qu'il
nous avoit paru dans cette conversation,
ne l'étoit aucunement sur l'article de
ses

ſes Saints. Tant les préjugés de l'éducation ont de force ſur les eſprits les
plus raiſonnables! Je feignis cependant
de ne m'en pas appercevoir ; il en fit
autant, ne releva point ma réflexion,
& la converſation tomba.

Nous ne manquames point de faire
part à nos Dames de cet entretien phi-
loſophique, & je m'apperçus aux réflexions qu'elles firent, que nous avions
beaucoup perdu de n'avoir pas agité
cette queſtion en leur préſence. Elles
aimoient les réflexions judicieuſes ; &
le récit de celles auxquelles D. Nugnez
avoit donné occaſion, les fit ſouvenir
que le Prince avoit promis de mettre
ſon Chirurgien aux priſes avec notre
Médecin ſur les cauſes de la chaleur
des Fontaines. Il fut réſolu que l'on
conſacreroit une après-dinée à cette Diſ-
ſertation, dès que le Prince le jugeroit
à propos. Elles en parlèrent à Mr. de
Rheysberg qui étoit avec elles alors,
& la choſe ſe feroit exécutée ce jour
là ; il avoit même déja mandé le Chirurgien de ſon Maitre : mais la partie
fut encore remiſe, pour faire place à
un divertiſſement des mieux imaginés,
que D. Nugnez venoit offrir aux Dames.

Ce galant Eſpagnol n'aiant pu avoir
les Muſiciens à ſon tour, parce que
ceux de Liège avoient été rappellés dans
leur Egliſe, imagina, pour varier les
plai-

plaiſirs, de faire une Loterie en faveur
des Dames. La façon dont il s'y prit,
étoît des plus galantes. Il n'avoit mis
perſonne dans la confidence, & chacun
fut agréablement ſurpris de le voir entrer ſuivi de ſes Valets, qui portoient
chacun une aſſez grande corbeille qu'ils
mirent aux pieds des Dames. Il les a-
voit fait remplir de toutes les jolies
bagatelles que l'on trouve à Aix, &
ſur-tout des ouvrages de *Laque* que l'on
y fait. Il y avoit des paquets d'Aiguilles de toutes les eſpeces, des Ta-
batières, de petits Etuis, des Colliers,
des Braſſelets de verre, des Cannes, des
Paniers d'ouvrage, des Boîtes à Thé,
des Caiſſes à liqueurs, des Broſſes, &
quantité d'autres petits meubles vernis,
avec des Deviſes tendres ou badines,
& de chaque ſorte autant qu'il y avoit
de Dames. Il y avoit pour gros-lot,
une Toilette complette avec ſes boîtes
joliment peintes, & d'un goût particulier. Toutes ces pièces étoient numé-
rotées relativement aux Billets qu'il avoit
faits; & pour que les Cavaliers ne fuſſent pas ſimplement ſpectateurs, les Billets étoient doubles, & mis en deux boîtes différentes: à meſure qu'une Dame
tiroit un Billet, le Cavalier qu'elle avoit
choiſi en tiroit un autre, qui devoit
décider du ſort de la Dame ; en ſorte
que tous les Billets rapportant quelque
choſe, chacun de nous avoit le plaiſir
de

de remettre à la Dame le lot qui lui é-
toit échu. Le Prince, qui avoit été invité à ce divertissement, voulut être le
Cavalier de la Frelle. Le hazard, aidé
peut-être de la galanterie de Don Nugnez, fit écheoir la Toilette au Prince,
qui la remit à la jeune Comtesse. Tout
l'après-midi se passa dans cet amusement,
d'autant que D. Nugnez, pour le prolonger, avoit eu la malice de faire enveloper & cacheter chaque pièce sé-
parément. L'impatience que chacun a-
voit de lire sa Devise, faisoit que l'on
ne passoit point à un autre Billet, sans
avoir examiné le lot échu. Il est vrai
que quelque soin qu'eût pris D. Nugnez pour les choisir, les Devises n'é-
toient pas également jolies, il y en avoit
même qui étoient fort plattes : mais cette diversité en augmentoit le mérite,
par le contraste ridicule que formoit
l'application de ces Devises aux personnes à qui elles étoient échues. Chacun faisoit le commentaire des siennes,
& ce jeu fit dire mille plaisanteries, qui
réjouirent infiniment les Dames.

De l'aveu de toute la compagnie, nous
n'avions pas encore passé une journée
plus agréable depuis que nous étions à
Aix. Don Nugnez en reçut mille complimens, & n'eut pas lieu de regretter
la petite dépense qu'il avoit faite, par
l'applaudissement que le Prince & les
Dames lui donnèrent. Il eut même le
plai-

plaifir de terminer par cette petite Fête, les divertiffemens que nous avions
imaginés à l'envi pour defennuyer nos
Dames, qui fongeoient à rentrer dans
le train de vie ordinaire. La Comteffe
fe portoit mieux, & la Frelle étoit en
état de marcher: elles voulurent profiter toutes deux du refte de la prémière
Saifon pour achever de prendre les Bains;
& il falut inventer de nouveaux amufemens, qui fans déranger la fanté, puffent
cependant procurer un exercice modèré, fi néceffaire au régime des Bains. Le
Jeu n'avoit rien de fort piquant pour
perfonne de la compagnie: les longues
promenades ni le Bal ne convenoient
pas encore à la Frelle, qui depuis fon
accident étoit un peu revenue de fa paffion pour la Danfe. Nous nous trouvions
d'ailleurs dans une femaine où il auroit
été indécent de danfer, à caufe de la
Fête-Dieu qui dure huit jours, & pendant laquelle la Ville n'eft occupée que
de Proceffions. Tout Proteftans que
nous étions, nous fumes les prémiers à
nous conformer au tems, & nous nous
fimes d'avance un plaifir de nous occu-
per du fpectacle des dévotions publiques, & fur-tout de la grande Proceffion
qui devoit fe faire deux jours après a-
vec le *Vénérable*, & la figure de Charlemagne, que la Frelle avoit fort envie
de voir. Le Prince, qui n'en étoit pas
fort curieux parce qu'il l'avoit vue au-
tre-

trefois, tâcha d'en détourner les Dames, & les invita à venir plutôt diner chez lui ce jour-là, pour remplir le vuide que la dévotion du pays alloit mettre dans nos amusemens. Il leur insinua qu'elles ne seroient pas seules, & qu'il leur donneroit la compagnie de deux Dames Parisiennes, femmes de Conseillers au Parlement, qu'il avoit beaucoup connues à Paris, & qui étoient arrivées à Aix. Il proposa même une partie de promenade après diner au Château de *Kalkhoven* dont les jardins font fort jolis, ou bien aux Mines qui font aux environs d'Aix. La Vicomtesse, Mad. de la Br.... & D. Nugnez s'en excusèrent sur la nécessité d'assister à l'Office de l'Eglise, en un jour si solennel. Eh bien, dit le Prince, il ne faut contraindre ni la dévotion, ni les plaisirs de personne : donnez toute la matinée à l'Eglise ; nous n'irons à *Kalkhoven* que vers quatre heures : c'est un plaisir très innocent ; & de là toute la compagnie reviendra souper chez moi. L'invitation étoit trop pressante & trop polie, pour la refuser. Les Dames s'y rendirent, & l'acceptèrent, sans préjudice pourtant de la grande Procession. Pour la voir à notre aise, nous fimes dès-lors retenir une chambre sur la Place. Madame de la Br.... voyant l'empressement des Comtesses Suédoises pour cette cérémonie, leur dit que puisqu'elles étoient si curieuses

des

des chofes faintes, elles devroient aller vifiter le Tombeau de Charlemagne, les fameufes Reliques de l'Eglife de N. Dame d'Aix, & les Couvens de la Ville; & elle s'offrit de les y accompagner. Le Prince leur offrit auffi fon crédit pour voir l'Eglife, en qualité de parent du Fondateur. Car vous ne favez peut-être pas, dit-il en badinant, que Charlemagne eft à tout le moins mon Grand-père: les Génealogiftes me font defcendre d'un de fes Fils. Il eft impoffible, ajouta-t-il en fe moquant, que cette qualité ne me donc ici bien des privilèges, & je me fens autant de droit à réclamer la parenté de Charlemagne, que feu Mr. *de Ventadour* en avoit d'appeller la Vierge Marie fa Coufine. Vous croyez rire, Monfeigneur, reprit la Vicomteffe; mais j'ai ouï dire à une perfonne qui l'avoit vu, que dans un des Châteaux de la Maifon de *Lévi*, on montre un vieux Tableau qui repréfente la Ste. Vierge, aux pieds de laquelle un Seigneur de cette famille eft peint à genoux, avec une banderolle qui lui fort de la bouche, & où ces mots font écrits, *Je vous falue, ma Coufine*; & la Vierge lui répond, *Point de façons, mon Coufin, couvrez-vous. . . . . .* Eh bien, mon Prince, dit la Frelle avec fa vivacité ordinaire, je confeille à Votre Alteffe de fe faire peindre auffi dans le même goût. J'aimerois à vous voir au pied du Trône de Charlemagne, dans

la

la posture d'un homme qui fait sa révérence, avec ce petit compliment, *Bonjour, grand-Papa.* . . . Le Prince ne put s'empêcher de rire de cette idée burlesque, & nous admirames tous la bonté avec laquelle il se prêtoit à ces railleries, qui seroient des crimes de *Lèse-Principauté*, chez quantité de Princes Allemands. Malgré ce badinage, les Dames le remercièrent de l'offre qu'il leur faisoit, & se défiant un peu de son enjouement, elles lui déclarèrent tout net, que malgré tous ses Titres, elles aimeroient mieux aller voir la grande Eglise sous la protection des Dames Catholiques. Elles consentirent à la prémière partie de la proposition de Mad. de la Br. . . mais elles ne purent se résoudre à mettre le pied dans aucun Cloitre. L'histoire de la Comtesse d'*Oxenstiern*, qu'elles nous racontèrent quelque tems après, justifia leur éloignement. Le Comte leur fit comprendre qu'il seroit plus prudent d'attendre que l'Octave de la *Fête-Dieu* fût passée, pour aller voir l'Eglise, de peur de nous y trouver embarrassés par quelques cérémonies; que du moins il valoit mieux y aller avant qu'elle commençât. Don Nugnez fit une autre objection, qui pensa déranger la partie. Il nous dit qu'il doutoit que l'on montrât les Reliques à des Protestans, d'autant qu'il avoit appris qu'il faloit être en *état de grace* pour

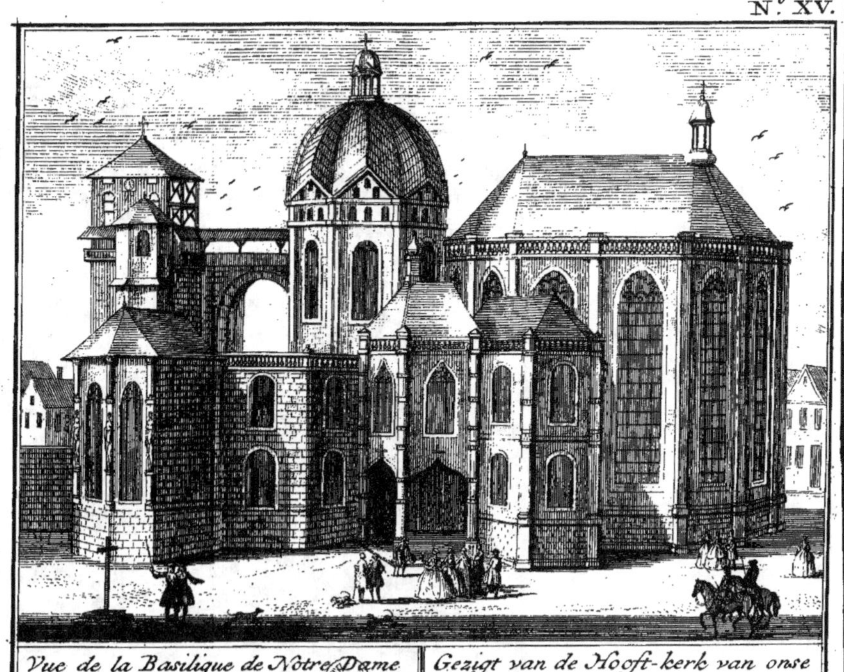

Vue de la Basilique de Nôtre Dame d'Aix la chapelle | Gezigt van de Hooft-kerk van onse lieve Vrouw te Aken.

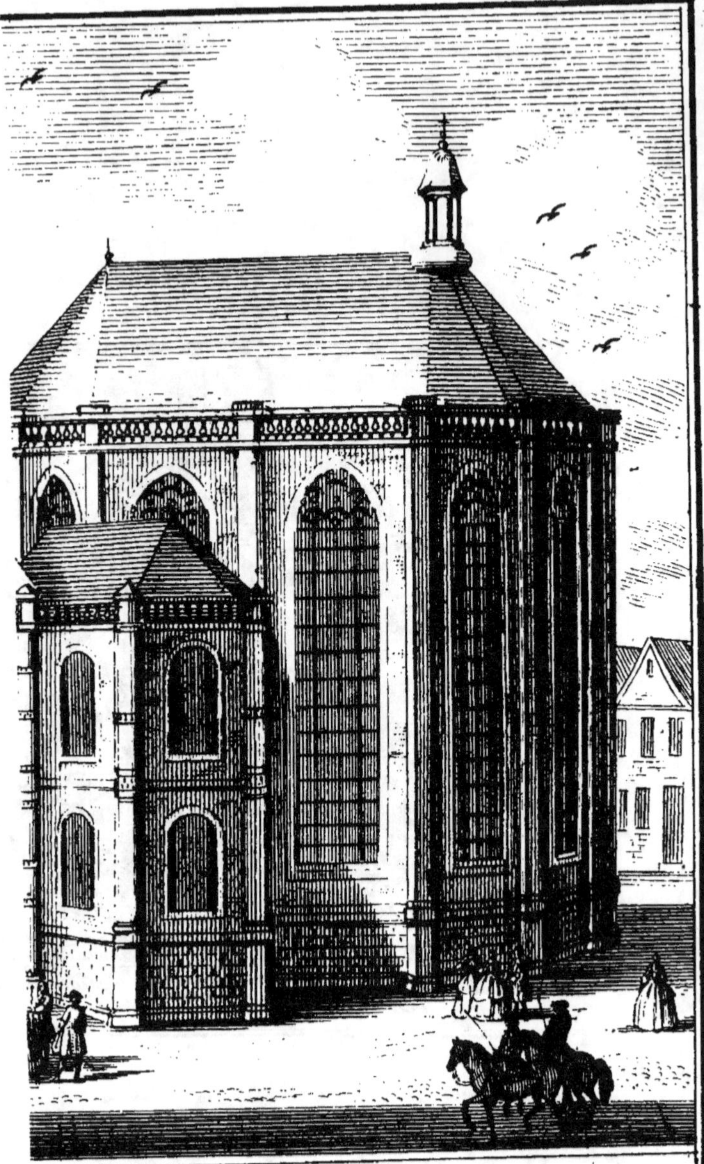

igt van de Hooft-kerk van onse
lieve Vrouw te Aken.

pour les vifiter. Sa fimplicité nous fit rire. Il eft vrai qu'on a quelquefois fait à ce fujet des queftions embarraffantes à des Etrangers Réformés ; mais comme cela dépend uniquement du zèle ou de la politeffe de celui qui a les clés du Tréfor, nous n'eumes que des civilités de la part du Chanoine qui nous montra l'Eglife. Cependant pour éviter l'équivoque, nous chargeames le Chevalier d'engager fon Echevin à venir avec nous, & de le prier de bien avertir le Sacriftain d'Aix que nous étions Proteftans, afin de ne nous pas expofer. L'Echevin prit toute l'affaire fur lui, & nous confeilla d'y aller dès le lendemain ; & nous nous trouvames tous chez les Comteffes à l'heure marquée, où l'Echevin fe rendit auffi pour nous introduire. Nous choifimes exprès l'après-midi, parce que l'Eglife eft alors moins fréquentée, & qu'il n'y a plus de Meffes à dire.

Notre Guide nous fit faire d'abord le tour de l'Eglife en dehors, pour en voir la ftructure. Ce Temple, que l'on honore du Titre augufte de *Bafilique*, & qui a donné fon nom à la Ville, n'a rien à l'extérieur de fort recommandable, que fon antiquité. Quand on le voit, & que l'on a lu les éloges que les Auteurs ont faits de cet édifice, & que l'on fait la complaifance avec laquelle on fait parler Charlemagne de fa ftructure dans fa prétendue Bulle d'Or,

on a peine à concilier ſes yeux avec ce que l'on doit à la bonne-foi de ces Ecrivains. On s'attendroit ſurement à tout autre choſe, quand on a lu le Diplome de Fridéric qui fait dire à Charlemagne, que *cette Egliſe ſurpaſſe par la beauté de ſon architecture tous les édifices religieux de ſon Empire.* Ils avoient ſans doute dans ce tems-là, en fait de bâtimens, des idées différentes de la magnificence des anciens Romains, & de celle que nous connoiſſons. L'Architecture, autant que les autres Arts, s'étoit ſentie de la décadence des Lettres; & en ce cas la *Baſilique* d'Aix pouvoit leur paroitre très magnifique, & n'avoir rien de fort majeſtueux. Il faut pourtant avouer que l'on y reconnoit encore quelque choſe de grand & de hardi, qui ſent même l'ancienne Architecture; mais le bon goût y eſt obſcurci, & comme enſéveli ſous un tas d'ornemens Gothiques, qui d'ailleurs ont dû coûter des ſommes immenſes. Il eſt vrai encore, que cette Egliſe a beaucoup ſouffert dans les divers incendies qui ont déſolé la Ville d'Aix, & l'on peut juger par quelques ruïnes que l'on voit aux murailles, qu'elle n'eſt plus ce qu'elle a été, & que le tems & les flâmes n'ont pas reſpecté le domicile de tant de Saints, dont Charlemagne y avoit raſſemblé les os. Les gens du lieu, par un zèle aveugle pour ce Temple qu'ils regardent comme la
Mer-

Merveille du pays, ont peine à convenir de cette vérité ; & je m'apperçus
que notre bon Echevin, mortifié de nos
réflexions, se hâta de nous faire entrer
dans l'Eglise.

Les dedans ont conservé plus de restes
de son ancienne magnificence : sa structure intérieure a quelque chose d'auguste, & qui sent sa petite *Basilique*. On
a affecté d'y mettre les colonnes en dedans, à la différence des anciens Temples, où on les plaçoit en dehors, selon la remarque de ceux qui ont étudié
l'ancienne Architecture. Cette Eglise,
dont on met la fondation en 796, est
divisée en deux parties, qui ont été bâ-
ties à diverses reprises. La prémière,
que l'on peut appeller la *Nef*, est proprement la vraie *Basilique* bâtie par Charlemagne : la seconde, qui est le *Chœur*
des Chanoines, est plus moderne. La
Nef est ronde & double ; & toute la
voûte porte sur huit colonnes disposées
en rond, qui forment une double allée,
& soutiennent une gallerie ovale qui
règne tout autour de l'Eglise en dedans ;
les arcades de cette gallerie sont ornées
de plusieurs colonnes & pilastres de marbre précieux, & même de porphyre,
avec quantité d'ornemens de bronze, ou
de cuivre doré. Les balustres, & les portes, étoient anciennement de cuivre.
On achevoit l'Office de Vêpres, quand
nous y entrames ; & nous restames dans

le bas de l'Eglife, pour attendre que cet
Office fût fini, afin d'aller voir le Chœur.
Quand les Prêtres en fortirent, un des
Chanoines, gracieux & poli, reconnut
nos Dames qu'il avoit vues à l'Affemblée
chez la Comteffe de Golftein. Il vint
les faluer, fit beaucoup de civilités à
la compagnie, & s'offrit à nous montrer toutes les raretés de fon Eglife. Ses
honnêtetés raffûrèrent la Comteffe, qui
avoit été un peu émue de fe trouver fubitement au milieu de cet efcadron de
Prêtres; & elle comprit qu'elle n'avoit
rien à craindre fous la protection de cet
aimable Chanoine, qui fit de fon mieux
pour contenter notre curiofité. Il nous
fit remarquer l'ordonnance de l'édifice,
la légèreté des colonnes, la hardieffe
des vitrages, & la variété presque infinie
des marbres de toute efpèce, dont l'E-
glife eft incruftée en divers endroits. Il
nous dit que Charlemagne avoit tiré des
Palais de Rome & de Ravenne une grande partie de ces marbres & de ces colonnes, avec des morceaux entiers d'ouvrages de Mofaïque. Quoiqu'il n'y eût
rien que de poffible & de très vrai, cette particularité nous parut un peu fuf-
pecte & fentir la charlatanerie ordinaire à tous les Sacriftains de vieilles Eglifes, qui ne connoiffent rien de beau que
ce qui vient de Rome. Mad. de la Br....
ne put même s'empêcher de lui demander en riant, pourquoi les pièces curieu-

fes

ſes que l'on voit dans les Egliſes, doivent toujours venir d'Italie ? Croyez-vous, Monſieur, lui dit-elle, que ces marbres ſeroient moins précieux, s'ils ne venoient pas directement de Ravenne ou de Rome ? Le Chanoine convint du ridicule de ce préjugé, que l'ignorance de ces petits Antiquaires gagés a pouſſé trop loin : mais il nous aſſura que ce fait qui nous paroiſſoit douteux, étoit atteſté par *Eginbard* même, Auteur contemporain, & de plus confirmé par une Lettre du Pape *Adrien*, à qui Charlemagne avoit demandé la permiſſion d'enlever les marbres les plus rares du Palais de Ravenne, pour orner ſon Egliſe & ſon Palais d'Aix : cette Lettre, nous dit-il, eſt rapportée dans le Recueil de *Jaques Grétzer*, ſavant Jéſuite Allemand. Le Chanoine, ſans y penſer, prouva un peu plus qu'il ne vouloit, & donna occaſion au Comte de nous apprendre une particularité bien curieuſe ſur le marché que le Pape fit en cette occaſion avec l'Empereur. Mr. le Chanoine a raiſon, dit le Comte, & je me rappelle d'avoir lu un Extrait de cette Lettre dans le *Gundelingïana*. On y voit, que dès-lors rien ne ſe faiſoit *gratis* à Rome. Le Pape Adrien, continua-t-il, n'avoit permis à l'Empereur d'emporter à Aix les marbres & les Moſaïques de Ravenne, qu'à condition qu'il lui envoieroit en échange de beaux & bons chevaux. Char-

les

les avoit tenu fa parole ; mais malheu-reufement, un des chevaux étoit mort en route : le Pape n'y voulant rien perdre, lui en demanda d'autres, en même tems qu'il le remercioit affez foiblement de celui qu'il avoit reçu. Le compliment Pontifical, ajouta-t-il, eft trop fingulier pour l'omettre. *En-voyez-nous*, dit ce bon Pape à l'Empe-reur, *Envoyez-nous des chevaux de felle pour notre ufage, qui foient vîtes, robus-tes, de belle encolure, & tels que chacun en les voyant admire votre magnificence, & célèbre votre nom déja fi glorieux. Le faint Apôtre de Dieu vous en tiendra comp-te, comme vous l'avez déja éprouvé ; & par cette action vous mériterez la vie éter-nelle &c.* . . . . Cela s'appelle, dit joli-ment le Comte, tirer une *Lettre de chan-ge à vue* fur l'Apôtre S. Pierre. Je vous avoue, dit la Vicomteffe, que c'étoit mettre le Ciel à bon marché ; mais en fuppofant comme nous que le Pape a-voit les Clés du Paradis, Charlema-gne ne pouvoit que gagner à l'échan-ge. Ma foi, reprit le Chevalier, il y a toute apparence que le S. Pere n'y perdit rien. Il y a bien paru dans la fuite, & fes Succeffeurs s'en font fi bien trouvés, que ce trafic devint fort à la mode deux ou trois fiècles après. On conferve même encore dans les Archi-ves d'un Château de Picardie au Dio-cèfe de Noyon, une Cédule origina-

le,

le, par laquelle *S. Norbert*, ou *S. Bernard*, (car j'en ai oublié le vrai nom,) promettoit au Seigneur du Lieu, *autant de place en Paradis, qu'il lui donneroit d'arpens de terre pour bâtir un Monastère dans sa Seigneurie.* La Croix de Malthe que portoit le Chevalier, le garantit du reproche d'Hérésie, que le Chanoine nous fit, en disant obligeamment au Comte & à la Comtesse, qu'avec autant d'esprit & de charmes qu'ils en possèdoient tous deux, ils avoient bien l'air de pervertir la compagnie. Cependant il nous montra des restes de Mosaïque enrichis d'or, dont on voit encore quelques vestiges aux embrasures des fenêtres, & au haut du Vestibule de l'Eglise. Toute la voûte étoit autrefois ornée de ces peintures précieuses, faites avec de petits éclats de verre coloré, qui représentoient la Vision d'Ezéchiel, & les Emblèmes des Evangélistes. On n'y avoit épargné ni l'or, ni les couleurs les plus vives. Le pavé de l'Eglise répondoit aux ornemens de la voûte, dont on avoit imité les cartouches avec des pièces de rapport de marbres de toutes les couleurs. Il est étonnant que le tems ait détruit ces Mosaïques, car ces sortes d'ouvrages résistent à toutes les injures de l'air. Ceux de l'Eglise d'Aix ne subsistent pourtant plus aujourd'hui que dans les descriptions de *P. à Beck*, & de

F 4   quel-

quelques autres Ecrivains.   Il eft vrai
que l'Echevin fe mit en fraix de nous
en montrer encore quelques reftes; mais
ils étoient fi couverts de poufîière, que
nous aimames mieux l'en croire, que de
nous amufer à les déterrer.

Mr. le Chanoine nous fit enfuite a-
vancer au milieu de l'Eglife, pour nous
faire confidèrer une large Couronne qui
eft fufpendue fur le Tombeau de Charlemagne.   L'Echevin en nous la montrant fe hâta de nous dire, que la Tradition affuroit que cette vafte Couronne étoit originairement d'or maffif; mais
qu'en des révolutions dont on a perdu
l'hiftoire, on y avoit fubftitué celle-ci,
dont aucun Orfèvre n'avoit encore pu
connoitre le métal.   Le Chanoine plus
fincère nous dit qu'il croyoit qu'elle n'a-
voit jamais été autre; & que quant à fa
matière, c'étoit un alliage d'or, d'argent, & de cuivre, où l'argent prédo-
minoit. Quoi qu'il en foit, elle eft fort
grande, très pefante, cifelée & travail-
lée à jour, dans le goût de l'Orfèvrerie
des onze & douzième fiècles. Sa forme eft un double octogone, chargé de
feize Tours, & de quarante-huit figures
de Saints d'argent, parmi lefquelles il y
en a vingt-quatre de la hauteur d'un pied,
qui auffi - bien que les vingt-quatre autres
petites, & les feize Tours, font d'argent
maffif. Cette grande pièce de vaiffelle eft,
dit-on, un Vœu que l'Empereur Fridéric

I.

I. fit à la Vierge Marie, dont l'Autel &
l'Image miraculeufe font vis-à-vis. Anciennement, cette Couronne étoit toute chargée de cierges, que la dévotion
des Prêtres y allumoit; & *Beck* affure
que l'on y en a vus jufqu'à 444 dans
les grandes Solennités, quoique de fon
tems ce luminaire fût déja réduit à la
moitié.   Il femble même infinuer que
cette réforme s'étoit faite par le Clergé, qui apparemment avoit fu mieux
placer la dévotion des Pélerins.   Au
refte, quelle que foit cette pièce que
l'on vante tant aux Etrangers, fût-elle
toute d'argent, elle ne peut étonner
que ceux qui n'ont pas vu la magnifique & immenfe Couronne d'argent, que
le Roi de Pruffe a fait placer dans la
grande Salle de fon Palais à Berlin.

La Vicomteffe demanda au Chanoine,
fi le corps de Charlemagne étoit encore
en cet endroit, ou s'il n'y avoit feulement que fon Tombeau.   Il nous répondit, que ni l'un ni l'autre n'y étoient.
Fridéric I. nous dit-il, le leva de terre
en 1165, & fit mettre fes Reliques dans
un lieu plus décent; il en plaça une
partie dans une Châffe d'argent qui eft
fur le grand Autel du Chœur, & en mit
une autre partie avec fes cendres & fon
Tombeau même dans l'épaiffeur du mur
au côté droit de l'Eglife. Nous approchames de cet endroit, & nous vimes
dans une efpèce d'armoire une grande
& vieille figure fort délabrée, qui re-

préfente Charlemagne. Ce que j'y trouvai de plus curieux, c'eft la pierre fépulcrale de cet Empereur, que l'on prétend avoir fervi auparavant à couvrir le
Tombeau de Jules-Céfar. C'eft une grande pièce de marbre blanc, fur laquelle
l'enlèvement de Proferpine eft très naturellement repréfenté. Les gens les
moins crédules y admirent l'art du Sculpteur: mais ce qui nous frappa, c'eft
que par vénération pour cette piece
antique & lafcive, on la conferve religieufement dans un Temple Chrétien
& dédié à la Vierge Marie, que l'on
appelle *Mère de pureté*; & qu'on ait
choifi exprès cette pierre pour orner
le Tombeau de *Saint Charlemagne*. Nous
ne pumes nous empêcher de relever ce
contrafte; & comme le Chanoine parut
entendre raillerie, on s'égaya un peu
fur cet article. Le Chevalier, tout Catholique qu'il étoit, nous en donna une raifon qui n'étoit guères dévote: il
nous dit que Charlemagne avoit été fi
galant pendant fa vie, que fes Courtifans crurent apparemment que c'étoit
interpréter fes intentions, que d'éternifer fa tendreffe par le monument de
celle de Pluton. Le Chanoine en rit le
prémier; mais il détourna la converfation, en nous parlant des richeffes immenfes que l'on avoit enterrées avec
cet Empereur, & qui fe trouvèrent encore dans fon Tombeau, lorsque Fridéric

déric I. en fit l'ouverture en 1165, en conséquence d'une révélation célefte.

Dès que ce faint Empereur fut mort, nous dit il, on délibèra fur fa fépulture, fur laquelle il n'avoit rien ordonné ; & felon l'avis des Seigneurs de fa Cour, il fut réfolu de l'enterrer dans cette E-glife, qui étoit comme fa Chapelle do-meftique, & contiguë à fon Palais. On lava le corps, felon la coutume , & on l'embauma : on le revêtit enfuite du Ci-lice qu'il portoit ordinairement, & par-deffus on lui remit fes habits Impériaux, avec la Pannetiere d'or qu'il portoit dans fes voyages de Rome, lorsqu'il y faifoit fes dévotions comme Pélerin. On l'affit enfuite dans un Trône de marbre cou-vert de plaques d'or , aiant fur la tête une Couronne d'or , attachée avec une longue chaine de même métal, un Livre d'Evangiles fur fes genoux , une Epée richement garnie à fes côtés , & enfin fon Sceptre & fon Bouclier d'or maffif devant lui. On le defcendit dans cette pofture avec fon Trône & fes Ornemens au fond du caveau, que l'on avoit creufé exprès à l'endroit où l'on a mis depuis cette grande Couronne ; & après avoir rempli de mufc , de baume & de toutes fortes de parfums , la niche qui lui fer-voit de fépulture , on y jetta encore quantité d'or, & on la fcella.

Je ne m'étonne pas, dit la jeune Frelle, que l'Empereur Fridéric ait marqué tant de dévotion au Tombeau de Charlema-gne :

gne: on en auroit pour des Reliques moins précieuſes. Le moindre miracle qu'elles pouvoient opérer, étoit de raccommoder un peu ſes Finances, & de ranimer le courage de ſes Sujets, en oppoſant aux Anathèmes des Papes de ſon tems, les ſaintes armes de Charlemagne. C'eût été en abuſer, Madame, reprit le Chanoine ; auſſi Fridéric en fit un meilleur uſage, & donna à cette Egliſe tous les tréſors que l'on trouva dans le Tombeau du ſaint Empereur. On prétend même que le contre-retable de l'Autel qui eſt d'or maſſif, a été fait des lames d'or qui couvroient le Trône de marbre, ſur lequel Charles étoit aſſis dans ſon ſépulcre. Il ne toucha point aux Ornemens Impériaux, qui ont été religieuſement conſervés tant ici qu'à Nuremberg, pour ſervir à perpétuité au Couronnement des Empereurs. Il eſt vrai que par une injuſtice fort douloureuſe à cette Egliſe, la Ville de Nuremberg eſt reſtée en poſſeſſion des plus précieux, comme la Couronne d'or qui pèſe quatorze livres, le Manteau Impérial, les Bottines &c. Pour nous, dit-il, nous n'avons plus ici avec ſon Corps, que ſon Trône, ſon Epée, ſon Livre d'Evangiles, & quelques petits meubles.

Après ce détail, le Chanoine nous fit approcher d'un Autel dédié à la ſainte Vierge, qui eſt au bout de la *Baſilique*, & qui la ſépare du Chœur. Cet Autel eſt entouré de barreaux de fer, & on

y

y voit une vieille Image de la Vierge Marie, dont on raconte bien des merveilles. C'est un petit édifice à part, surmonté d'une voûte particulière & bien forte, sous laquelle on voit une Châsse ciselée, toute d'or, à ce que l'on nous dit, qui renferme les quatre *grandes Reliques*, que l'on ne montre que tous les sept ans en faveur des Pélerins Bohémiens. Il y avoit quantité de personnes prosternées autour cet Autel. Don Nugnez alla y faire aussi son adoration, nos Françoises l'y suivirent, & le Chanoine par bienséance mit un genou en terre. La jeune Frelle observa malicieusement, que sa prière ne fut pas la plus longue, & que sa dévotion avoit quelque chose de plus familier que celle des autres. C'est que le Chanoine étoit accoutumé à voir l'Image miraculeuse, & que les Prêtres se familiarisent aux merveilles, comme les autres hommes. J'ai ouï dire en général, qu'*un Sacristain dévot est un prodige assez rare*. A force de voir & de toucher les Reliques, ils se guérissent de la peur qu'ils en font aux autres.

Pendant qu'ils dirent leur *Ave-Maria*, nous passames dans le Chœur, où le Chanoine vint nous joindre pour nous montrer un Pupitre ou Lutrin, revêtu de lames d'or enrichies de pierres précieuses, sur lequel le Diacre va chanter l'Evangile dans les Messes solennelles. Il y a entre autres une Agate - Onyx d'une

grof-

groſſeur extraordinaire. Auſſi ce meuble ne ſe découvre qu'aux grands jours, & c'eſt, dit-on, un préſent de l'Empereur *Henri II*.

Le Tombeau d'*Othon III* ſe voit au milieu de ce Chœur, où il fut enterré ſous un monument de marbre noir. Il avoit tant de vénération pour cette Egliſe, & en particulier pour Charlemagne, que quoiqu'il mourût en Italie, il ordonna qu'on rapporteroit ſon corps dans l'Egliſe de Notre-Dame d'Aix, (par préférence même à celle de S. Adelbert dans la même Ville, auquel il croyoit devoir la vie,) pour avoir la conſolation de mêler ſes cendres à celles de Charlemagne. On nous dit qu'Othon III. avoit obtenu du Pape Grégoire V une ſorte de Dignité *Cardinale* pour ſept des Chanoines d'Aix, dont le ſeul privilège qui leur reſte, eſt de pouvoir à l'excluſion de tous autres, ſi ce n'eſt l'Evêque de Liège & l'Archevêque de Cologne, célébrer la Meſſe ſur le grand Autel de cette Egliſe *. Cette Conceſſion eſt de l'an 997.

Le contre-retable de cet Autel eſt extrèmement riche; il eſt revêtu de lames d'or maſſif & très épaiſſes, qui repréſentent les principaux Myſtères de la Paſſion du Sauveur; & l'on nous aſſura que l'on y avoit employé une partie de l'or

trouvé

---

* Voyez *Aubert. Mir. Supplem. ſeu nova Diplom. Collect.* T. 3. p. 563.

trouvé dans le Tombeau Impérial. Au
deſſus de cet Autel on nous montra une
Châſſe de vermeil, où ſont renfermées
les os de Charlemagne avec ceux d'un
Saint *Léonard* : & au haut de la voûte,
des draps mortuaires fort riches, que
les Rois de France ont la coutume d'y
envoyer après leur Sacre, pour y faire
célébrer les funérailles de leurs Prédéceſſeurs, peut être comme un reſte de
leur ancien droit à l'Egliſe d'Aix fondée
par un des leurs. On nous montra celui que *Louis XV* avoit envoyé pour
les obſèques de *Louis XIV* ; & de riches tapiſſeries qui ſont, dit-on, un
préſent, & même un ouvrage de l'Empereur *Joſeph*, qui y avoit travaillé avec
les Archiducheſſes, & qui les donna à
cette Egliſe en 1694. Au reſte, le Chœur
eſt beau, ſpacieux, bien éclairé, large
de cinquante pieds environ, & long à
proportion. L'Echevin eut grand ſoin
de nous dire auſſi, que c'étoit un monument de la piété des Habitans, qui
l'avoient fait ajouter à la Baſilique pour
aggrandir l'Egliſe, lorſqu'en 1355 ils
rétablirent la Maiſon de ville ſur les
ruïnes de l'ancien Palais, dont l'Egliſe
étoit comme la Chapelle.

On nous fit monter aux Galleries qui
règnent autour de la Baſilique, & qui
forment une ſeconde Egliſe, qui eſt
fort mal-proprement entretenue. On
nous mena à une Chapelle dédiée à une
Croix

Croix célèbre, qui pour des raisons fort merveilleuses que je n'ai pas retenues, est en grand crédit à Aix. Nous regardames avec plus d'attention un Siège de marbre blanc, élevé sur cinq degrés, que le Chanoine nous dit être le *Siège Royal* que Charlemagne y avoit fait élever, & sur lequel les Rois des Romains immédiatement après leur Sacre vont s'asseoir, pour recevoir l'hommage & le serment des Electeurs, des Princes, & du Chapitre d'Aix, à qui il prête ensuite lui-même serment, comme Chanoine-né de cette Eglise. L'Echevin, selon l'idée commune, dit au Chanoine, qu'avec sa permission, il croyoit que ce Siège n'étoit pas le Trône Royal de Charlemagne, mais seulement celui qui avoit été trouvé dans le Tombeau. Pour garantir cette Tradition, il nous fit remarquer que ce Siège étoit de marbre brut, & non poli, parce qu'il avoit été couvert de plaques d'or que l'on en avoit enlevées pour le service de l'Eglise; & que si c'étoit le Trône Royal que Charlemagne avoit fait dresser pour lui-même, & dont il parle dans son Diplome, il n'y avoit point d'apparence qu'un Empereur si magnifique eût affecté tant de simplicité dans une chose où les Princes les plus modestes font toujours briller la Majesté Royale. Cette raison étoit spécieuse: cependant elle ne convainquit pas le Chanoine, & ne put l'engager

ger à changer d'opinion. Il cita pour appuyer la sienne, un endroit de la Chronique d'*Ademar*, qui rapporte qu'avant que Fridéric levât de terre le corps de Charlemagne, Othon III en avoit déja ouvert le Tombeau, en conséquence d'un songe dans lequel il lui avoit été révélé qu'il le trouveroit dans un certain endroit inconnu alors. Il y fit creuser en effet, & y trouva, dit l'Histoire, le corps de Charlemagne tout entier & sans corruption, ni dans sa chair, ni dans ses vêtemens, quoiqu'il y eût déja deux cens ans qu'il fût mort. *Ademar* prétend qu'Othon leva le cadavre, & le montra au peuple; & qu'après en avoir fait ôter le *Siège d'or*, il remit le corps de Charles dans son Tombeau, où il resta jusqu'au tems de Fridéric. Jusques-là, l'Echevin ne trouvoit rien de contraire à ses idées; mais le Chanoine ajouta, que selon le témoignage du même Auteur, Othon III avoit fait présent de ce *Siège d'or* à *Boleslas* Duc de Pologne, qui lui avoit donné en échange un bras de S. *Adelbert*, auquel l'Empereur avoit une dévotion singulière. Cela supposé, le Trône que l'on nous montroit, ne pouvoit être celui qui avoit été trouvé dans le Tombeau. L'Echevin voulut infirmer l'autorité d'*Ademar* par la Tradition du pays, & par l'espèce de contradiction qui se trouve entre le récit de cet Auteur, & le

silence

silence des autres. La raison la plus forte qu'il allègua pour détruire le fait rapporté, c'est qu'il est difficile de comprendre qu'il ait été besoin d'une révélation pour trouver le Tombeau d'un Prince si fameux dans l'Histoire, & qu'en deux cens ans on eût oublié l'endroit de sa sépulture, que l'Historien *Eginhard* avoit si bien indiquée. Il est vrai que le Chanoine lui répondit, que les trésors renfermés dans son Tombeau, & la crainte de voir enlever ses Reliques, avoient peut-être obligé les Chanoines & les Habitans d'Aix à en supprimer les monumens. Le Comte appuya le sentiment du Chanoine, & nous assura qu'il avoit lu le passage d'*Ademar* dans une Dissertation, que Mr. *Gundeling* a faite sur les Droits que la Ville d'Aix prétend avoir au Couronnement des Empereurs. La contestation resta indécise, & peu nous importoit.

La Vicomtesse, plus curieuse d'un autre fait singulier, pria le Chanoine de nous expliquer de quelle nature étoit le serment qu'il nous avoit dit que les Empereurs étoient tenus de faire au Chapitre d'Aix après leur Couronnement. La question flattoit trop les Privilèges de l'Eglise d'Aix, pour que le Chanoine manquât l'occasion de nous les étaler. Il répondit à la Vicomtesse, que ce serment étoit fondé sur l'histoire de Charlemagne leur Fondateur, qui, selon le té-

témoignage des Ecrivains de sa Vie, *se faisoit un plaisir de se mêler parmi les Moines de cette Eglise, & prenoit sa place au Chœur avec eux, non parmi les Prêtres, mais au rang des Diacres. Il y récitoit l'Office, & se faisoit un plaisir d'y faire observer le chant des Pseaumes,* dans lequel il étoit très habile, & dont il introduisit l'usage dans les Gaules, par les Ecoles qu'il fonda exprès en divers endroits. On prétend même qu'il ordonna par une Constitution, que les Rois des Romains, & Successeurs à l'Empire, seroient immatriculés dans cette Eglise au rang des Diacres, & qu'ils prêteroient serment au Chapitre en cette qualité. Quelque glorieuse que cette prétention soit à notre Eglise, je croi, continua le Chanoine, qu'elle n'est fondée que sur un long usage, & que cet usage n'a point d'autre origine que le zèle que les Empereurs auront eu d'imiter le Grand Charles ; ensorte que ce qui aura été chez lui un mouvement de piété, n'est plus dans ses Successeurs qu'une formalité de cérémonie. Je comprens, dit Mad de la Br. . . . que les Empereurs sont Chanoines d'Aix-la-Chapelle, comme nos Rois de France sont appellés Chanoines de *Lion*, de *S. Quentin*, de *Poitiers*, du *Mans*, de *Tours*, d'*Angers*, & de quelques autres Eglises illustres. Apparemment, dit la Vicomtesse, que c'étoit anciennement le droit

des

des Souverains ; mais je suis curieuse d'apprendre comment les Empereurs prêtent ce serment. Le Chanoine se fit un plaisir de le raconter.

Dès que l'Empereur est couronné, dit-il, Sa Majesté monte à cette Tribune, & après qu'on y a lu à haute voix l'Acte de son Election & de son Couronnement, on le met en possession de ce Trône ; il s'y assied, reçoit les félicitations, & crée des Chevaliers, Comtes & Barons, en les touchant avec l'Epée de Charlemagne. Ensuite il retourne à son Prié-Dieu, & là un de nos Chanoines lui aiant représenté que chaque Empereur a coutume de se faire immatriculer dans cette Eglise, il supplie Sa Majesté de vouloir en prêter le serment, dont il lui donne copie. L'Empereur le prononce en Latin, & s'oblige de protèger le Chapitre & de conserver ses droits ; & fait un présent à l'Eglise. Il consistoit autrefois dans une partie des meubles, tapisseries & ornemens qui avoient servi à son Couronnement ; mais il est réduit aujourd'hui à cinquante-six florins d'or, & deux *foudres* du meilleur vin.

Mais, avec la permission de Mr. le Chanoine, ajouta l'Echevin, ce n'est pas à l'Eglise seule que l'Empereur est obligé de s'adresser pour son Couronnement ; la Ville y a ses droits. Avant que le Roi des Romains se fasse couronner,

il

il eſt tenu de remettre ſon Acte d'Election au Magiſtrat d'Aix, ſans quoi il ne
ſeroit pas admis au Trône de Charlemagne. Vous ſavez, dit-il, que nos
Ancêtres refuſèrent à cette Egliſe la
permiſſion d'y laiſſer couronner *Rupert*
Comte Palatin du Rhin, élu Empereur
après la dépoſition de *Venceſlas*, parce
que cet infortuné Prince vivant encore,
ne les avoit pas déchargés de leur ſerment envers lui. . . . Ma foi, Monſieur,
reprit le Comte qui étoit du Palatinat,
Rupert n'en fut pas moins Empereur: il
fit bien voir à votre Ville, en la mettant au Ban de l'Empire, que ſans être
monté ſur le Trône de Charlemagne,
il ne s'en croyoit pas moins ſon Succeſ-
ſeur, indépendamment de ces formalités. Vos Ancêtres, à mon avis, en
euſſent été quittes à meilleur marché, ſi
à l'imitation de la Ville de *Nuremberg*, ils
avoient racheté comme elle leur ſerment
à Venceſlas, par quelques muids de ce
bon vin de *Baccharach* qu'il aimoit tant...
Je le crois auſſi, reprit le Chanoine: car
le Couronnement de Rupert qui ſe fit à
Cologne, fut d'un fort mauvais exemple pour ſes Succeſſeurs. Mais, Monſieur,
demanda D. Nugnez, les Empereurs
aiant ceſſé de ſe faire couronner ici,
ne ſont plus apparemment Chanoines
de cette Egliſe? Pardonnez-moi, pourſuivit le Chanoine; dès que l'Empereur
élu a fixé le jour de ſon Couronnement,
l'E-

l'Electeur de Mayence en donne avis au Magistrat d'Aix, pour que ses Députés se rendent au lieu marqué, & qu'ils y apportent avec eux les Ornemens Impériaux que l'on garde ici. Ils envoyent aussi-tôt une boîte enrichie de diamans, qui renferme l'Epée de Charlemagne, son Baudrier & le Livre d'Evangiles qui étoit dans son Tombeau, avec quelques Reliques; & l'Archevêque de Mayence nous doit répondre de la sureté de ces meubles précieux. Un de nos Chanoines s'y trouve aussi, pour revendiquer les droits de notre Eglise, & demande au nouvel Empereur & aux Electeurs un Acte par lequel ils reconnoissent que si le Couronnement se fait hors d'Aix, c'est sans préjudice des droits de cette Eglise. On lui accorde toujours cet Acte, qui n'est pourtant plus que de style. Le Député de notre Chapitre y reçoit aussi le serment de l'Empereur en qualité de Chanoine d'Aix, avec les mêmes formalités que s'il y étoit couronné. . . . . J'avoue, dit le Chevalier, que ce privilège est très glorieux à votre Eglise; & je m'étonne que dans la croyance où l'on est que le Trône de marbre que vous nous montrez est le Siège Impérial dressé par Charlemagne, les Empereurs aient pu si facilement se résoudre à se faire couronner ailleurs: car si je ne me trompe, *Ferdinand I.* a été le dernier qui s'y soit

fait

fait couronner, & je doute que de longtems ſes Succeſſeurs y reviennent. L'E-
gliſe de Reims a mieux conſervé ſes
droits à l'égard du Sacre de nos Rois…

Don Nugnez, qui peſoit toutes les
expreſſions, interrompit cet entretien,
pour demander au Chanoine l'explication d'un mot qui lui étoit échapé en
parlant des Prêtes de l'Egliſe Royale
d'Aix-la-Chapelle, qu'il avoit nommés
les Moines d'Aix, parmi leſquels Charle-
magne alloit chanter à l'Egliſe. Eſt-ce
que vous avez, lui dit-il, des Moines
parmi vous? Le Chanoine en rougiſſant
lui marqua quelque ſurpriſe de cette réflexion, & lui dit que ſi le terme de
Moines lui étoit échapé, c'étoit pour ſe
conformer aux expreſſions de quelques
Ecrivains modernes, & ſur-tout de *Blon-*
del *, qui confondoit le mot de *Frères*
avec celui de *Moines*, & qui aſſuroit
contre toute apparence, que *les Cha-*
noines d'Aix avoient ſuccèdé à des Moi-
nes de l'Ordre de S. Benoit. La vérité
eſt, continua le Chanoine, que les prémiers Chanoines que Charlemagne mit
dans cette Egliſe, vivoient en commun
ſous une Règle aſſez auſtère, ſoumis à
l'obéiſſance d'un Abbé à la façon des
Moines, comme font encore aujour-
d'hui tous les Chanoines Reguliers.
Auſſi

* *Blondel, Therm. Aquisgr. Deſcript.* pag. 3. in quarto,
Edit. d'Aix chez *Clemens* 1688.

Auſſi on les appelloit *Frères*; mais il ne s’enſuit point clairement de-là qu’ils aient été Moines. Leur Dortoir commun ſubſiſte encore, & on le connoit ici ſous le nom de *der Dormiter*, auſſi-bien que leur Moulin. On aſſure même que, ſoit par une bénédiction particulière, ſoit par la qualité du bois que l’on y a employé, on n’y a jamais vu une toile d’araignée, & que ces animaux n’y peuvent vivre. . . . On en dit autant, dit le Chevalier, de la grande Salle de la Cour des Etats de Hollande à La Haie; & probablement ce ne doit point être un miracle, puiſque le pays n’eſt point Catholique.

Cette petite diverſion ne fit point oublier à D. Nugnez la prémière queſtion; il revint à la charge, & le Chanoine fut obligé d’avouer la métamorphoſe de ſon Chapitre. Tels furent, dit-il, nos Prédéceſſeurs; mais vers la fin du dixième Siècle, ils ſe dégoûtèrent de cette vie auſtère, à l’exemple de preſque tous ceux qui ſuivoient comme eux la Règle de S. Auguſtin. Le voiſinage de la Cour, & la fréquentation des Grands, réveilla peut-être leur goût pour le Monde: peu à peu ils ſe ſécu-laliſèrent abſolument, partagèrent leurs Prébendes, quittèrent le Cloitre, & vêcurent chacun en leur particulier, comme vous voyez que nous faiſons au-
jour-

jourd'hui ; & nous nous en trouvons fort bien.

Originairement, continua-t-il, ils n'é-toient que douze Chanoines : l'Empereur *Othon III* les augmenta jusqu'à vingt-huit, & leur nombre s'accrut jusqu'à faire un Chapitre de quarante ; mais à préfent nous ne fommes plus que trente-deux. *Beck* nous apprend, pourfuivit-il, la caufe de cette diminution. Il l'attribue aux énormes contributions que *Guillaume*, Prince d'Orange, exigea de cette Ville en 1568, au commencement des Guerres des Pays-Bas. Comme elle étoit menacée d'un ravage affreux, elle fe racheta par argent, & le Chapitre pour fa part paya vingt-mille écus, & fut obligé d'aliéner de fes biens pour fournir cette fomme. Les Troubles de la Religion, & l'établiffement de l'Héréfie, pourfuivit le Chanoine, aiant encore diminué les revenus de notre Eglife, nos quarante Chanoines n'avoient pas dequoi vivre. Dans cette extrémité, ils obtinrent du Pape *Grégoire XIII* la fuppreffion de huit Prébendes, qui furent réparties fur les trente-deux autres. Voilà, dit-il, Monfieur, l'hiftoire de notre Eglife, par laquelle vous voyez que ceux qui y furent établis d'abord, ne différoient de nous que par une vie un peu plus auftère. Après tout, continua-t-il, quand même on prouveroit qu'ils euffent été *Moines*, peu nous importe ; nous n'en

fommes pas moins ce que nous fommes.
Les Chanoines des plus célèbres Cathé-
drales de France & d'Angleterre ont fuc-
cèdé à des Bénédictins, malgré les efforts qu'ils font pour en obfcurcir les
traces.

Ce petit aveu étoit une preuve de l'é-
quité du Chanoine: bien d'autres en fa
place fe feroient offenfés de la queftion
de Don Nugnez. La plupart de ces Meffieurs n'abhorrent rien tant, que ce qui
peut les rappeller à quelque origine Mo-
nachale: quoiqu'à dire vrai, la diftinction
tant débattue entre les Chanoines, tant
Réguliers que Séculiers, & les Moines,
foit purement fcholaftique. Le fcrupule général des Chanoines fur ce point,
eft une forte de cri public, qui, s'il eft
permis de le dire en paffant, réclame contre les Inftitutions Monaftiques. Il faut
en effet que l'état des Moines paroiffe
bien méprifable à ceux même de l'Eglife Romaine, pour que des perfonnes
éclairées de cette Communion aient
perdu tant de tems & de papier à purger S. *Auguftin*, & l'Inftitut des Chanoines, du foupçon de *Monachifme*. Ce
fut du moins la réflexion du Chevalier, à qui elle convenoit moins qu'à
un autre, puifque ceux de fon Ordre
n'étoient anciennement que de vrais
Moines Hofpitaliers, qui malgré tout
ce qu'ils ont imaginé depuis pour dé-
guifer leur état, font encore aujour-
d'hui

d'hui les trois Vœux qui diſtinguent les
Moines d'avec le reſte des Sociétés
Chrétiennes. Auſſi le Chanoine le lui
rendit-il agréablement, en le rappellant
à ſa Croix de Malthe. Nous en rimes
tous, & nos Dames Suédoiſes en prirent occaſion de plaiſanter ſur cette
conteſtation, dont le badinage retom-
boit à plein ſur le Chevalier, qui demeura court pour cette fois. D. Nugnez, étant à peu près dans le même
cas, craignoit d'avoir ſon tour: mais il
ſe contenta de ſourire, & détourna la
converſation en priant le Chanoine de
nous montrer les Reliques.

Il envoya auſſi-tôt prier celui qui a
la garde du Tréſor, de vouloir ſe rendre à l'Egliſe; & en l'attendant, le
Chanoine nous amuſa par le récit de
quantité de merveilles qui ont donné
occaſion aux grands Privilèges dont cette Egliſe a été honorée. Toutes fabu-
leuſes qu'elles ſont, le Lecteur regret-
teroit peut-être que je me fiſſe ſcrupule de le divertir des pieux menſonges
que l'on débite à ce ſujet. On n'y a
pas épargné les Miracles: on en raconte de toutes les eſpèces, Prodiges en
l'air, Préſages, Croix lumineuſes,
Peſtes, Famines & Réſurrections. Le
moins merveilleux de ces contes eſt celui qui regarde la Dédicace de cette
Egliſe. Charlemagne, dit-on, y fit venir le Pape *Léon III*, & pour rendre

la cérémonie plus folennelle, il voulut
y inviter auffi tous les Evêques d'Occi-
dent: mais comme c'eût été dépeupler
l'Eglife, il fe contenta d'en avoir autant qu'il y a de jours dans l'année. Les
Evêques, de tout tems Courtifans, y
accoururent de tous les coins de l'Empire. Cependant il ne s'en trouva à
Aix que 363. Il en manquoit par conféquent deux au nombre que Charlemagne avoit fixé: encore faloit-il que
l'année ne fût pas biffextile. C'étoit
grand dommage, fans doute: auffi les
faifeurs d'Hiftoires & de Légendes, fe
croyant obligés en confcience de remplir les defirs de Charlemagne, font
partir exprès un Ange du Ciel, pour aller éveiller *Monulphe* & *Gondulphe*, tous
deux en leur tems Evêques de *Tongres*,
qui dormoient depuis deux cens ans
dans une Eglife de Maftricht, où ils
avoient été enterrés. Cet Ange, dit
l'Hiftoire, leur commanda de fe trouver à la Dédicace de l'Eglife d'Aix; &
les bons Saints eurent la complaifance
de reffufciter exprès pour faire ce voyage, & après avoir donné acte de com-
parution à Aix, & y avoir reçu la bénédiction Papale, ils eurent la docilité
de s'aller renfermer dans leurs fépul-
cres. Le Chanoine ne nous eut pas
plutôt raconté ce prétendu miracle,
qu'il nous trouva tous auffi *Hérétiques* les
uns que les autres fur ce point; & je
crus

crus remarquer qu'il ne le croyoit pas plus que nous, par l'affectation qu'il eut de nous citer pour garants de ce fait, des Auteurs décriés par leur goût pour le merveilleux. Cependant, ajouta-t-il en souriant, si vous ne m'en croyez pas, vous pourrez aller vous en convaincre en repassant à Maftricht, au Tombeau de ces deux Saints, qui eft dans l'Eglife de *S. Servais*, où vous lirez ces vers :

Excitus hâc areâ Monulphus , Aquisque dicato
Gondulphus Templo fe reddit uterque Hierarcha.

Cette caution ne nous paroiffant pas plus fûre que les témoignages des Auteurs indiqués , nous fimes convenir à demi Mr. le Chanoine, & D. Nugnez lui-même, que ce prétendu miracle ne méritoit aucune croyance , étant abfolument ridicule , indécent & inutile. Comme nous en étions fur ce point, le Valet que le Chanoine avoit envoyé à fon Collègue pour le prier de venir nous montrer les Reliques, vint lui dire que le Chanoine ne le pouvoit pas ce jour-là, foit qu'il fût réellement occupé, ou peut-être moins gracieux que notre Guide ; il nous fit dire cependant, que tous les autres jours à trois heures , nous pouvions nous rendre à l'Eglife , & qu'il feroit alors à nos ordres. Notre Chanoine en parut mortifié : mais comme nous en avions déja affez vu, & qu'il

G 3

étoit

étoit un peu tard, nous en remimes la partie à une autre fois, & nous sortimes de l'Eglise. Tandis que nous faisions nos remercimens à l'obligeant Chanoine qui nous avoit conduit, nous vimes le Comte & l'Echevin fort occupés à examiner le Vestibule de l'Eglise. Nous revinmes à eux, pour partager leur curiosité. Le Comte nous dit qu'il cherchoit deux Emblèmes qui devoient être devant la porte de l'Eglise, & que l'on avoit autrefois coutume de faire remarquer solennellement au Roi des Romains, lorsqu'il y entroit pour se faire couronner. Nous les aidames dans cette recherche; mais nous n'en trouvames aucun vestige. Apparemment que depuis que les Empereurs ont cessé de se faire couronner à Aix, on y a négligé ces antiquailles, dont l'Echevin ni le Chanoine n'avoient pas la moindre connoissance. Cependant *Hertman Maurus*, qui a décrit en Latin le Couronnement de *Charles-Quint*, en fait mention, & dit positivement,

,, qu'il y a devant la porte de la Basili-
,, que d'Aix deux colonnes quarrées, sur
,, l'une desquelles on voit une Louve,
,, ou plutôt une Ourse, occupée à défen-
,, dre ses Petits, quoiqu'elle paroisse elle-
,, même dangèreusement blessée. On
,, prétend, dit l'Auteur, que cet Emblème
,, est l'image de la tendresse qu'un vé-
,, ritable Empereur doit à tous les Su-
,, jets de l'Empire. Sur l'autre colonne
,, on

,, on voit encore, dit le même Auteur,
,, une pyramide d'airain très haute &
,, très pointue, dont le corps paroit di-
,, visé en quantité de petites languettes.
,, Cette pyramide ainsi déchiquetée étoit
,, regardée comme le symbole de la Do-
,, mination universelle de l'Empereur sur
,, toutes les parties du Monde , dont
,, l'union sous un même Chef étoit fi-
,, gurée par ces languettes, qui cepen-
,, dant ne faisoient qu'un seul & même
,, tout." Après avoir inutilement fureté
de tous côtés , nous primes congé du
Chanoine , & nous reconduisimes nos
Dames.

Le lendemain, chacun de nous autres
Protestans alla de bonne heure au Bain,
& nous nous rendimes tous dans l'apartement que nous avions fait retenir pour
voir la Procession : le Prince eut la même
curiosité que nous , malgré ce qu'il avoit
fait pour nous en détourner , & vint
trouver nos Dames qu'il avoit vues aux
fenêtres. Mr. de Rheysberg son Gentilhomme nous dit d'un air badin, que
Son Altesse venoit voir passer son *Grand-
père* Charlemagne. Ce début nous mit
en belle humeur, & égaya les réflexions
que nous fimes sur cette célèbre Procession. On y portoit le *Vénérable* en
grande cérémonie. Il étoit précédé des
Reliques de presque tous les Saints du
Paradis. Cette singularité nous frappa,
parce qu'il nous sembloit que le Soleil

de-

devoit faire éclipfer toutes les Etoiles; & que dans le Syftème Romain même, c'étoit confondre d'une façon trop vifible la Divinité avec fes Saints fous un même Culte. Le Clergé, les Officiers de la Ville, les Corps de Métiers y affiftoient d'un air fort dévot. Il faut avouer que les Habitans marquoient beaucoup de piété dans cette Proceffion. Dans leurs principes, elle ne fauroit en effet être pouffée trop loin. Auffi en rendant juftice à la bonne-foi avec laquelle ils font dans leur croyance, nous n'en blâmames point l'excès. L'unique chofe qui nous choqua, fut l'attirail comique de la figure de Charlemagne, qui diftrait la piété des affiftans par une démarche & des fingeries ridicules. Cette figure eft en effet peu vénérable. C'eft une efpèce de Coloffe grotefque, tout femblable au Géant que l'on promène dans les Proceffions d'Anvers. Un Etranger qui n'en feroit pas averti, ne croiroit jamais qu'on eût voulu par-là repréfenter cet Empereur, autrefois fi magnifique & fi terrible. C'eft une vieille figure toute délabrée, mal vétue, mal peignée, avec une longue barbe, une grande perruque, plus propre à effrayer les oifeaux d'une chénevière, qu'à rappeller les idées de grandeur & de refpect que le nom de Charlemagne renferme. En un mot, c'eft un vrai Fantôme. La robe dont cette ftatue étoit couverte avoit quelque

chofe

chofe de fi miférable , que je doute qu'aucun de ceux qui étoient à la Proceffion
eût voulu s'en couvrir. Il eft vrai que
depuis ce tems on l'a revêtu de neuf, &
qu'on lui a donné une robe de damas.
Mais comme fon ajuftement étoit alors
très pitoyable, la Frelle en prit occafion de fe divertir. Vous devriez bien,
mon Prince, dit-elle à Son Alteffe, a-
voir un peu de pitié de votre Grand-
père, & lui donner au moins un habit neuf. J'avoue, dit le Prince, que
je fuis honteux de voir mon Grand-père
chargé de ces guenilles, & je ne balancerois pas à le revétir , fi j'avois eu autant de part à fon Héritage que les Chanoines d'Aix ; mais ces Meffieurs s'op-
poferoient fans doute à ma bonne volonté pour lui , dans la crainte que je
ne m'en fiffe un titre pour réclamer la
Succeffion en entier.... Le Prêtre qui
portoit le *Vénérable* aiant paffé dans ce
moment fous nos fenêtres , mit fin au badinage : nous nous retirames , pour ne
point troubler la dévotion de perfonne , & ne pas fcandalifer les affiftans.
La Comteffe fur-tout étoit fur ce point
d'une délicateffe, qui alloit jufqu'au fcrupule : elle craignoit de fe commettre
en ce pays avec les Catholiques. Tout
ce qui avoit rapport aux cérémonies
de l'Eglife Romaine, lui rappelloit fans
ceffe le malheur de la Comteffe *d'O-*
xenftiern ; & elle nous avoua que cet

G 5

exem-

exemple l'avoit fait balancer un an entier fur le voyage d'Aix , moins pour
elle , peut-être , que pour la Frelle fa
Sœur. Ce qu'elle nous en avoit dit en
revenant de Vaels , juftifioit pleinement
fa prudence dans notre efprit , & nous
en raifonnions fur les mèmes principes.
Le Prince, qui n'étoit pas au fait de notre converfation , nous demanda quelle
étoit donc cette Comteffe *d'Oxenftiern*
dont nous parlions continuellement, & ce
qui lui étoit arrivé ? Nous en favions trop
peu de chofes, pour pouvoir fatisfaire fa
curiofité ; & nous priames les Dames de
vouloir raconter elles- mémes l'Hiftoire
qu'elles nous avoient promife.   Les
deux Comteffes fe déférèrent le plaifir
de nous la raconter.   Le Prince marqua beaucoup d'impatience de l'entendre, & la Comteffe ainée fe rendit à fes
inftances.

HISTOIRE

DE LA COMTESSE D'OXENSTIERN , *& de fa Parente.*

PErfonne ne peut , dit-elle , vous informer mieux que nous, Mon Prince, de tout ce qui regarde la Comteffe
d'Oxenftiern.   Ma Mère l'avoit beaucoup

* Voyez dans la Préface, l'article où l'on rend raifon des Hiftoires.

coup connue, & nous en a souvent parlé avec larmes.   Cette Dame étoit notre parente ; & son Histoire est une A-
necdote de famille, que l'on nous a ap-
prise dès le berceau. Quoiqu'elle ait fait
assez de bruit en Suède & en Hollande
pour n'y être jamais oubliée, nous nous
faisons un devoir de la raconter à nos
Enfans, afin que cet exemple leur serve de préservatif, quand ils vont dans
les pays où la Religion Romaine est
dominante.

On ne peut guères en effet trouver
un attentat plus noir & plus extraordinaire, que celui qui fut exécuté ici
à l'égard de cette Dame.   Le zèle Catholique ne respecta ni la foi des Traités, ni la sureté publique. Le Droit des
Gens, les paroles données, l'autorité
paternelle, tout y fut violé sans aucun
égard pour les moindres bienséances,
& sans ménagement pour le rang ni
la dignité des personnes. Cette Dame
étoit cependant d'une des plus puissan-
tes Maisons de Suède, & d'un nom, si
je l'ose dire, respecté dans l'Europe.
Je croi, Messieurs, que vous me pas-
serez cet aveu, quoique je vous aye
dit que nous avions l'honneur de lui
appartenir : son nom seul lui tient lieu
de Généalogie, & suffit pour nous la-
ver du soupçon de vanité. Elle s'apel-
loit *Marie-Sophie de la Gardie*, & étoit
petite-fille de l'illustre *Pontus de la Gar-*
G 6

die,

die, à qui la Suède & nos Rois ont tant d'obligations. La poſtérité de ce grand homme, qui avoit épouſé lui-même u-ne Fille-naturelle du Roi, a pris depuis encore des liaiſons très étroites avec la Maiſon Royale, comme Votre Alteſſe le ſait ; puiſque *Magnus-Gabriel de la Gardie* avoit épouſé la Sœur du Roi *Charles-Guſtave*. Outre ces alliances, *Marie-Sophie* avoit épouſé un Comte *d'Oxenſtiern*, fils du Grand-Chancelier *Axel*, qui a eu tant de part au Gouvernement du pays & à la faveur de nos Princes, qu'il fut un des cinq Tuteurs de la Reine *Chriſtine* & le principal appui du Royaume. Voilà, Mon Prince, dit la Comteſſe, quelle étoit la perſonne dont nous parlions tantôt. L'Héroïne eſt illuſtre ; voici préſentement ſon Hiſtoire.

La Comteſſe d'Oxenſtiern aiant perdu le Comte ſon Epoux qu'elle aimoit uniquement, en eut tant de chagrin, qu'elle tomba dans une langueur qui lui cauſa des accidens très fâcheux. Ses Médecins, pour l'en tirer, n'y connurent point d'autre remède, que de lui ordonner les Eaux de Spa. Elle les prit en Suède ; mais le ſuccès des Eaux ne répondant pas aux eſpérances qu'elle en avoit conçues, on lui conſeilla de les aller boire à leur Source. Elle s'y réſolut, malgré la longueur du voyage, perſuadée que le changement d'air pour-

roit

roit contribuer à fon rétabliffement, &
que le peu d'avantages qu'elle avoit retiré de l'ufage de ces Eaux, ne devoit
être imputé qu'à l'inclémence de notre
climat. Enfin elle fixa fon départ pour
Spa au Printems de l'année 1664. Pendant tout l'Hiver, Madame d'Oxenftiern tâcha d'engager quelques Dames
à faire le même voyage, & chercha
compagnie pour égayer les ennuis d'une
route fi longue & fi pénible. Elle n'en
put cependant trouver aucune, qui voulût s'abfenter de la Cour. C'étoit encore alors le Règne des Femmes : pas
une ne voulut s'éloigner de Stokholm,
parce que la Reine *Edwige-Eléonore* qui
étoit Régente du Royaume, y tenoit
une Cour très brillante. Madame d'Oxenftiern ne pouvant néanmoins fe réfoudre à partir feule, prit avec elle une
jeune Frelle qu'elle aimoit beaucoup :
outre que cette jeune perfonne etoit fa
parente, elle étoit fille de la meilleure de
fes Amies, & d'un des prémiers Officiers
de la Cour. Son bien & fa naiffance
la faifoient rechercher de tous les jeunes
Seigneurs Suédois, & elle étoit déja
promife au Comte de.... qui l'aimoit
éperdument. Elle étoit en effet très
aimable, & paffoit pour une des plus
jolies perfonnes de fon tems. Sans être
une Beauté parfaite, chacun l'aimoit à
caufe de fa douceur, qui faifoit fon caractère particulier; elle fit auffi fon mal-

G 7

heur.

heur. Il eſt vrai qu'elle la portoit ſi loin, que bien des gens la trouvoient indolente, & d'un eſprit borné. Peut-être en étoit-il quelque choſe. Mais comme elle étoit jeune encore, & qu'elle n'avoit pas quatorze ans accomplis, on ſe flattoit que le voyage qu'elle alloit faire, la ranimeroit. Mad. d'Oxenſtiern n'épargna rien pour lui procurer cet avantage. Elle eut pour elle des ſoins de Mère, & voulut qu'elle paſſât par-tout pour ſa Nièce. Auſſi ce ne fut qu'à ces conditions, que la Mère de la Frelle conſentit à l'éloignement de ſa chère Fille.

Elles arrivèrent à Spa: la Comteſſe y prit les Eaux avec quelque ſuccès & les prolongea juſqu'à l'Arrière-ſaiſon, tant pour achever ſa cure, que pour former ſous ſes yeux la jeune Frelle dans l'uſage du monde, par la bonne compagnie qui ſe rencontre toujours en ces ſortes d'endroits. Le nom & le mérite particulier de Mad. d'Oxenſtiern attiroient chez elle tout ce qu'il y avoit de plus brillant à Spa: c'étoit le rendez-vous de toutes les perſonnes de diſtinction, qui s'empreſſoient à divertir la jeune Frelle qui paſſoit pour ſa Nièce. Tout l'Eté, & une partie de l'Automne, ſe paſſèrent dans les plaiſirs. La Comteſſe y recouvra ſa ſanté, & ſe diſpoſa à repartir. Les pluyes de cette ſaiſon la retinrent à Spa plus longtems qu'elle n'avoit cru;

&

& l'Automne devenant cette année plus froid qu'à l'ordinaire, elle fe vit obligée de déférer aux avis des Médecins, qui lui confeillèrent d'attendre le Printems fuivant pour retourner en Suède. Ils lui perfuadèrent que fi elle fe mettoit en chemin dans cette faifon, elle s'expofoit à rappeller tous fes maux, & à tomber dans un état pire que le prémier. On ne connoit guères le prix de la fanté, que quand on a paffé par les langueurs de l'infirmité: la Comteffe, qui en avoit fait l'épreuve, ne craignoit rien tant que de redevenir malade. La menace étoit terrible pour une Dame qui avoit acheté fa fanté au prix d'un voyage fi pénible; & moitié foibleffe, moitié raifon, elle prit le parti de refter dans ce pays. Hèlas! elle eut tout le tems de s'en repentir! & rien n'a jamais pu la confoler de cette démarche, dont les fuites furent défolantes. Heureufement pour elle, qu'elle écrivit auparavant en Suède pour informer la famille de la Frelle, de la réfolution qu'elle prenoit de la garder avec elle pendant l'Hiver. Elle eut peine à en obtenir la permiffion, & fi la faifon n'eût pas été fi avancée, on feroit venu exprès de Stokholm pour la ramener.

Il eft certain que la Mère de la jeune Demoifelle ne foufcrivit à cette réfolution, que par l'impoffibilité de l'empêcher; & par un preffentiment peut-être des funeftes fuites de ce voyage, elle fut

fut inconfolable de l'éloignement de fa Fille, & regretta jufqu'à la mort, la facilité avec laquelle elle y avoit confenti d'abord. Le nom de Spa étoit fort fufpect en lui-même à la Cour de Suède, depuis que la Reine *Chriftine* avoit coloré fon évafion du prétexte d'en aller prendre les Eaux. L'abjuration folennelle que cette Reine, plus favante que Chrétienne, avoit faite enfuite de la Réformation pour embraffer le *Papifme* le plus outré, faifoit foupçonner tous ceux qui alloient dans les Pays Catholiques, de vouloir imiter l'inconftance de leur Reine. L'efprit de Religion qui animoit toute la Maifon d'Oxenftiern étoit affez connu, pour effacer les finiftres interprétations que l'on pouvoit donner au voyage de la Comteffe. Cependant, elle ne fut point à l'abri de ces injuftes foupçons, parce qu'elle avoit été élevée à la Cour de Chriftine; & tout ce qui s'en difoit à Stokholm, augmentoit les inquiétudes de la Mère de la jeune Frelle. La Comteffe d'Oxenftiern s'en embarraffoit peu à la vérité, parce qu'elle attribuoit une partie de ces rumeurs au dépit que le Comte de.... pouvoit avoir de l'abfence de la Frelle, qui lui étoit promife. Les Amans, comme vous favez, dit la Comteffe en fouriant, fe croyent en droit de tout employer pour faire réuffir leurs amours.

Ces bruits defavantageux furent pourtant.

tant de quelque utilité à Madame d'O-
xenftiern, en l'obligeant à prendre des
mefures plus exactes pour la conduite
de la Frelle. Cette jeune perfonne ne
parloit point d'autre Langue que la Suédoife, fi ce n'eft un peu d'Allemand.
Elle avoit éprouvé à Spa combien il eft
desagréable de ne favoir que fa Langue, fur-tout dans les Pays étrangers ;
& elle avoit une forte paffion d'apprendre le François. Elle étoit trop grande pour être mife dans une Ecole ; elle avoit trop peu de tems à refter dans
ce pays, pour lui donner une Gouvernan-
te Françoife : le moyen le plus court é-
toit de la mettre dans quelque Cloitre ;
mais le cas étoit épineux. La Frelle en
écrivit à Mr. fon Père, & la Comteffe
appuya fa demande. Le Père, de l'avis
de fa Famille, y confentit à l'infu de la
Mère, & répondit à la Comteffe, qu'il
ne voyoit pas d'inconvénient à mettre
la Frelle dans un Cloitre, avec les précautions requifes ; vu qu'en ce tems-là,
c'étoit l'ufage ordinaire dans toute l'Allemagne, où les Parens ne fe faifoient
point de peine de mettre leurs Enfans
en penfion, même chez les Jéfuites :
en un mot, il lui manda qu'il fe repo-
foit fur elle du foin de fa Fille. Avec
ce plein-pouvoir, Mad. d'Oxenftiern
s'en vint à Aix-la-Chapelle ; & fachant
que le Couvent de. . . . . * étoit fort
                                         re-

---

renommé par les soins que l'on y prenoit pour l'éducation de la plus belle
Jeunesse de la Ville sans distinction de
Religion, elle résolut d'y mettre sa Nièce. En règlant les Articles de la Pen-
sion, elle eut soin de faire ses conditions; & stipula expressément avec la
Supérieure du Couvent & la Maitresse
des Pensionnaires, que jamais on ne
parleroit de Controverse devant la jeune Frelle, qu'on ne l'obligeroit point
d'assister à la Messe, & que l'on se contenteroit de la perfectionner dans l'Allemand, de lui apprendre le François
& tous les petits ouvrages qui convien-
nent à une jeune Dame. Les Religieuses le lui promirent , elles le lui jurè-
rent même ; & la trop crédule Comtesse leur livra la jeune Frelle , sur la
foi de leurs sermens.

Je vous avoue, Messieurs, continua
la Comtesse, que je n'ai jamais pu comprendre, ni excuser l'imprudence de
Mad. d'Oxenstiern. Elle ne devoit pas
ignorer que le Dogme favori des Moines & des Religieuses est, *que les Catho-*
liques ne sont pas tenus à garder la foi
aux Hérétiques. Ils ont tant de fois ra-
tifié cette maxime par la pratique, qu'elle ne devoit pas, ce semble, compter
d'être plus favorisée sur ce point, que
tant de Princes & de Souverains, avec
qui ils ont violé leurs Traités par cette
unique raison. Il est vrai que les per-
son-

sonnes droites ne sont pas soupçonneu-
ses; on ne sauroit pourtant trop l'être
en pareil cas, vu que le zèle de Religion ne connoit rien de sacré que les
principes qu'il soutient. La Comtesse
s'étoit rassurée peut-être par l'exemple
de quelques autres Demoiselles Protes-
tantes, qui avoient été élevées tranquillement dans le même Cloitre. Peut-
être n'étoient-elles pas aussi riches que la
Frelle: les *Convertisseurs* Romains ne
cherchent guères les pauvres Prosélytes.
Quoi qu'il en soit, la jeune Frelle entra
dans le Couvent à ces conditions, comme une Victime aveugle qui couroît à
la boucherie. Elle y fut reçue avec des
démonstrations extraordinaires de joie.
Toutes les Religieuses vinrent la caref-
fer, c'étoit à qui lui témoigneroit plus
de complaisance & plus d'amitié. Toutes en général, & chacune en particulier, s'empressoient à lui faire de petits
présens, & à la charger à l'envi de ces
jolies bagatelles dont les Religieuses
sont toujours munies. Elles se dispu-
toient entre elles l'honneur de l'ensei-
gner, chacune lui vantoit son savoir-
faire & ses denrées: en un mot, elles
l'obsèdoient jour & nuit, & toutes les
autres Pensionnaires n'étoient plus rien
au prix d'elle. Une jeune personne qui
n'a encore qu'une légère idée du Monde, & sur-tout du Monde cloitré, est
bientôt la dupe de ces minauderies. L'a-
mour-

mour-propre & la vanité, qui font de tous les âges, fe trouvant flattés par des diftinctions fi marquées, l'attirèrent bientôt dans le panneau. La Frelle, dont l'humeur étoit extrèmement douce, y donna fans le favoir. Elle avoit le cœur reconnoiffant, elle s'attachoit aifément. Hélas! la bonté de fon naturel la fit tomber dans le précipice qu'on lui préparoit! Tout ce qu'elle apperçut dans le Cloitre, l'enchanta, parce qu'elle n'en voyoit que le beau. Elle en mandoit continuellement des merveilles à la Comteffe: elle auroit pris ces Religieufes pour des Anges, difoit-elle, fi elles avoient été Proteftantes. La Comteffe d'Oxenftiern ne s'allarma point de ces éloges ; elle les regarda au contraire comme des fuites néceffaires du caractère complaifant de fa Nièce , & l'exhortoit à profiter du peu de tems qu'elle devoit paffer avec elles, pour apprendre la Langue Françoife. Quand même elle auroit eu quelque foupçon , les Lettres que la Frelle lui écrivit un mois après, les auroient diffipés. Elles étoient d'un ftyle fi mondain, que la Comteffe s'étonna que l'on pût infpirer à de jeunes Demoifelles tant de vanité dans le fond d'un Cloitre.

La jeune Frelle lui manda, que les Religieufes & les Penfionnaires lui faifoient la guerre fur la fimplicité de fes habits; & que l'on paroiffoit douter de fa naiffan-

fance & de fon bien, en la voyant mife
d'une façon fi bourgeoife, fans perles,
ni pierreries. Le tour étoit fin ; auffi
venoit-il de plus loin. Les Religieufes
avoient découvert que la Comteffe avoit
eu la fage précaution de garder les bijoux de la jeune Frelle de peur qu'ils
ne s'égaraffent dans le Couvent, contre
lequel elle n'auroit pu dans ce cas avoir
aucun recours. Ces pierreries étoient
affez confidérables pour réveiller la con-
voitife de ces Religieufes, fi détachées
en apparence des biens de ce monde.
La Comteffe, pour contenter la Frelle,
lui acheta un habit de Velours, & un
autre de Tiffu fort riche. C'étoit quelque chofe; mais les pierreries, & fur-
tout un magnifique collier de perles,
tenoient fort au cœur des Religieufes.
Elles firent fi bien, & la Frelle impor-
tuna tant la Comteffe, qu'elle en prit
quelque ombrage. Elle avoit ouï dire
que tout ce qui entroit une fois dans
un Cloitre, couroit grand rifque de
n'en plus fortir ; elle fit quelques difficultés : cependant, après avoir pris
confeil de quelques perfonnes du Lieu,
& quelques furetés de la part des Religieufes, elle vint elle-même les remettre à la Frelle, qui marqua beaucoup
de joie de pouvoir s'en parer, & de
foutenir par-là l'éclat de fa naiffance.

Des defirs fi mondains ne devoientaf-
furément point préparer la trop crédule
Com-

Comtesse au coup accablant qu'elle apprit ensuite. Trois jours après cette entrevue, où il n'avoit été question que de parures & de joyaux, il se répandit un bruit sourd dans la Ville, que la jeune Suédoise avoit abjuré le Luthéranisme, pour embrasser la Religion Catholique, & qu'elle vouloit se faire Religieuse. Cette nouvelle se divulgua avec tant de circonstances, que la Comtesse ne tarda point à l'apprendre & à s'en allarmer. Elle eut peine à y ajouter foi. Elle n'y voyoit aucune apparence, ni du côté de la Frelle, qui ne lui en avoit rien marqué ; ni du côté des Religieuses, qu'elle croyoit trop sincères pour manquer à leur parole, & violer ainsi les droits de l'hospitalité. Elle ne pouvoit comprendre que des Filles consacrées à Dieu par un renoncement solennel au Monde, fussent capables d'une si noire perfidie, ni que sa chère Frelle eût pu pousser la dissimulation si loin. La Comtesse toute allarmée monte en carosse, vient à toute bride au Couvent, & demande sa Nièce. Là elle apprend enfin de la bouche de la Supérieure, que la jeune Demoiselle avoit pris l'habit de Postulante, après avoir abjuré la Doctrine de Luther. Cet aveu pensa desespèrer la Comtesse ; elle fit grand bruit à la Grille, rappella les conditions qu'elle avoit faites, & les paroles qu'on lui avoit données, traita la Supérieure comme elle le mé-

méritoit, l'accabla de reproches fanglans
fur fa perfidie, & fur fon indigne avarice: enfin elle menaça le Couvent & l'Ordre entier de l'indignation de la Cour
de Suède, & des repréfailles des Princes Proteftans. Elle eut beau dire, la
Beguine la laiffa gémir & menacer; &
lui refufa la confolation de voir & d'entretenir fa Nièce à la Grille, fous prétexte qu'elle étoit au *Novitiat*.

Vous comprenez, Mon Prince, pourfuivit la Comteffe, quelle dut être l'affliction de Mad. d'Oxenftiern. La féduction d'un Enfant qu'on lui avoit confié,
lui parut un crime perfonel. Elle fe reprocha fon imprudence & fa crédulité,
elle en pénétra les affreufes conféquences pour le Tems & pour l'Eternité. Elle
fe croyoit comptable à Dieu & à l'E-
glife Proteftante, d'une prévarication fi
fcandaleufe: elle fe fentoit redevable à
toute une Famille qu'elle eftimoit, de la
perte d'un Enfant chéri, qu'elle avoit
en quelque forte arraché d'entre les bras
d'une Mère tendre & Chrétienne. ,, Com-
,, ment annoncer cette nouvelle en Suè-
,, de? s'écrioit-elle en fortant du Cou-
,, vent qu'en dira la Reine? que pen-
,, fera-t-on de ma conduite, de ma Re-
,, ligion & de ma foi? O malheureux
,, Enfant! ô perfidie! ô funefte voyage,
,, que tu vas me coûter de regrets!"
La Comteffe remplit toute la Ville de
fes lamentations. Elle alloit de por-

te

te en porte, criant *Vengeance* & *Justice*
contre un attentat si noir. Elle se présenta à la Maison de ville, pour implorer la protection du Magistrat, & réclamer le Droit des Gens si indignement
violé en la personne de sa Nièce. L'infortunée Comtesse trouva quantité de
gens qui eurent l'équité de la plaindre :
mais personne n'eut assez de générosité
pour la secourir. Les Bourguemestres
lui promirent d'assembler le Conseil,
pour délibérer sur sa Requête. On lui
tint parole ; mais le résultat en fut peu
consolant. La Régence d'Aix lui fit répondre en termes très civils, ,, qu'ils se-
,, roient ravis de pouvoir lui marquer
,, dans cette occasion la considération
,, qu'ils avoient pour sa personne & pour
,, son nom ; mais que cette affaire étant
,, purement Ecclésiastique, elle n'étoit
,, point de leur ressort : que cependant
,, ils prenoient sa personne & celle de
,, sa Nièce sous la protection de la Ré-
,, gence, & qu'elle pourroit agir en tou-
,, te liberté auprès des Juges Ecclésias-
,, tiques, & faire valoir ses plaintes par
,, les voies de Droit." Il est très certain
que les Magistrats furent fort affligés de
cette affaire : ils sentoient assez qu'une
pareille violence commise à l'égard d'u-
une personne si connue, feroit tort à leur
Ville, & décréditeroit leurs Bains. Ils
ne tardèrent pas même à s'en appercevoir ; car tant que l'affaire dura, on ne

vit

vit plus à Aix ce nombre presque infini de
Dames Allemandes qui ont coutume d'y
arriver de tous les coins de l'Empire.
Cependant Mad. d'Oxenstiern comprit
fort bien que Mrs. d'Aix craignoient de
commettre leur autorité, & ne vouloient point se brouiller avec les gens
de Cloitre, toujours formidables à ceux
qui dérangent leurs intèrêts.

Son embarras étoit extrème : elle se
voyoit dans un Pays étranger & Catholique, loin de sa Famille & de ses A-
mis, peu à portée de faire valoir son
crédit, renvoyée par-devant des Juges
Ecclésiastiques qui naturellement devoient être ses Parties ; & qui pis étoit,
sans personne dont elle pût prendre des
conseils sûrs, dans une affaire délicate
dont la Religion faisoit le prétexte. La
sienne rendoit même son droit odieux ;
& malgré la justice éclatante de sa Cause, elle ne pouvoit s'attendre qu'à de
tristes évènemens. Quelque bien-in-
tentionnés que fussent pour elle tous
les Protestans d'Aix & des environs, la
prudence les empêchoit de prendre aucune part à cette affaire, dans la peur
de s'attirer quelque persécution. Ils se
contentèrent de la plaindre, & de lui
indiquer les voies qu'elle pourroit prendre pour obtenir Justice. Il vous paroitra peut-être étonnant, mon Prince,
que la Comtesse d'Oxenstiern n'éprouvât
point, dans cette étrange perpléxité,

d'attentions plus confolantes que de la part de quelques Càtholiques raifonnables de cette Ville. Ces perfonnes, indignées de la perfidie des Religieufes, tracèrent fecrettement à la Comteffe le plan de la procédure qu'elle devoit fuivre. Ils lui indiquèrent même le Sr. *H.... de Z....* Avocat habile, qu'ils engagèrent à fe chárger de l'affaire. C'étoit un honnête-homme, immatriculé au Siège Royal d'Aix-la-Chapelle, & le feul des Avocats de cette Ville qui fût de la Confeffion d'Ausbourg. Quoique Luthérien comme elle, il eut quelque répugnance à fe charger de cette affaire, tant pour ne pas s'expofer à la perfécution des Moines, que par le peu d'espèrance qu'il avoit de réuffir. Il n'éprouva que trop combien fes allarmes étoient juftes, de l'un & de l'autre côté! Il cèda cependant aux inftances & aux larmes de la Comteffe. Elle le revêtit d'un Plein-pouvoir, & lui paffa Procuration pour agir en fon nom devant les Ordinaires du Lieu. Ils allèrent à l'Evêque de Liège, comme Evêque Diocéfain; & de là l'Avocat de la Comteffe fe pourvut devant l'Archevêque de Cologne, comme Métropolitain.

Pendant qu'il agiffoit felon les règles de la Jurifprudence, la Comteffe écrivit en Suède au Père de la Frelle, & à tous les Princes Proteftans de l'Empire,

pire, pour les prier d'employer leur
intercession dans cette affaire, tant auprès des Magistrats d'Aix, qu'auprès de
l'Archevêque de Cologne. La Cour de
Suède écrivit aussi à tous ses Résidens,
pour se plaindre de cette violence. Les
Religieuses de leur côté firent agir le
Nonce du Pape en leur faveur auprès
des Princes Catholiques, & eurent l'a-
dresse d'y mêler le nom de la Reine
Christine. Par cette intrigue, la recommandation des Princes Protestans ne
produisit que peu de chose, si ce n'est
sur les Magistrats d'Aix, qui marquèrent
assez par leur conduite équitable, que
s'ils avoient été les maitres, ils auroient fait bonne & promte justice.
Le Père de la Frelle, que ses Emplois
retenoient à la Cour de Suède, écrivit à sa Fille pour lui ordonner sous
peine de son indignation paternelle, de
sortir incessamment du Cloitre ; & la
Lettre fut adressée à une Personne des
plus qualifiées de la Ville d'Aix pour
être remise aux Religieuses, ou à leur
refus, à quelqu'un de la Régence. La
Comtesse reçut en même tems un paquet de Lettres, toutes plus affligean-
tes les unes que les autres. Le Père
se reprochoit sa facilité. La Mère, au
desespoir de la séduction de sa Fille,
déploroit amèrement son malheur. Le
Comte de. . . . . en Amant passionné redemandoit sa chère Frelle, & se plai-

H 2   gnoit

gnoit de la violence que l'on faisoit à son cœur. Celui de la Comtesse devoit seul essuyer tous ces traits; & ce qu'il y avoit de plus douloureux pour elle, c'est qu'elle sentoit, sans qu'il fût besoin qu'on le lui reprochât, que son voyage étoit la cause innocente de ce malheur. Elle comprenoit encore mieux, qu'un peu plus de défiance, & moins de sécurité de sa part sur la parole des Religieuses, auroient pu lui épargner ce mortel chagrin. Enfin elle n'épargna rien pour en prévenir les suites.

Elle fit faire des Copies authentiques des Lettres du Père, de la Mère, & de l'Amant de la Frelle, & en envoya les Originaux à la Supérieure du Couvent, pour être remis à la prétendue *Novice*, qui ne les vit jamais. L'Avocat de la Comtesse produisit cependant ces Lettres dans la procédure, pour prouver que les Religieuses avoient violé tout à la fois dans cette affaire, le Droit des Gens, la Foi publique, la Loi Naturelle, la Loi Mosaïque & l'Evangile, par lesquelles l'Autorité paternelle est si bien établie. Car enfin, Messieurs, nous dit la Comtesse, vous savez qu'au Chap. XXX. des *Nombres* Moïse invalide tous les Vœux qu'une Fille auroit faits à l'insu de son Père. L'Avocat, en homme habile, employa contre les Religieuses les propres armes de leur Eglise; il cita les Loix, le Droit Canon, les Décisions

des

des Papes & des Conciles, dont il fit des Extraits accablans pour elles. Les Plaidoyers & les Pièces qu'il produifit ne fervirent qu'à irriter contre lui les Moines qui dirigeoient le Couvent où la Frelle étoit retenue: quelques-uns d'eux l'infultèrent publiquement, le menacèrent; & l'un d'entre eux nommé le Père *Manque*, eut l'audace de déchirer cet honnête-homme par des Libelles injurieux & remplis de calomnies atroces, qu'il publia en Latin fous le titre de *Lettre à un Gentilhomme Allemand établi à Rome*. L'Avocat y répondit par une Lettre Latine imprimée à *Revel*, qui dévoile tous les refforts de cette indigne affaire.

Ses Ecrits, & les follicitations de la Comteffe opèrèrent pourtant un Jugement affez raifonnable en apparence. Le Tribunal Eccléfiaftique de Cologne ordonna que la Frelle feroit mife hors de la clôture, & que là, aux termes du Concile de Trente, elle feroit interrogée librement, en préfence des Magiftrats d'Aix, fur la réfolution qu'elle avoit prife, tant à l'égard de fon Abjuration, qu'à l'égard de la Profeffion Religieufe; & que l'on drefferoit un Acte de fes réponfes, fur lefquelles il feroit fait droit. Le Nonce du Pape fe tranfporta exprès à Aix pour faire exécuter la Sentence, & fe chargea lui-même de faire les interrogations. La Comteffe démanda

d'être

d'être préfente à cet Examen, & il femble qu'elle y étoit affez intèreffée pour obtenir cette grace. On la lui refufa durement, fous prétexte que le Nonce ne pouvoit communiquer avec des *Hérétiques*, dans une action purement Eccléfiaftique. La Comteffe protefta contre ces raifons ; mais l'affaire n'alla pas moins fon train. La jeune Frelle parut en préfence du Nonce & des Magiftrats, devant qui elle marqua, dit-on, qu'elle vouloit fuivre la Religion Romaine. On lui préfenta auffi pour la forme un Voile & une Robe de Religieufe, & le plus magnifique de fes habits ; & l'on prétend qu'elle choifit le Voile, & qu'elle déclara que c'étoit de fa pure & franche volonté. Les demandes & les réponfes furent très courtes, parce que la Frelle ne pouvoit foutenir une longue converfation en cette Langue, & qu'elle ne pouvoit que répéter une formule qu'on lui avoit fait apprendre. On a fu d'ailleurs dans la fuite des tems, les menaces terribles qu'on lui avoit faites pour l'obliger à foutenir ce rôle, qui s'exécuta par cet artifice d'une façon fi naturelle, que les Magiftrats d'Aix y furent trompés. On dreffa un Procès-verbal de cette *Singerie*, elle le figna, on en fit une Copie que l'on remit à la Comteffe ; & l'on fe difpofa à paffer outre.

Madame d'Oxenftiern ne s'en tint pas là : elle fit des obfervations fur la déclaration

ration de la Frelle, capables d'invalider cet Acte dans tout autre Tribunal que celui des Eccléfiaftiques. Elle fit voir que la prétendue Converfion de fa Nièce étoit une illufion groffière, qui n'avoit d'autre fondement que l'avarice des Religieufes, qui vouloient fous ce prétexte s'approprier fes pierreries. Elle prouva clairement que la jeune Frelle ne fachant d'autre Langue que la Suédoife, étoit trop peu avancée dans l'Allemand & le François, pour avoir pu en fi peu de tems fe mettre au fait (ne fût-ce que pour la forme) de tant de points controverfés entre la Communion qu'elle quittoit, & celle qu'elle embraffoit. Il fut également prouvé, que parmi ces Religieufes & leurs Directeurs, & même dans tout le Territoire d'Aix-la-Chapelle, il n'y avoit alors perfonne qui fût parler Suédois. Comment donc avoit-on pu l'inftruire? L'argument étoit fort. Recourir au miracle & à la révélation, les circonftances n'étoient point favorables. Chacun favoit de refte, que Dieu ne fait point de prodiges pour couronner l'avarice; & la cupidité des Religieufes s'étoit mife dans un trop grand jour. Elle le fut bien davantage dans la fuite. Quant au choix que l'on prétendoit que la Frelle faifoit librement de l'état Religieux, il fut démontré que c'étoit encore un artifice du Couvent. Comment fe pouvoit-il en effet qu'une

 jeune

jeune fille qui n'avoit jamais eu la moindre idée de la vie du Cloitre, si opposée
d'ailleurs à l'éducation qu'elle avoit reçue, eût choisi tout d'un coup le Couvent le plus austère & le plus gênant,
au mépris de l'autorité paternelle, de la
tendresse d'une famille opulente, & d'un
établissement brillant ? Avec tant de
raisons de douter des sentimens de sa
Nièce, la Comtesse demanda de nouveau qu'il lui fût permis de l'entretenir
devant tels Témoins que l'on jugeroit
à propos, pour pouvoir au moins, pour
sa justification auprès de sa famille, apprendre d'elle-même quels étoient ses
vrais sentimens. Que craignoit-on, si
le miracle de sa *Conversion* étoit bien réel ?
faloit-il tenir l'œuvre de Dieu dans les
ténèbres ? On eut cependant encore la
dureté de la refuser; on ne lui permit
seulement pas de voir sa Nièce de loin.
Enfin Mad. d'Oxenstiern eut l'affliction
d'apprendre quelques jours après, que
malgré ces protestations & ces remontrances, on avoit donné l'Habit de *No-*
vice à la Frelle ; & qu'en haine de sa
Religion, on avoit exercé sur cette innocente personne un sacrilège abominable. C'est un trait que je ne puis, Mon
Prince, vous raconter sans horreur, dit
la Comtesse avec indignation. C'est cependant un fait avèré par le témoignage
même de cette infortunée Demoiselle.
Les Religieuses, aussi ignorantes qu'in-
tè-

tèreſſées, ſe mirent en tête que la jeune
Frelle aiant été baptiſée ſelon le Rit
Luthérien, n'avoit pas reçu le vrai Baptême de l'Egliſe Chrétienne, d'autant
que tout ce qui s'étoit fait hors du ſein
de leur Egliſe, leur paroiſſoit de nulle
valeur. Elles communiquèrent leurs ſcrupules à deux de leurs Directeurs, dont
l'un étoit Supérieur & l'autre Profeſſeur
d'un Couvent d'Aix. Ces doctes perſonnages aiant jugé le ſcrupule bien fondé,
décidèrent qu'il faloit la baptiſer ſuivant
le Rit de l'Egliſe Romaine, parce que
le Novitiat ſeroit nul ſans cette cérémonie. Enfin ces Moines réitèrèrent
impunément le Baptême *, contre les
principes de leur propre Egliſe. De
quel excès le zèle *convertiſſeur* n'eſt-il
point capable ! On a peine à le croire;
&.

----

* Ce fait a quelque choſe de ſi odieux, qu'il
paroit presque incroyable. Il eſt bon d'entendre
l'Avocat de la Comteſſe, & voici ſes propres paroles qu'il adreſſe à l'un de ces Moines : *In memo-*
riam revocas inauditam, & in omni Gente Chriſtianâ
ſemper graviſſime punitam, ſed à vobis Catholicis tenta-
tam impietatem... Scilicet impium & execrandum Bap-
tiſma quod turpiter à duobus ..... Fr. Monachis,
Patre N. ſuaſore, altero Patre ... baptizatore, in
Sueca Virgine reiteratum. . qua pœna alias in utroque
Jure ſtatuta ſit Anabaptiſtis hic prolixè non enarrabo.
&c. C'eſt ainſi que s'explique cet Avocat dans ſa
Réponſe intitulée *G. H. D Z. Juris utr. Licent. ad*
famoſ. Libell. cui nomen, Epiſtola ad Nobilem Germa-
num Romæ viventem, *Reſponſio feſtinante calamo*
Aquisgr. data prid. Id. Apr. 1665. *Revaliæ, Litteris*
Simonianis, An. 1665.

& on ne peut l'entendre fans frémir !

La Comteſſe d'Oxenſtiern penſa mourir de douleur & d'affliction, lorsqu'elle apprit cet indigne attentat. Renonçant dès-lors à la douce eſpèrance de retirer ſa chère Frelle des mains de ces perfides Religieuſes, elle ne fut ſenſible qu'à l'outrage fait à ſa Religion. Les Moines *Anabaptiſtes* s'en applaudirent en ſecret, comme d'une victoire complette ſur la Réformation ; mais l'Avocat de la Comteſſe eut le courage d'expoſer ce fait odieux au grand jour. L'indignation que les gens raiſonnables de toutes les Communions en conçurent, couvrit de honte & de confuſion les deux *Convertiſſeurs*. Leur reſſource fut de crier à la calomnie. On ſavoit à quoi s'en tenir ; & le mépris qu'ils s'attirèrent, les jetta dans une fureur ſi grande contre l'Avocat, que cet honnête-homme, pour ſe dérober à leur rage, fut contraint de quitter la Ville d'Aix, & de ſe tenir caché dans les environs ; d'où il fut encore obligé de ſe ſauver en Suède, pour aſſurer ſes jours.

La triſte Comteſſe ſe voyant alors ſans conſeil & ſans appui, ſongeoit auſſi à s'en retourner à Stokholm, pour exciter la compaſſion de la Reine & du Conſeil de Régence par le récit de cette violence inouïe. Son départ fut cependant retardé par l'arrivée du Comte de . . . . à qui la Frelle étoit promiſe.

Ce

Ce jeune-homme plein d'amour & de feu, ne pouvant foutenir plus longtems l'inaction de la Reine dans une affaire qui intèreſſoit la gloire de ſa Cour & la liberté des Suédois, s'étoit échapé ſecrettement pour tenter lui-même la délivrance de l'infortunée Frelle. Mad. d'Oxenſtiern, étonnée de le voir arriver, crut qu'il venoit avec quelque Caractère de la part de la Reine. La réponſe du Comte acheva de l'accabler. Il lui apprit que le ſyſtème de la Cour étoit de tout ſacrifier alors au repos du Royaume, & que le Conſeil de Régence n'étoit occupé qu'à tâcher de laiſſer écouler paiſiblement la Minorité du jeune Roi, ſans entrer dans aucune intrigne au dehors. Ces diſpoſitions pacifiques étoient d'autant plus étonnantes, que le Comte *Magnus de la Gardie* étoit alors Grand-Chancelier du Royaume, & que preſque tous les Membres du Conſeil étoient parens ou alliés de l'infortunée Frelle & de la Comteſſe. Mais tel eſt le ſort des Minorités, & des Régences les plus juſtes! Il n'en cût pas été de même aſſurément au tems du Grand *Guſtave*, ni ſous le règne de *Charles XII*: ces Rois auroient plutôt mis le feu aux quatre coins de l'Allemagne, que de ſouffrir une pareille violence. Que n'auroit pas fait en cette occaſion le dernier de ces Princes, qui jura la ruïne de Rome pour tirer ven-

H 6   geance

geance du Pape, qui avoit ofé publier une menace d'Excommunication contre le Prélat qui couronneroit *Staniflas* Roi de Pologne!

Tout le fruit que le Comte tira de fon voyage, fut de voir de plus près & par fes yeux le malheur de fa chère Frelle. Il fit tout ce qu'il put, en Amant Chrétien & paffionné, pour l'arracher des mains de ces *Sirènes* enchantereffes. Il follicita fans fe rebuter, tous ceux qui avoient quelque relation au Couvent, de vouloir feulement faire tenir une Lettre à la jeune Religieufe. Il effaya de corrompre à force d'argent & de préfens les Portieres, Tourières, & Domeftiques de ce Cloitre, pour fe charger de cette Lettre. Tout fut inutile: les avenues étoient fi bien gardées, & les mefures fi bien prifes, qu'il échoua par-tout. Enfin il employa les follicitations les plus preffantes, pour obtenir au moins la confolation de la voir, & de lui dire un dernier adieu. Il ne fut pas plus heureux que la Comteffe: on lui allègua les règles du Novitiat: on lui fit au nom de fon Amante des réponfes brufques: on infulta même à fon amour, on le railla fur fa tendreffe; & l'un des Pères Directeurs du Couvent eut l'impudence de venir lui propofer de changer de Religion, & de fe faire auffi Moine. Le jeune Comte, piqué de cette audace, eut peine à retenir fon indignation:

tion: il porta la main fur fon épée, &
fi la Comteffe ne l'avoit arrêté, le Moine eût peut-être expié fur l'heure la
honte de cette propofition facrilège.
De quel front ce Père ofoit-il la faire?
Croyoit-il par la violence exercée contre l'infortunée Frelle, rendre fa Religion bien aimable à un jeune homme,
à qui elle enlevoit par d'auffi indignes
voies une Maitreffe chérie? Enfin le
Comte, au defefpoir de l'inutilité de
fes peines & de fes foupirs, partit pour
l'Allemagne pour implorer la protection
de tous les Princes de l'Empire. Il obtint des Lettres, auxquelles on ne répondit que par la prétendue déclaration
que la Frelle avoit faite en préfence du
Nonce.

Mad. d'Oxenftiern avant de partir fit
encore une tentative pour retirer au
moins les pierreries de la Frelle, fous
prétexte que c'étoient des bijoux de famille. L'intèrêt, comme vous penfez
bien, Meffieurs, pourfuivit la Comteffe,
avoit moins de part à fa demande, que
l'envie de faire naitre quelque incident
heureux. Quelque précieux que fuffent
ces joyaux, ils étoient incapables de
confoler la famille de la perte d'un Enfant qui lui étoit fi cher; la Comteffe
s'attendoit même à être refufée, parce
qu'elle n'ignoroit pas que ces bijoux
faifoient aux yeux des Religieufes le
mérite effentiel de leur *Novice*. Auffi le

H 7

refuf

refus opiniâtre dans lequel elles perfis-
tèrent, découvrit évidemment le reffort
fecret de cette prétendue Converfion, &
le motif qui faifoit agir ces ames vé-
nales.

Après tant d'efforts inutiles, & de
mefures déconcertées, la trifte Comteffe
reprit le chemin de Suède. Elle y trouva
de nouveaux fujets d'affliction. La Mère
de la jeune Frelle, à qui l'on avoit caché jufques-là une partie des malheurs
de fa chère Fille, expira de chagrin &
de regret, quand elle vit arriver fon
Amie fans elle. Comme elle étoit pleine
de Religion & de Vertu, la féduction
de la Frelle fit le plus grand objet de fa
douleur, & lui caufa la mort. Les Religieufes d'Aix ne l'eurent pas plutôt
apprife, qu'elles conçurent le ridicule
projet d'attirer à leur Couvent la fuc-
ceffion de cette Dame. Elles ne fe
contentèrent pas de faire écrire leur
Novice pour demander le bien de fa
Mère; elles lui firent figner une Procuration, qu'elles adreffèrent à cet effet à
un Banquier de Stokholm. N'étoit-ce
pas perdre toute pudeur, & découvrir
enfin que l'intèrêt feul étoit la cheville-
ouvrière de cette infame intrigue? Elles
firent plus: elles envoyèrent un Agent
en Suède, pour réclamer ces biens au
nom de la jeune Demoifelle. Vous penfez bien, Mon Prince, dit la Comteffe,
que leur Agent ne fut pas affez hardi
pour

pour entrer en Suède fans demander un Paffeport, qui lui fut refufé. La Cour donna même des ordres très févères pour le prendre, afin d'obliger les Religieufes par ces repréfailles à rendre leur innocente Captive. Par ce moyen, leur Agent fut obligé de revenir à Aix les mains vuides.

Cependant, le tems du Novitiat de la Frelle s'étoit écoulé, & pour hâter fon engagement irrévocable, on l'avoit difpenfée, contre les Règles mêmes de ce Couvent, des épreuves ordinaires qui précèdent le Novitiat; & on lui avoit fait folennellement prononcer fes Vœux. Une Héritière auffi riche, une Suédoife, & qui plus eft une *Hérétique* convertie méritoit bien quelque exception ! On la lui fit toute entière; car pendant tout le tems qui s'écoula depuis fon entrée au Cloitre jufquà l'émiffion de fes Vœux, on l'avoit difpenfée de toutes les pratiques gênantes : on la diftinguoit dans la manière de vivre & de s'habiller; on lui choififfoit les plus fines étoffes, on lui fervoit les mets les plus délicats, on la laiffoit agir & parler à fon gré. Sa chambre étoit la plus riante & la plus commode, fes petits meubles étoient extrèmement jolis, elle avoit une Fille uniquement occupée à la fervir. En un mot, il ne manquoit à l'agrément de la jeune Frelle, que de voir durer plus longtems un état fi doux en apparence,

&

& de pouvoir concilier cette manière de
vivre avec sa conscience.

Ces égards ne durèrent effectivement
qu'autant que son Novitiat ; & ils cessè-
rent absolument avec les espèrances que
les Religieuses avoient conçues de s'approprier la riche succession de la Mère.
Dès ce moment, toutes ces attentions
disparurent ; on lui ôta sa chambre, on
la réduisit à la nourriture commune ; on
lui interdit la Grille, le Parloir, & toute
correspondance au dehors ; on l'employa dans les offices les plus vils de la
Maison, on la confondit avec les Servantes du Couvent, on l'obligea de
balayer les salles, de servir à la cuisine : en un mot, on lui fit une persécution, sous laquelle toute autre qu'elle
auroit succombé. Sa douceur naturelle
l'aida pendant quelque tems à soutenir
cette bourasque ; & il est aisé de comprendre combien il dut lui en coûter.
Quel affreux état pour une Fille de
naissance, élevée dans une Cour Protestante, & destinée à faire un tout autre
rôle dans le monde ! Quelle situation
pour une personne accoutumée à faire
les délices d'une famille illustre, de se
voir l'opprobre & le rebut d'une vingtaine de Religieuses dont elle éprouvoit
la tyrannie, & qui faisoient impitoyablement à son égard l'office de Comites
de Galères ? Isolée, pour ainsi dire,
au milieu d'une troupe de filles qui la
per-

perfécutoient, & obligée de fe foumet-
tre à leurs divers caprices fous le nom
d'obéiffance , elle eut befoin de toute
fa douceur & de fa vertu pour ne fe pas
livrer au defefpoir. Le Cloitre dut lui
paroitre un Enfer , dont le fupplice fe
varioit & fe renouvelloit tous les jours,
à mefure qu'elle marquoit fa fenfibilité
à cette vexation. Les plaintes , les larmes, les foupirs, qui font l'innocente &
ordinaire confolation des miférables, lui
étoient imputés à crime , & ne fer-
voient qu'à aigrir contre elle toutes ces
Religieufes. Ces Beguines les regardant dans l'innocente Frelle comme autant de reproches de la violence qu'elles lui avoient faite, vengeoient fur elle
les remords importuns de leur confcience, & la puniffoient de leur propre
perfidie. Elles prirent fes gémiffemens
continuels pour des regrets de fa prétendue Converfion, & ce prétexte leur
fuffit pour la traiter encore plus mal , &
colorer leur perfécution. On ne la traita plus que d'*Hérétique* , on l'accabloit
inceffamment de reproches & d'injures ;
& on lui donnoit à tout propos ces
noms odieux que le zèle ignorant &
perfécuteur a inventés, & qui leur convenoient bien mieux qu'à cette fille infortunée. Il fembloit que ces Religieufes, trompées dans leurs chimériques projets, vouluffent la jetter dans le defefpoir, pour l'obliger à abréger des jours,

qui

qui leur devenoient odieux, parce qu'ils ne pouvoient plus leur être utiles.

Une situation si cruelle ouvrit enfin les yeux de la malheureuse Frelle; elle reconnut sa séduction, elle vit le piège dans lequel elle étoit tombée. Mais hèlas! elle ne le vit que pour sentir que les suites de son infidélité étoient presque irrémédiables. Du fond de sa solitude, elle jetta les yeux sur sa famille désolée; elle se reprocha la mort de sa Mère, le desespoir de son Amant, & le scandale qu'elle avoit donné à toute la Suède. Enfin sa prévarication lui parut horrible; & la persécution qu'elle souffroit, infiniment au-dessous de ce qu'elle méritoit. La tendresse, la Religion, l'honneur, lui firent éprouver les remords les plus cruels. Elle voyoit son nom flétri d'une tache odieuse, sa liberté ravie, sa Religion outragée en sa personne. Elle étoit sans Amis, sans consolation, sans ressource. En un mot, elle se trouva comme accablée sous le poids de son infidélité. Sa douleur fut pourtant Chrétienne, & n'alla point au desespoir: elle invoqua le Dieu dont on lui avoit fait abjurer la vraie Religion, pour se plonger dans la superstition: elle lui jura dans le secret de son cœur de réparer, autant qu'il étoit en elle, tout ce que la violence, l'ignorance & la séduction lui avolent arraché contre la pureté de son Culte: elle renonça

nonça dès-lors à fes facrilèges engagemens , & réfolut de ne participer que
le moins qu'elle pourroit, à tout ce qui
feroit contraire aux principes dans lesquels on l'avoit élevée. La Frelle , auffi
courageufe dans fon repentir , qu'elle a-
voit été foible dans fa chute , tint ri-
goureufement fa parole.   Comme fes
maux étoient prefque à leur comble, elle
n'en craignoit point l'accroiffement. En
tout cas, fon efprit plus mûr, & fa raifon plus éclairée , lui faifoient trouver
de la confolation dans ces fouffrances,
qui expioient fa faute en ratifiant fon
retour.   Elle eut cependant befoin de
toute fa piété, pour fupporter la cruelle
oppreffion qu'elle éprouva : elle fe vit
traitée en *Relapfe* , & continuellement
expofée aux injures & aux menaces des
Pères Directeurs , qui l'excommunniè-
rent enfin , & la privèrent de tout commerce avec les perfonnes même du Couvent.

Elle paffa deux ans entiers dans cette
perfécution , fans qu'il en tranfpirât rien
au dehors. Vous favez , Mon Prince,
pourfuivit la Comteffe , que le fecret
des Cloitres fe garde fouvent plus ri-
goureufement que les myftères de Cour.
Cependant le Ciel, touché des maux
de cette infortunée perfonne , & fatisfait de la fincérité de fon retour, réveilla pour elle la tendreffe de fon Amant.
Le Comte de..... dont le courage é-
galoit

galoit la naiſſance, n'avoit perdu ni l'eſpoir,
ni le deſir le délivrer ſon Amante, que ſes
malheurs lui rendoient encore plus chère. Perſuadé que rien ne pouvoit la
ſouſtraire aux droits innocens & légitimes qu'il avoit ſur ſon cœur, & que
l'infidélité avoit moins de part à ſa faute
que la ſéduction, il reprit le deſſein de
venger ſa Religion & ſa tendreſſe ou-
tragées. L'entrepriſe étoit grande & pé-
rilleuſe : elle ne l'effraya pourtant point.
Il partit encore une fois de Suède , ſous
prétexte d'aller voyager ; & prenant occaſion du Congrès qui ſe tenoit alors à
Aix - la- Chapelle pour la Paix qui s'y
traita entre la France & l'Eſpagne , il
revint en cette Ville en 1668. Pour mieux
cacher ſon deſſein , il affecta en y arrivant d'avoir parfaitement oublié ſa chère Frelle , & ne parut extérieurement
occupé que des plaiſirs qui accompa-
gnent toujours ces illuſtres Aſſemblées.
Il étoit de tous les Bals & de toutes les
parties des Ambaſſadeurs , & pour per-
ſuader à ceux qui l'avoient vu autrefois
qu'il avoit étouffé ſa première paſſion, il
ſe fit ſucceſſivement quelques attachemens bruyans. Chacun prit aiſément le
change, & il eut le plaiſir ſecret de
s'entendre compter parmi les Amans
volages, & faciles à conſoler.

La ruſe étoit bien imaginée , ſans
doute: elle avoit cependant quelque
choſe de bien dur pour un Amant délicat.

cat. Le Comte fentoit toute la rigueur de cet artifice & de cette diffimulation, & il avoit befoin de veiller continuellement fur fon cœur, pour empêcher que quelque foupir ne trahît fon fecret. Il évitoit avec foin de paffer le long des murs qui renfermoient l'Objet de fa tendreffe, dans la crainte que la vue de cette odieufe maifon ne lui arrachât quelque plainte indifcrette. Il facrifioit en quelque forte fon amour à l'efpèrance de le rendre heureux. Cependant il ne s'en tint point là: il s'infinua chez les Plénipotentiaires, & s'attacha particulièrement à Mr. *Colbert de Croiffy* qui étoit à Aix de la part de la France. Il comprit que les François feroient plus propres à feconder fes vues, que les Efpagnols, qui font naturellement réfervés & fcrupuleux. Il lia d'une façon plus étroite avec Mr. *Du Hamel*, Académicien célèbre, qui étoit à la fuite de l'Ambaffadeur de France; & par fon moyen fit connoiffance avec un des Chapelains de l'Ambaffadeur. Cet homme étoit un Prêtre affez raifonnable, à qui le Comte fit un jour une efpèce de confidence de fes anciennes amours pour la Frelle. Il la lui peignit auffi aimable, & auffi malheureufe qu'elle l'étoit, & ne lui parla d'abord que du defir qu'il avoit d'avoir indirectement des nouvelles de fa fituation. Le Chapelain en fut touché, & lui promit de tâcher de lui

en

en apprendre quelque chofe. Il affecta d'aller dire la Meffe dans la Chapelle de ces Religieufes ; & comme toutes les filles cloitrées font extrèmement caufeufes, le Chapelain eut bientôt fait connoiffance avec quelqu'une d'entre elles. Le Comte apprit par ce moyen les regrets & l'état déplorable de fa chère Frelle. Il eut peine à retenir fes larmes & fa fureur ; & pour dérober au Prêtre fon extrème fenfibilité, il rompit cette converfation. Il la renoua dès le lendemain, & fut que l'infortunée Frelle avoit dans le Couvent quelques Amies cachées, qui plus humaines & plus raifonnables que les autres, la plaignoient en fecret, & blâmoient la conduite que l'on tenoit avec elle. Les Cloitres ne manquent jamais de mécontens, & comme la Providence fait tirer le bien du mal même, ces mécontens fervent toujours à adoucir l'oppreffion des malheureufes victimes que l'on y immole au zèle, ou aux caprices des Supérieurs.

Le Comte, en Amant habile, fut mettre cette découverte à profit. Il engagea le Chapelain à tenter de faire remettre une Lettre à la *Nouvelle-Convertie,* avec promeffe de n'y rien inférer qui eût le moindre rapport à la Religion. Le Prêtre fit d'abord quelque difficulté de prêter fon miniftère à cette intrigue : cependant il y confentit, quand il vit

que

que la Lettre du Comte n'avoit d'autre
but que d'obtenir une réponſe de la
propre main de la Frelle, pour l'envoyer en Suède, & raſſurer ſa famille ſur
le bruit qui y avoit couru de ſa mort.
Le bon Prêtre s'acquitta de ſa commis-
ſion, & la Lettre fut fidèlement remiſe
à la Frelle, qui penſa mourir de joie en
revoyant le nom, l'écriture & le cachet
de ſon Amant. Elle lui répondit quelques jours après en termes généraux,
pour le prier de remercier ſa famille de
ſes ſoins pour elle. Sa Lettre étoit
écrite en très mauvais François, & ſous
prétexte de s'exprimer plus aiſément,
elle avoit inſèré quelques lignes en
Suédois, que le Comte traduiſit comme
il voulut, au Prêtre qui ne ſavoit point
cette Langue. Ce bon Abbé ne s'étoit
point apperçu que le Comte plus fin
que lui, avoit écrit quelques mots Suédois au deſſous de la ſignature de ſa
Lettre, qui contenoient tout le fin de
l'intrigue, & le crédule Chapelain les
avoit pris pour les Titres du Comte;
qui de ſon côté, pour ne lui donner
aucun ſoupçon, ne revint point à la
charge, & feignit d'avoir ce qu'il ſou-
haitoit. D'ailleurs la concluſion de la
Paix qui y fut ſignée peu après, & les
réjouiſſances qui la ſuivirent, firent aiſément oublier toute cette affaire au
Chapelain. Deux jours après, le Comte reçut par une autre voie une grande
Let-

Lettre de sa chère Frelle : elle y faisoit une longue & triste peinture de son état déplorable, & un aveu touchant de son infidélité, ou plutôt de sa séduction : elle se reconnoissoit indigne de la tendresse d'un Amant si constant, dont elle avoit méprisé les soins & la fidélité : elle exprimoit sa reconnoissance pour lui en des termes capables d'attendrir le cœur le moins généreux. Le tendre Comte en fut vivement touché, & se fortifia dans le dessein de la tirer de cet état. Il rêva aux moyens d'y réussir, & à l'aide d'un jeune-homme qui servoit dans l'Eglise de ce Couvent, il entretint avec sa chère Frelle & sa fidèle Compagne, un commerce de Lettres très régulier. Il avoit eu soin, comme vous l'imaginez bien, Messieurs, dit la Comtesse, d'acheter à force d'argent & de récompenses le secret & la fidélité de ce garçon.

Le Comte plein de ses projets en écrivit en Suède, & fit demander des Passeports pour tous les Etats voisins d'Aix-la-Chapelle, afin de pouvoir passer librement par-tout, en cas qu'il fût poursuivi. La Comtesse d'Oxenstiern, qui jusques-là avoit toujours pleuré sa chère Nièce, essuya ses larmes à cette nouvelle. Elle partit une seconde fois de Suède, pour prendre part à cette entreprise. Elle vint pour cet effet à Mastricht, & y demeura sans bruit sous

un

un nom emprunté. Le Comte ne crut pas aussi devoir rester longtems à Aix après le départ des Plénipotentiaires & des Ministres Etrangers, pour ne donner aucun soupçon sur ce qu'il tramoit. Il vint dans les Pays-Bas, passa quelque tems à Bruxelles, se rendit à Mastricht, & lorsqu'il crut qu'il étoit tems d'agir, il revint à Aix *incognito*. Le Comte n'y fit pas un long séjour: il avoit tout disposé pour son entreprise; il s'étoit muni d'une berline légère, & de deux chevaux de main, en cas qu'il fût obligé de faire plus grande diligence. Avant d'entrer à Aix, il écrivit un mot à sa chère Frelle, pour lui annoncer l'arrivée de la Comtesse; & convint avec le jeune-homme qu'il avoit gagné, de l'heure la plus commode. Il fit porter secrettement dans l'Eglise du Couvent deux habits de couleur, & des coiffes noires; & la nuit suivante il exécuta son dessein. La Frelle & sa Confidente avoient surpris la clé du *Tour* de la Sacristie. Je ne sai, Mon Prince, dit la Comtesse, si vous savez ce que c'est que ce *Tour*. C'est une grande boîte ronde & assez haute, qui est ordinairement placée dans l'épaisseur d'un mur, sur deux pivots sur lesquels elle tourne. Cette machine qui est ouverte en partie, sert aux Religieuses pour donner & reprendre les choses nécessaires, sans violer leur clôture. Heureusement, le

Tour de ce Couvent étoit un peu plus large qu'ils ne le font ordinairement ailleurs, & la planche qui le partageoit pouvoit s'ôter de fa couliffe. La Frelle fe mit dedans cette boîte, que fa compagne faifoit tourner, & la Religieufe s'y mit après, & paffa auffi dans la Sacriftie à l'aide de la Frelle. Le Garçon qui menoit l'intrigue leur ouvrit enfuite la porte qui communiquoit à l'Eglife. Elles y quittèrent leurs robes lugubres, & prirent chacune les habits que le Comte avoit fait apporter. Elles fe coiffèrent à la hâte, & reftèrent dans l'Eglife jufqu'au point du jour. La berline du Comte s'y trouva à point nommé; les deux Religieufes s'y placèrent avec lui; le jeune-homme vêtu en poftillon monta à cheval pour leur fervir de guide; & comme on ne fe défioit de rien, ils fortirent tranquillement & en peu de tems de la Ville & du Territoire d'Aix. On ne s'apperçut de leur évafion que lorfqu'ils étoient déja fur les Terres de la République de Hollande, & en lieu de fureté. Ils trouvèrent fur la route l'Equipage de Mad. d'Oxenftiern. Cet évènement la confola de tous les chagrins que la féduction de fa chère Frelle lui avoit caufés. La joie qu'elle eut de la voir libre & Proteftante, n'eft pas concevable. Celle du Comte étoit au deffus de toute expreffion. C'étoit à qui la marqueroit avec des démonftrations

tions plus vives. La Frelle, honteuse
de sa foiblesse, se jetta aux pieds de
l'une & de l'autre. Ses larmes, son silence, ses sanglots exprimoient tout à
la fois ses regrets, son amour, sa tendresse, & sa reconnoissance. La Comtesse se reprochoit son imprudence; la
Frelle accusoit sa légèreté; & le Comte, plein d'amour & de respect pour sa
conquête, regrettoit la lenteur avec laquelle il s'étoit employé à sa délivrance.
Cette scène fut d'autant plus touchante,
que la Religieuse qui s'étoit échapée
avec la Frelle, se fit un devoir de raconter les artifices employés pour sédui-
re cette jeune personne. Je vous en ai
déja dit quelque chose, Monseigneur,
poursuivit la Comtesse; mais ce n'étoit
encore que l'écorce de cette pieuse intrigue. Le nom, les bijoux, & les biens
de la jeune Frelle avoient ébloui les
bonnes Religieuses, & ces saintes filles
s'étoient réellement imaginées que la
Succession leur seroit dévolue. L'exemple de la Reine Christine qui avoit attiré tous ses joyaux à Rome, & qui en
avoit enrichi la Toilette de N. Dame de
Lorette, faisoit le principal appui de
leur espèrance. Elles s'étoient flattées
d'ailleurs, que le crédit de cette Princesse les aideroit à faire valoir leurs
prétentions, pour donner des preuves
sensibles de la sincérité de son abjuration. C'étoit bien mal la connoitre!

Cependant, pour parvenir à leurs fins, elles avoient fait entendre, comme elles avoient pu, à la jeune Frelle, que la Reine Chriftine vouloit l'avoir auprès d'elle à Rome, pour l'élever fous fes yeux, & la marier à un Prince puiffant. Elles lui avoient perfuadé enfuite, que la Comteffe d'Oxenftiern, informée des deffeins que la Reine avoit fur elle, cherchoit tous les moyens de la retirer de leurs mains, pour l'enfermer en Suède dans un de fes Châteaux. Elles lui avoient tant de fois répété cet avis, que la jeune Frelle commença à fe défier de la Comteffe. Les perfides Religieufes lui dirent alors, que le feul moyen d'éviter le malheureux fort qui lui étoit préparé, étoit de fe faire Catholique, & de faire femblant de vouloir être Religieufe. La Frelle ne goûta point cet avis d'abord : elle pleura beaucoup ; mais enfin on lui fit tant de peur de la prifon & des prétendues menaces de fa Tante, qu'elle confentit à jouer le rôle de Catholique, & de Religieufe. J'avoue, dit la Comteffe, que l'artifice étoit groffier ; mais la douceur & la timidité de la Frelle lui rendirent tous ces rapports vraifemblables. A fon âge, & avec fi peu d'ufage du monde, on peut faire bien des faux-pas. Elle fe trouvoit au milieu d'une troupe de filles rafinées, qui l'accabloient de careffes, & dont elle n'entendoit

tendoit prefque point le langage. Elle
étoit feule parmi elles, fans appui,
fans confeil, fans pouvoir exprimer fes
répugnances ou fes plaintes. La défiance qu'on lui avoit infpirée fur les projets de la Comteffe, ne lui permettoit
pas même de s'en éclaircir, d'autant
que quand elle recevoit fes vifites, elle
avoit toujours une *Sœur-écoute*. Enfin
la Frelle, & la Religieufe dévoiléc affurèrent que, lorfqu'en conféquence de
la Sentence de l'Archevêque de Cologne
le Nonce du Pape l'interrogea, elle a-
voit eu fes réponfes par écrit, & qu'elle
avoit été obligée d'en charger fa mémoire. Elle avoua pourtant, que les
égards que l'on avoit eus jufques-là pour
elle, lui avoient fait regarder toute cette comédie comme un artifice pour l'arracher aux prétendus deffeins violens de
Mad. d'Oxenftiern ; & qu'elle ne s'étoit
apperçue que fon engagement étoit férieux, que lorfqu'on perdit l'efpèrance
d'attirer l'héritage de Mad. fa Mère.
La Religieufe qui avoit favorifé fon évafion, ajouta que les mauvais traitemens
que l'on avoit faits à la Frelle, lui a-
voient ouvert les yeux, & qu'elle en
avoit conçu une fi forte averfion pour
fes compagnes, qu'elle avoit pris dès-
lors le deffein de les quitter. Elle demanda en effet à s'inftruire des principes de la Réformation, & auroit voulu

I 3   en

en pouvoir faire fur le champ une profeffion publique.

La Comteffe d'Oxenftiern fondoit en
larmes pendant ce récit, & auroit été
charmée de pouvoir auffi donner dès-
lors à fa chère Nièce la confolation de
retracter publiquement l'Abjuration qu'on
lui avoit extorquée. Elle crut cependant devoir la différer jufqu'à fon retour
en Suède, dont elle reprit la route par
la Hollande avec le Comte, pour éviter toute furprife. La Religieufe & le
petit Garçon l'y fuivirent, & Mad.
d'Oxenftiern pourvut abondamment à
leur fubfiftance.

Ils arrivèrent heureufement à Stokholm: mais cette affaire eut des fuites
bien fàcheufes. Dès que le Nonce du
Pape eut appris l'évafion de la Frelle,
il la fit vivement pourfuivre, & mit
des Soldats en embufcade fur toutes
les routes d'Allemagne & de Hollande.
La Providence ne permit cependant
point qu'elle retombât entre leurs mains.
Le dépit que ce Prélat en eut, lui fit
jurer la perte de tous ceux qu'il foup-
çonna d'avoir eu part à l'enlèvement de
la Frelle. Il fut qu'elle avoit paffé à
Vaels, Village de la Jurisdiction des Hollandois; & comme il crut qu'elle y feroit encore, il y fouleva par l'inftiga-
tion des Prêtres, contre le Miniftre &
les Habitans Réformés, tous les Catholiques du Lieu. Il menaça ceux de Vaels
de

de les faire repentir de l'asyle qu'ils a-
voient accordé à cette illustre fugitive,
& fit éclater peu de tems après sa pieuse
vengeance sur Mr. le Baron de *Wach-*
tendonk. Ce Gentilhomme, qui demeuroit à Aix en qualité de Résident ou
d'Agent pour les Etats - Généraux des
Provinces-Unies, fut violemment soupçonné d'avoir favorisé l'enlèvement de
la Frelle. Outre que le Comte de. . . .
pendant son séjour à Aix avoit vu familièrement ce Baron, il étoit Réformé
lui-même, & Ministre public d'une Puis-
sance Protestante. C'en fut assez pour
que les Moines & les Religieuses le re-
gardassent comme l'auteur, ou le fau-
teur d'une action qui avoit tant de rapport à ses principes. On n'a pourtant
jamais bien su si ces soupçons étoient
fondés, ou non : Mad. d'Oxenstiern étoit
trop discrette, & le Comte trop galant-homme, pour trahir un Ami qui
les auroit aidé dans une entreprise de
cette importance. Cependant, sans autres preuves que des soupçons & de simples conjectures, les Religieuses se ven-
gèrent cruellement sur ce Gentilhomme
& sa famille, lorsqu'il s'y attendoit le
moins. Un Dimanche du mois de Septembre de l'an 1669, jour célèbre en cette Ville par une Fête de la Vierge, le
Baron de Wachtendonk alla à l'ordinaire faire ses dévotions à l'Eglise de
Vaels où nous étions dernièrement. Il

I 4

me-

menoit avec lui une partie de sa famille : il avoit deux de ses Filles, & une de ses Sœurs, dans son carosse, & deux autres Parentes avec quelques Domestiques dans une autre voiture. L'Equipage du Baron étoit suivi de plusieurs autres carioles remplies d'Habitans Réformés de cette Ville, qui alloient comme lui entendre le Sermon & faire leurs dévotions à Vaels. Ces voitures ne furent pas plutôt vis-à-vis ce petit Bois le long duquel nous passâmes, dit la Comtesse, que le Baron de Wachtendonk se vit attaqué par une vingtaine de Cavaliers Espagnols qui avoient passé la nuit à l'attendre : cette troupe armée vint fondre sur la voiture du Résident, & voulut l'obliger de descendre. Le Baron en fit quelque difficulté, & crut qu'il suffisoit de se nommer & d'indiquer son Caractère, pour écarter cette troupe. Il se trompa : ces furieux, sûrs de l'impunité & de la récompense, l'arrachèrent de son carosse, en firent descendre les Dames qui étoient avec lui, & sans respecter son Caractère public, ni les larmes de ces Dames, ils dépouillèrent toutes les personnes qui étoient avec lui, prirent leurs habits & tout ce qu'elles avoient d'argent, de perles ou de pierreries, les outragèrent indignement, en blessèrent plusieurs, emmenèrent leurs chevaux, & laissèrent le Baron & ces Dames en chemise sur le grand-chemin.

Les

Les voitures qui les suivoient, & qui étoient remplies de Proteſtans, eurent le même ſort. Ces Eſpagnols * envoyés & payés, dit-on, par le Nonce du Pape, ne firent aucun mal à ceux qui ſe dirent Catholiques. Le chemin étoit en effet couvert d'une infinité de Payſans des Villages voiſins, qui alloient en Pélerinage à Aix-la-Chapelle, à cauſe de la dévotion de la Fête. Les Soldats Eſpagnols ne les inſultèrent point; ils leur crièrent au contraire de paſſer tranquillement, parce qu'ils n'en vouloient qu'aux *Gueux* & aux *Gueuſes* qui alloient à Vaels. Mr. de Wachtendonk, occupé à conſoler & à ſecourir les Dames qu'il avoit avec lui, & dont la plupart étoient évanouies, ſe contenta d'envoyer quelqu'un à Aix pour demander du ſecours, & ſe plaindre de cet attentat à la Régence. Les Magiſtrats parurent très ſenſibles à cette violence, & donnèrent des ordres très ſévères pour en arrêter les auteurs, même avant que Mr. de Wachtendonk en eût porté ſes plaintes. Sur le prémier bruit qui leur en vint, ils envoyèrent en toute diligence une vingtaine de leurs Soldats ſur le lieu de l'inſulte, pour aſſiſter le Baron & ſa famille. Ils firent encore monter

ter

* Voyez la Continuation de la Chronique de *Gottfried*, écrite en Hollandois par *S. de Vries.* 2. vol. p. 614.

I 5

ter à cheval tout ce qu'ils purent trouver de gens propres à cette expédition,
& ordonnèrent à ce Détachement de
pourſuivre ces Brigands. Mrs. de la
Régence d'Aix firent auſſi complimen-
ter à ce ſujet le Baron de Wachtendonk,
& pour lui prouver combien ils desap-
prouvoient cette violence, ils lui offrirent de faire toutes les pourſuites & recherches poſſibles pour en découvrir les
auteurs, ſelon les indices qu'il leur donneroit, afin de les punir à ſa volonté.
Ces attentions ſi généreuſes des Magiſtrats furent pourtant ſans effet: ils n'a-
voient qu'une poignée de Soldats mal
aguerris, & peu propres à cette expédition: les Cavaliers Eſpagnols, plus vîtes à la courſe, & talonnés peut-être par
leur mauvaiſe conſcience, étoient ren-
trés ſur leurs Terres avant qu'on pût
les joindre, & s'étoient retirés à *S. Wit*
au Duché de Luxembourg.

Les perſonnes éclairées ne doutèrent
pas un moment que les Religieuſes &
leurs Directeurs n'euſſent ménagé cette
inſulte au Réſident de Hollande, qu'elles
regardoient comme le principal Agent
dans la délivrance de la Frelle. Les Moines au moins l'en avoient menacé ſour-
dement, dans les converſations particulières avec leurs amis. De quelque part
pourtant que vînt cette violence, elle
fut univerſellement blâmée, & déplut
ſouverainement aux Habitans d'Aix.

Auſſi-

Auffi-tôt que Mr. de Wachtendonk fut un peu revenu à lui, il informa les Etats-Généraux fes Maitres, de l'outrage qui leur étoit fait en fa perfonne, & ne manqua pas de leur rendre un compte exact des mouvemens généreux que la Régence d'Aix s'étoit donnés pour venger fa perfonne, & l'honneur de fon Caractère outragé par cette infulte. Il en porta fes plaintes auffi au Comte de *Marchin*, qui arriva à Aix deux jours après cette affaire. Cet Officier promit de faire toutes les informations néceffaires. Les Etats-Généraux furent très fenfibles à l'affront fait à leur Agent, dans une affaire fur-tout qui intèreffoit la Religion de l'Etat. Ils prirent la chofe fort haut, & écrivirent au Connêtable de Caftille, pour en demander fatisfaction, en des termes qui marquoient affez qu'ils fe fentoient en état de fe la faire en cas de refus. Il leur parut d'ailleurs qu'il étoit tems de mettre ordre à ces excès, auxquels les Troupes Efpagnoles s'accoutumoient. Peu de tems auparavant, elles avoient encore commis des violences & des cruautés femblables, en la perfonne du Miniftre & des Habitans Réformés d'un de leurs Villages en Flandre. Leurs Hautes-Puiffances prirent, le 19 Septembre fuivant, une Réfolution férieufe de s'y oppofer, & en envoyèrent copie tant à leur Réfident à Bruxelles, qu'à

I 6

leurs

leurs *Droſſarts* dans les Quartiers d'*Ou-
tre-Meuſe*, avec ordre de ſe conformer
aux Inſtructions relatives à ce ſujet. Mrs.
les Etats écrivirent auſſi au Magiſtrat
d'Aix, pour le remercier de ſes ſoins,
& l'inviter à continuer ſes recherches.
Elles n'aboutirent qu'à découvrir que
cette troupe de Brigands étoit compo-
ſée de Cavaliers ramaſſés la plupart du
Régiment du Prince de *Chimay*, des
Garniſons de Limbourg & des Places
voiſines. Le Connêtable de Caſtille répondit civilement aux Etats-Généraux,
& leur promit de faire rechercher les
coupables, & de les punir ſi on les dé-
couvroit. Cette affaire ſe termina par
des excuſes : on fit éclipſer les Cavaliers,
ils paſſèrent en d'autres Régimens, &
cet attentat demeura impuni. Pouvoit-on
en eſpèrer autre choſe ? & devoit-on s'attendre que l'on punît les auteurs d'une
action, pour laquelle le Nonce du Pape
n'avoit pas moins promis que le Ciel ?

Qui croiroit, Mon Prince, dit la
Comteſſe avec indignation, que des ames
Religieuſes fuſſent capables d'une intrigue ſi noire ? Il eſt vrai qu'on n'eut point
de preuves juridiques qu'elles aient eu
part à cette dernière violence ; les Etats-
Généraux, ni Mr. de Wachtendonk,
ne les en accuſèrent pas publiquement :
mais vous m'avouerez que leur ſilence
ne prouve rien. Suppoſé même que
Mr. le Réſident de Hollande eût favo-
riſé

risé l'évasion de la Frelle, il n'étoit ni
de sa prudence, ni de la sagesse de ses
Maitres, d'en faire mention, pour ne
pas fournir des armes contre lui-même.   Cependant, quoiqu'on dise en
cette Ville que ces deux affaires n'ont
aucune relation l'une avec l'autre, il est
aisé de voir qu'elles se suivirent de trop
près, pour avoir eu d'autre motif que
celui de la vengeance Ecclésiastique.
Les mouvemens que le Nonce du Pape
se donna pour l'assoupir, & l'affectation
de ces Cavaliers Espagnols à ménager
les Catholiques, pour n'insulter que
ceux qu'ils traitoient de *Gueux*, tient,
ce me me semble, lieu de démonstration
en cette affaire.

Voilà, Mon Prince, dit la Comtesse
en finissant son Histoire, le sujet de ma
défiance & de mon aversion pour tous
les Cloitres, & en particulier pour ceux
de cette Ville. L'une & l'autre font, à
mon avis, fondées en preuves. Vous
avez vu ce qu'il en coûta à Madame
d'Oxenstiern : il m'est très permis d'être
sage à ses dépens. Au reste, j'ai des
excuses à faire à Votre Altesse d'avoir
tant étendu ce récit, qui l'aura peut-
être ennuyé.

Le Prince, qui avoit écouté fort attentivement cette Histoire, en remercia
la Comtesse, & l'assura qu'il l'avoit en-
tendue avec un vrai plaisir. Il me suffi-

I 7

soit

foit même, lui dit-il obligeamment, que cette avanture eût quelque relation à votre famille, pour m'y intèreffer véritablement. Indépendamment de cette confidèration, le récit que vous nous avez fait a quelque chofe de fort curieux & de bien touchant. Je me fuis rappellé cette Hiftoire, & je me fouviens d'en avoir lu quelque chofe dans les Annales de ce tems-là... Croiroit-on, dit le Comte en foupirant, qu'en venant aux Eaux, on pût y trouver d'auffi triftes avantures ? Comme nous favions fon Hiftoire perfonelle, nous vimes que celle de Madame d'Oxenftiern lui rappelloit fes douleurs. Le Prince, à qui nous les avions racontées en gros, s'en étant apperçu, l'interrompit adroitement.

Vous m'avez raffuré, Madame, dit-il à la Comteffe, en m'apprenant que la Frelle avoit été mife en liberté: j'avois grand regret de la voir fi longtems parmi ces Religieufes. En vérité, j'ai été fi touché de l'indignité avec laquelle elles féduifirent & traitèrent cette infortunée Demoifelle, que fa délivrance m'a fait autant de plaifir que fi j'avois eu la gloire d'y travailler. Il me femble, dit le Comte, que fi j'avois été fon Amant, il m'auroit été impoffible de la laiffer fouffrir fi longtems: j'aurois tout rifqué, & par-là j'aurois peut-être tout perdu. Pour moi, reprit le Prince, j'approuprouve & j'estime l'Amant de la Frelle : je trouve sa conduite pleine de véritable tendresse, de Religion & de prudence. J'avoue aussi qu'après cet exemple, on ne sauroit trop se défier des Couvens. Cependant, ajouta-t-il galamment, si ce malheur arrivoit à la Frelle qui est ici, je serois son Chevalier, & je perdrois plutôt & ma tête & ma Principauté, que de souffrir qu'elle restât au Couvent. J'espère, Mon Prince, répondit la Frelle, que vous garderez l'une & l'autre : vous mettez ma liberté à trop haut prix, pour que jamais je l'expose. Un Cloitre me fait plus de peur que tous les Cachots de l'Univers. Le Prince étoit dans son humeur galante, & dit cent jolies choses à la Frelle, qui pour s'en débarrasser, lui dit qu'en ce siècle où les Amans ne vivent plus comme autrefois de soupirs & de chansons, elle étoit d'avis que nous allassions tous diner. Il la tourmenta pour aller diner avec elle ; mais comme elle étoit extrèmement badine, elle le renvoya diner avec son Grand-père Charlemagne, & nous nous séparames. Le Prince en sortant dit aux Comtesses, qu'il viendroit à quatre heures précises, les prendre dans sa voiture pour la promenade de *Kalkhoven*.

En quittant les Dames j'apperçus un Capitaine de ma connoissance, qui étoit arrivé depuis peu de jours à Aix sans que je le fûſſe. Il vint·à moi, & nous nous marquames réciproquement la joie que nous avions de nous trouver enſemble dans ce pays. Il y accompagnoit un Major de ſes Amis, qui venoit aux Eaux pour une fâcheuſe maladie, & me dit qu'il logeoit au *Bain neuf.* Je le priai de venir diner à mon Auberge; mais comme il étoit ſi proche de la ſienne, & que ſon Ami l'y attendoit, je me rendis aux inſtances qu'il me fit d'aller à leur table. Je l'acceptai ſans façon, d'autant que j'étois bien aiſe de voir les Bains de cette maiſon, où je n'étois pas encore entré. Cette curioſité générale pour tout ce que l'on trouve à Aix, a fait une partie ſi eſſentielle des plaiſirs de mon ſéjour en cette Ville, que le Lecteur pardonnera ſans doute de me voir revenir ſi ſouvent ſur des ſujets aſſez ſemblables. Après avoir ſalué le Major avec oui mon Ami étoit venu, je voulus voir la maiſon. Elle me parut aſſez logeable, quoique plus petite que la plupart de celles que j'avois vues juſques-là. Les Bains ſont cependant auſſi commodes que par-tout ailleurs. Un Malade y eſt peut-être plus tranquille que dans les autres maiſons, parce que la foule n'y eſt pas ſi grande; & cet avantage peut le dédommager des agrémens qu'on peut trouver dans les grands Bains. Ceux du *Bain-neuf* tirent leurs eaux de la grande Source du Bain de *l'Empereur,*

&

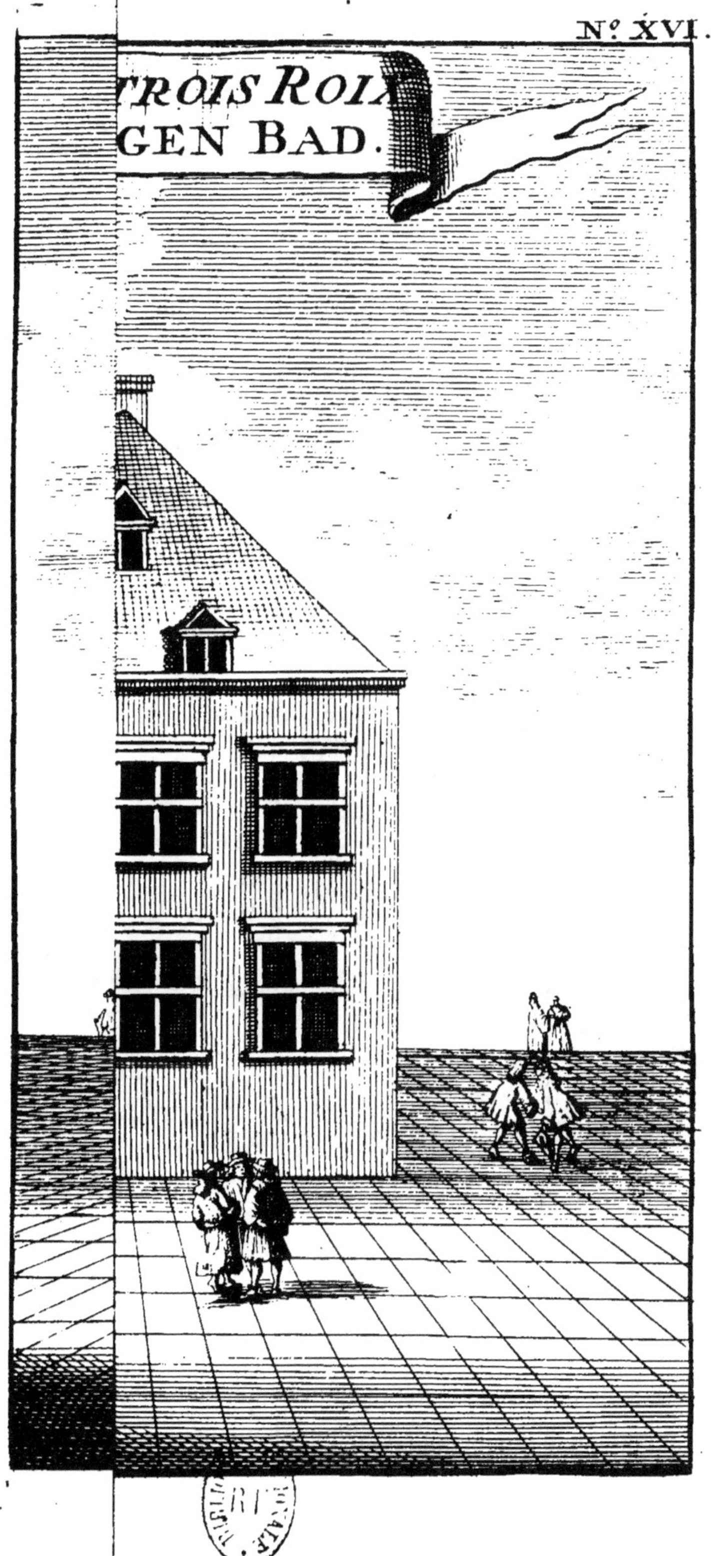
TROIS ROIX
GEN BAD.

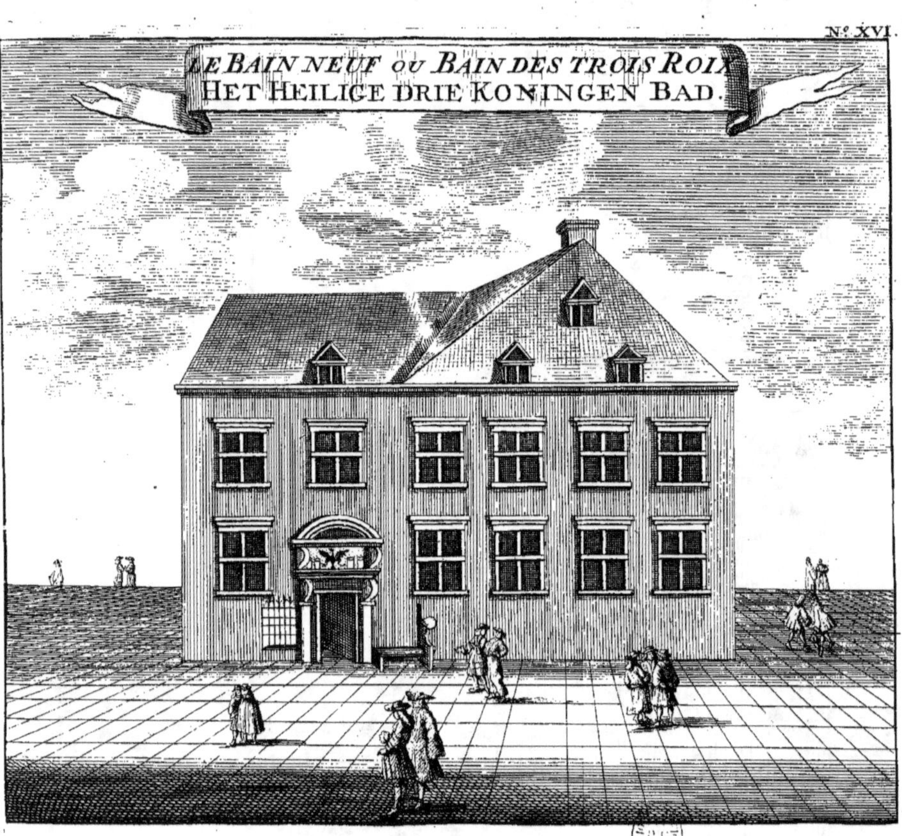

N.º XVI.
LE BAIN NEUF OU BAIN DES TROIS ROIX.
HET HEILIGE DRIE KONINGEN BAD.

& ont par conséquent le même degré de chaleur & de vertu. La distance de l'un à l'autre n'est pas grande, le *Bain - neuf* étant vis-à-vis le *Keyzers-Badt*. L'Hôte me dit que ce Bain s'appelloit ci - devant le *Bain des trois Rois*, (Enseigne fort commune en Allemagne;) mais que dépuis les réparations qu'on y avoit faites en 1706, on s'étoit accoutumé à l'appeller le *Bain-neuf*.

Après ce petit entretien, nous nous mimes à table, & nous passâmes le tems à causer du train de vie que l'on mène à Aix. Mon Ami étoit bien aise de se mettre au fait de la manière dont on s'y divertissoit, & je lui racontai une partie des avantures réjouissantes qui s'étoient passées sous mes yeux. Vers les trois heures je le quittai, & je n'eus plus occasion de le revoir, parce que la mauvaise santé de son Ami ne s'accommodant pas des Eaux, les obligea de repartir huit jours après. J'allai du même pas rejoindre nos Dames, dont la maison étoit le rendez-vous général. Je trouvai avec elles la jolie petite Marquise de *C....* que le Prince avoit fait inviter, parce qu'il avoit su qu'elle étoit amie des deux autres Dames. La circonstance étoit d'ailleurs très favorable : sa Mère, que personne de nous n'estimoit, étoit malade, ou feignoit de l'être. Le Prince les vint prendre dans son carosse; les Parisiennes & la
Vi-

Vicomteſſe s'y rendirent dans le leur avec Mad. de la Br.... La connoiſſance fut bientôt faite. Nous ne nous ſervimes de nos voitures que pour traverſer la Ville. A l'exception de la Frelle qui reſta dans ſa berline pour ne pas forcer ſon pied, nous fimes preſque tous le chemin en nous promenant. La route n'eſt pas longue, mais l'abord en eſt très desagréable. *Kalkhoven* n'eſt qu'à une demi-lieue environ de la Ville Ce petit Château appartient à Mr. *Sevardinel*, Agent des Etats-Généraux auprès de la Régence d'Aix. Quoique ce galant-homme ne fût point chez lui, ſes Domeſtiques nous reçurent avec un air qui ſe ſentoit de la politeſſe du Maitre. Ils offrirent au Prince & à la compagnie toutes ſortes de rafraichiſſemens. Nous les priames ſeulement de nous ouvrir les Jardins. Ils ſont extrèmement agréables, & fort bien entretenus; il y règne une grande propreté. Auſſi, lorſque le feu Roi de Dannemarc vint aux Bains d'Aix en 1724, ce Château faiſoit ſa reſſource : on nous dit que ce Monarque ne prit preſque point d'autre divertiſſement, que celui de la promenade dans ces Jardins, pendant les ſix ſemaines qu'il reſta à Aix. Nous arpentames toutes les Allées du Jardin & les dehors, en raiſonnant ſur les divers objets qui ſe préſentoient. En rentrant dans le Jardin, nous apperçumes

mes un Ecclésiastique qui lisoit au bout d'une Allée. C'étoit notre gros Abbé, qui étoit venu s'y promener pour prendre l'air, & qui ne nous y attendoit pas. Nous le reconnumes avant qu'il nous eût apperçus. Nos Dames se firent un plaisir de le surprendre. Nous le joignimes, & le Prince le félicita sur son rétablissement. C'étoit sa prémière sortie, depuis la cruelle lessive qu'il avoit essuyée dans le Bain de Vapeurs. Il fit excuse à Son Altesse & aux Dames de paroitre devant elles hors de chez lui, avant d'avoir été les remercier de leurs attentions. Il se portoit à merveilles; il étoit leste & dispos, & n'avoit plus le moindre reste d'infirmités. Nous l'en congratulames tous, & le Prince parut si charmé de sa guérison, qu'il l'obligea de venir souper avec nous. L'après-midi se passa en promenades & en badinages, & vers le soir nous remontames dans nos voitures pour regagner la Ville.

En entrant chez le Prince, nous trouvames des Instrumens qui égayèrent la compagnie. On se mit à table sans distinction de places, si ce n'est que le Prince y prit la dernière. Le souper fut magnifiquement servi. Tout ce qu'il y avoit de plus délicat en viande & en poisson, les fruits, les légumes, & toutes les nouveautés de la saison, s'y trouvoient en abondance. La politesse

du

du Prince , l'enjouement des Dames, la gaieté de notre bon Abbé, la liberté que chacun de nous y avoit , rendirent cette partie très agréable. La fymphonie , & le bon vin aiant fuffifamment éveillé la bonne humeur, on renvoya les Muficiens , pour goûter en liberté le plaifir de la converfation. Chacun s'égaya à l'envi , & foit envie de médire, ou de divertir les nouvelles-venues , on rappella toutes les fcènes badines que nous avions eues pendant la faifon. On remit fur le tapis la Nègreffe du Général de...., la guérifon de la Baronne muette, & tout de fuite la réfurrection du Parifien. La petite Marquife fut la prémière à s'égayer fur l'affaire de Mr. d'Art...., & nous fit affez comprendre que les deux Parifiens lui paroiffoient auffi ridicules qu'à nous : elle nous dit même qu'elle ne comprenoit point que fa Mère eût pu s'en laiffer coiffer au point qu'elle l'étoit. Cet aveu nous donnant un champ libre, nous fimes de nouveaux commentaires fur ces avantures. Celle de la Baronne muette n'étoit point inconnue aux Dames nouvellement arrivées : elles venoient de Spa, où elles l'avoient vue avec fon cher d'Art.... qui étoit venu s'y confoler avec elle de fon avanture desagréable, dont quelqu'un leur avoit charitablement raconté l'hiftoire. Les Dames ne pouvoient pourtant comprendre , ni

qu'el-

qu'elle eût pu nous tromper si longtems, ni qu'elle eût choisi pour prétexte de son voyage une infirmité, qui par
le penchant naturel que les femmes ont
à causer, pouvoit la trahir à tout instant. Il est d'ailleurs si peu ordinaire
qu'un Muet recouvre l'usage de la parole, que c'étoit à leur avis exposer la
maladie & la guérison à bien des soupçons, & découvrir à demi l'artifice.

La réflexion de ces Dames donna lieu
à une conversation curieuse. Chacun se
rappella des exemples de quelques personnes nées muettes, qui avoient appris à parler distinctement. D. Nugnez
n'oublia point sa Portugaise. Le Comte nous cita un fait singulier, rapporté
dans les Lettres de l'Evêque *Burnet*, en
la personne d'une Genévoise fille d'un
Ministre, qui quoique sourde, s'étoit fait
un jargon au moyen duquel elle répondoit pertinemment aux questions qu'on
lui faisoit, en observant le mouvement
des lèvres de ceux qui lui parloient.
Mad. de la Br.... nous dit aussi, qu'elle avoit ouï parler d'un fameux Muet,
qui demeuroit actuellement dans une
Abbaye de l'Ordre de *Prémontré* dans
la Ville d'*Amiens*, qui quoiqu'également
ment sourd, avoit appris à lire & à é-
crire. Il s'y étoit même rendu si habile, qu'il déchiffroit & transcrivoit
les Manuscrits les plus difficiles.   Il
est vrai, dit - elle, qu'il ne parle pas;
mais

mais il a le fecret de communiquer fa
fcience à d'autres Muets qu'il apprend à
lire, écrire, & compter. Il y réuffit fi
parfaitement, qu'on lui envoye des
Muets de tous les coins du Royaume,
& des enfans de la prémière diftinction.
Son habileté le rend très précieux à
l'Abbaye dans laquelle il demeure, parce que ceux qu'on y envoye, y payent
de fortes penfions. Ce fait nous parut
étonnant; cependant le plus curieux en
ce genre, & dont le Chevalier nous fit
l'hiftoire, eft celui de la Demoifelle
Efther Koolaerd, fille unique du Sr. *Pier-*
re Koolaerd riche Marchand de Haarlem.
Cette fille, quoique fourde & muette,
avoit une extrème envie de jafer, &
n'avoit jamais pu prononcer d'autre mot
que celui de *Papa*. Son Père qui avoit
beaucoup de bien à lui laiffer, en auroit
donné la meilleure partie pour lui procurer la douce confolation de caufer. Il
confulta tous les Médecins, pour chercher quelque moyen de lui délier la
langue & ouvrir l'ouïe. Au milieu de fes
recherches, il apprit qu'un Docteur Suiffe
nommé *Jean-Conrad Amman*, s'exer-
çoit dans l'art de faire parler les Muets,
& qu'il avoit réuffi à faire parler une
Muette d'Amfterdam, & quatre autres
encore. Le Père va le trouver, lui préfente fa Fille; le Médecin l'examine,
& s'engage à lui rendre avec le tems
l'ufage de la langue. Mr. *Koolaerd* lui
offre

offre tout ce qu'il demandera, en cas que la Fille puisse parler. Le Médecin, sûr de sa science, se contente d'un billet de mille ducats, & ne demande rien s'il ne réussit point. Le marché fait, le Sr. Amman vient à Haarlem, loge chez le Père, & commence dès le lendemain ses leçons. Il trace un Alphabet, fait remarquer à sa Muette la différence des caractères, qu'il divise en trois classes, les prononce en sa présence, lui fait signe d'imiter le mouvement de ses lèvres, de ses dents & de son gozier, selon l'exigence des lettres qui ont rapport à ces divers organes. La difficulté étoit de faire comprendre à cette fille ce que c'étoit que la voix, & le son, dont elle n'avoit point d'idée, puisqu'elle étoit sourde. Cet ingénieux Médecin approchoit de son gozier la main de la Muette, pour lui faire sentir le tremblement qui s'excitoit dans sa gorge quand il parloit, afin qu'elle pût l'imiter. Lorsqu'elle avoit de la peine à comprendre les mouvemens qu'il faloit faire, tant de la langue, que des lèvres, & des autres parties du visage, il lui présentoit un miroir, afin qu'elle y étudiât ces mouvemens. *Esther Koolaerd* avoit de la facilité, & comprit en peu de tems tout le fin de cette méthode, & en moins de huit jours elle prononçoit les voyelles très clairement: elle apprit de même les consones, à la ré-

réferve de la lettre R, dont la prononciation eft comme impoffible à ceux qui font nés fourds, felon la remarque de ceux qui ont obfervé les Muets. A cela près, le Sr. *Amman* réuffit à la faire lire & parler, d'une façon desagréable à la vérité, mais intelligible. Ce fait, dit le Chevalier, eut toute la Hollande pour témoin, & eft attefté par les perfonnes les plus confidèrables de Haarlem. Le Père, charmé de ce miracle, doubla la récompenfe du Sr. *Amman*, qui s'eft depuis retiré à Schaffoufe fa Patrie, où il a réduit fa Méthode en Science, & l'a rendu publique par une Differtation Latine imprimée en 1672. Etant en Hollande il y a quelques années, pourfuivit le Chevalier, je m'informai de la vérité de ce fait. J'y trouvai plufieurs perfonnes qui avoient connu & entretenu Mlle *Efther*; fa guérifon me fut généralement confirmée; & l'on m'affura que l'on avoit effayé depuis avec quelque fucces la méthode du Sr. *Amman* fur deux autres perfonnes qui vivoient encore, dont l'une eft Mr. *de W.* . . . & l'autre une Demoifelle qui appartient à une des prémières familles de la Province.

Il faut affurément, dit D. Nugnez, que la Baronne, ou Mr. d'Art. . . . aient été informés de tous ces faits; car elle faifoit femblant de fe preffer le gozier pour faciliter (comme elle nous

l'a

l'a dit après, l'action de cet organe. Il n'est pas impossible, reprit le Comte, que cette idée lui soit venue encore d'un certain Prussien qui a couru toutes les Foires de l'Europe avec un Chien qu'il avoit appris à parler. Cet animal appartenoit à un Soldat du Comte de *Wartensleben*, Gouverneur de Berlin. Ce Soldat lui avoit appris à parler, * mais pourtant fort laconiquement. De soixante mots que le Chien prononçoit, la plupart n'étoient que des mots de deux ou trois syllabes, à la réserve de celui d'*Elisabeth*, qui étoit le nom de la *Catin* de son Maitre. Ce garçon avoit soin d'ajuster les questions qu'il faisoit, aux mots qu'il avoit appris au Chien, en sorte que l'animal les prononçant assez distinctement, sembloit répondre fort juste. Chacun l'admiroit, & j'avois peine à croire tout ce qu'on en disoit. Je le vis cependant en 1720, & j'en fus convaincu: mais voici en quoi consistoit le prodige. Ce Chien étoit naturellement hargneux, & ne cessoit de gronder quand on le touchoit. Le Soldat avoit mis à profit cette habitude de gronder. Quand il vouloit le faire parler, il le prenoit entre ses jambes, & l'y tenoit

fort

---

* Le P. *Pardies*, Jésuite, cite l'exemple d'un Chien qui avoit appris à *chanter sa partie avec son Maitre :* dans son Livre intitulé *De la connoissance des Bêtes*, pag. 113.

Tome II.   **K**

fort ferré : faifant enfuite femblant de jouer, il prenoit d'une main la mâchoi-re fupérieure de l'animal, & de l'autre fa mâchoire inférieure, & tandis que le Chien grondoit à fon ordinaire, il fai-foit jouer l'une ou l'autre mâchoire, & quelquefois toutes les deux, en preffant adroitement avec fes doigts le gozier du Chien, dont la voix plus ou moins comprimée fembloit articuler des paro-les. L'artifice du Soldat étoit fi bien exécuté, que le peuple croyoit que ce Chien parloit véritablement. Ce n'étoit cependant autre chofe que ce que j'ai l'honneur de vous dire; & les mains du Soldat faifoit précifément fur le gozier du Chien, le même effet que les doigts d'un Organifte font fur le clavier d'une Orgue. Ce fut l'explication qu'en don-nèrent les Savans de Berlin, qui fe fou-vinrent fort à propos que Mr. *de Leib-nitz* racontoit dans une de fes Lettres, qu'il avoit vu auffi un Chien qui parloit encore mieux que celui-ci. Quoi qu'il en foit, ajouta le Comte, le Soldat comptant fur la crédulité des peuples, a trouvé le moyen de déferter, a paru depuis en divers endroits, & a couru les Foires de Hollande où mes Amis l'ont revu. Il fe peut encore que Mr. d'Art. . . en ait ouï parler, & qu'il ait fondé fur cette Hiftoire les foins qu'il affectoit de prendre pour guérir la Ba-ronne de fa prétendue paralyfie.

En

En effet, dit le Prince, c'eſt dommage que nous ayons vu de ſi près le reſſort ſecret du prodige; ſa guériſon auroit encore paſſé pour un miracle, &
un miracle fort honorable aux Eaux
d'Aix. Qui ſauroit, ajouta-t-il, le ſecret
de tant de maladies pour lesquelles on
ſe fait condamner aux Eaux, trouveroit
peut-être nombre de cures un peu ſuſ-
pectes, toutes miraculeuſes qu'elles pa-
roiſſent. Je ne ſai ſi je me trompe,
Monſeigneur, reprit le Chevalier en
riant, mais il me ſemble que les Dames
muettes ſont plus ſujettes à guérir que
les Hommes; eſt-ce crédulité, ou imagination? Chevalier, vous êtes méchant,
répondit la Vicomteſſe, & je ſens votre malice.   Mais pour vous empêcher
de dire pis, je vais vous expliquer ce
que j'en penſe. Ce n'eſt, à votre avis,
ni crédulité, ni imagination; c'eſt que
l'uſage de la langue & de la parole eſt
ſi eſſentiel aux femmes, que tôt ou tard
la Nature doit leur rendre un bien qui
fait la moitié de leur Etre. N'eſt-ce pas
là votre penſée? Cette ſaillie embarraſſa
un peu le Chevalier, & fit rire le reſte
de la compagnie. On plaiſanta de nouveau ſur l'artifice de la Baronne muette,
& la Frelle marqua beaucoup de curioſité d'apprendre l'Hiſtoire de ſes galanteries avec Mr. d'Art.... Elle dit qu'elle la
ſoupçonnoit d'avoir un Mari jaloux,
aux caprices duquel elle auroit apparem-

                ment

ment voulu se dérober pendant quelque
tems par cet artifice. Une des Parisiennes qui l'avoit vue à Spa, répondit sur
le champ, que si l'Histoire qu'on leur
en avoit faite étoit véritable, elle avoit
à faire au plus bénin de tous les Maris.

La Baronne, dit cette Dame, étoit,
à ce que l'on nous a assuré, fille unique
d'un Gentilhomme fort riche, & héritière d'une fort belle Terre. Elle avoit
perdu ses Parens de bonne heure, & un
de ses Oncles qui étoit son Tuteur l'a-
voit mariée avec le cadet de ses Enfans,
qui par conséquent n'étoit pas fort riche. Comme elle étoit très jeune alors,
& que l'on n'avoit pas consulté son inclination, elle n'avoit pour son Mari
qu'une tendresse fort mesurée. Tout le
bien venoit de son côté; & rarement
une femme de son caractère se croit
obligée à beaucoup d'égards pour un
Epoux dont elle fait la fortune. Quoi
qu'il en soit, la Barone s'en dispensa,
dit-on, au point que chacun s'est étonné de lui voir des Enfans. Son Mari
cependant en use parfaitement bien avec
elle, & soit qu'il n'ait cherché en elle
que du bien, & dequoi s'acheter une
Charge chez le Roi, il ne la contraint
point & lui laisse voir tous ceux qu'elle
veut; il s'éloigne même assez souvent.
En un mot, c'est un bon enfant, qui la
laisse faire; & comme sa Charge l'appelle tous les ans à la Cour, il en de-
van-

vance toujours le quartier, pour donner à sa Femme de plus amples vacances. On dit même que quelque chose qu'il voye, ou qu'il apprenne à son retour, il n'en fait jamais plus mauvaise mine. Une Femme d'une complexion si galante devroit adorer un Mari si complaisant. Peut-être, à la vérité, qu'elle ne se seroit jamais apperçue qu'elle en eût un, si sa famille ne s'étoit mêlée de donner quelques avis au Baron. Une Tante qu'elle avoit, & dont elle attendoit une grande succession, s'est avisée de trouver à redire à la conduite de sa Nièce. La bonne Dame ne pouvoit lui passer les visites fréquentes que lui rendoit certain Officier fort aimable, qu'elle avoit connu aux Eaux de *Forges*, & qui depuis venoit passer tous les Hivers à . . . . où la Baronne demeure ordinairement. Il est vrai que la médisance ordinaire des Villes de Province n'épargnoit ni la Dame, ni l'Officier. La vieille Tante augmentoit le caquet par ses censures continuelles: elle ne cessoit de critiquer sa Nièce. Malgré ces rumeurs, le Baron, qui est bien le vrai modèle des Maris patiens, ne pouvoit se résoudre à contraindre sa Femme; tant il étoit reconnoissant à son égard! Il prit un biais fort poli pour elle, & tout propre à ménager, à ce qu'il croyoit, la réputation de sa Femme, & les égards qu'il lui devoit: il sollicita &

ob-

obtint une Lettre de cachet, qui défendoit à l'Officier d'approcher de la Ville où demeuroit la Dame, plus près que de dix lieues à la ronde. La petite Baronne fentit bien d'où venoit le coup, mais elle le diffimula ; fauf à attendre un tems plus commode pour s'en dédommager. Elle fut un an fans revoir fon Galant: mais fi l'on en croit la Chronique, elle ne ceffa point un moment de l'aimer. Elle vécut pourtant en bonne intelligence avec fon Mari: ils ne fe témoignèrent rien de leurs foupçons réciproques, & la Baronne devint encore enceinte. Ses chagrins fecrets, & fa foibleffe naturelle, avancèrent fon terme. Elle eut une couche difficile, dont elle crut devoir tirer parti: elle feignit d'avoir perdu la parole. Le Baron fut très affligé de cet accident, toute la famille y fut fenfible; & le moyen de ne l'être pas? la Baronne, qui caufoit fi bien auparavant, pouvoit à peine prononcer quelques mots, & n'avoit pour tout langage qu'une efpèce de jargon femblable à celui d'un oifeau qu'on apprend à parler: quand enfin par un rare effort de la Nature elle articuloit quatre mots de fuite, le crédule Mari crioit au miracle. Elle avoit pourtant le malheur de ne pouvoir perfuader tout le monde de la vérité de fa paralyfie: quelques médifans la foupçonnoient de n'être pas auffi muette qu'elle affectoit

de

de l'être ; & le Public, qui eſt rarement dupe des galanteries, plaignoit beaucoup plus le Mari que la Femme. Les Enfans de la Ville alloient quelquefois chanter ce vieux Couplet ſous ſes fenêtres :

Si ſa bouche eſt muette,
Ses yeux ne le ſont pas :
Ne l'entendez-vous pas ?

La Baronne avoit ſi bien pris ſon parti, qu'elle ſoutint la gageure pendant ſix mois avec une conſtance étonnante. Son Mari a donné tout du long dans le panneau : il a conſulté ſérieuſement tous les Médecins de la Ville & des environs, qui convinrent tous de l'impuiſſance de leur Art ſur cette infirmité. Il s'en trouva cependant deux plus hardis, & payés, dit-on, pour bien dire, qui lui ordonnèrent ſans délai les Bains chauds, & qui, eu égard aux beſoins de la Malade, décidèrent pour ceux d'Aix, comme plus efficaces, ſans doute parce qu'ils étoient plus éloignés. Je m'étonne, dit le Comte, qu'ils ne l'aient pas plutôt envoyée aux Eaux de *Hornhauſen* près de *Helmſtad :* outre le mérite de l'éloignement, ces Eaux en ont un ſingulier pour les maladies de cette eſpèce. *Herman Conring*, un de nos meilleurs Auteurs, dit dans une de ſes Lettres datée de *Hornhauſen*, qu'il y a vu des troupes de Malades guéris de toutes fortes de maladies, & entre autres, *des Muets qui y avoient recouvré l'ufage de la parole.* Il en fait même un affez long détail, dans deux de fes Lettres imprimées.

Peut-être, reprit la Dame, que les Médecins François ne connoiffoient point ces Eaux; ou que connoiffant la malade, & la maladie, peu importoit où elle fût, pourvu qu'elle ne fût pas avec fon Epoux. Quoi qu'il en foit, la Baronne fe détermina au voyage, & prit précifément le tems que fon Mari étoit de quartier chez le Roi, pour le faire plus commodément. La vieille Tante étoit morte, elle en avoit hérité le bien fort à propos pour faire les fraix de la cure ; & elle partit accompagnée feulement d'une Femme de chambre. La bonne étoile de l'Officier l'a conduit précifément & à point nommé, fur la route de la Baronne: ils ont fait le voyage enfemble. Vous connoiffez les masques, & vous avez vu le dénouement de la Pièce. Voilà, dit la Dame, ce que nous en ont raconté à Spa des gens qui font de fa Province, & qui ont vu commencer cette comédie fous leurs yeux.

Ces faits quadroient fi bien avec ce que Mr. d'Art. . . . nous en avoit dit lui-même, & avec ce que nous en avions vu, que perfonne ne s'avifa d'en douter.

ter. La médisance trouve rarement des incrédules, & c'est un des privilèges du mal que l'on raconte, d'être cru sans preuves, & presque toujours sans examen. Ce fut la réflexion de Don Nugnez, qui avoit pris la Baronne sous sa protection, & qui avoit quelque confusion de s'être prêté sans le savoir à ses amours avec d'Art . . . en l'aidant à se sauver. Il n'y avoit d'ailleurs rien de bien impossible dans cette guérison. La paralysie une fois prouvée, la Baronne n'eût pas été la prémiere Muette guérie par les Eaux d'Aix. Mr. *Blondel* rapporte, que de son tems une Beguine d'Anvers qui avoit perdu l'usage de la langue, recouvra la parole, dans le quinzieme Bain qu'elle prit. D. Nugnez, à qui l'on avoit raconté ce trait, & qui étoit naturellement débonnaire, nous le cita encore, pour sauver la réputation de la Baronne. Cependant, malgré le tour innocent qu'il voulut donner à sa conduite, ces faits furent reçus pour de vraies Anecdotes, & ne restèrent point sans commentaires. Les Dames sur tout se répandirent en morale & en censures, chacune y fournit impitoyablement son trait, & la pauvre Baronne fut déchirée à belles dents. Le Chevalier crut qu'il étoit de sa galanterie de l'excuser aussi; il n'y réussit pas mieux que D. Nugnez, & malgré l'estime sincère que nous avions pour chacune d'elles, nous

ne pumes nous empêcher de remarquer
en nous-mêmes, que les Dames les plus-
raifonnables fe guériffent difficilement
de la médifance, qui eft comme une
maladie du Sexe. J'avoue qu'à cette occafion, j'ai plus d'une fois remarqué qu'u-
ne femme qui s'écarte de fon devoir,
n'a pas de plus implacables ennemies,
que les Dames mêmes : elles font toujours les prémières à la déchirer. Il fe
peut que cette févérité foit en elles une
fuite de la pudeur naturelle & de la modeftie du beau Sexe; & en ce cas, le
principe feroit louable, puifqu'il n'auroit d'autre motif que de retenir les autres par l'infamie qu'elles attachent au
defordre. Par la même raifon, l'indulgence que les hommes ont d'ordinaire
pour cacher ou excufer la galanterie des
Dames, feroit uniquement fondée fur
leur amour-propre intèreflé à les trouver
foibles. Que feroit-ce en effet, fi ce
Sexe charmant à qui la Nature a donné
tant d'empire fur nos cœurs, joignoit
encore à la fupériorité de fes charmes,
une force à toute épreuve?

Quoi qu'il en foit, on fe laffa de médire, on oublia la Baronne, & l'on ne
penfa plus qu'à boire & à chanter. Dès
qu'on eut fervi le deffert, qui répondoit
à la magnificence du fouper, le Prince
nous porta la fanté de toutes les Dames,
& obligea celles qui ne vouloient point
boire, à racheter par une Chanfon la liberté

berté de ne point prendre de vin. Comme l'Abbé étoit dans le cas, il fut obligé de chanter auffi, & s'en acquitta galamment. La Marquife qui avoit la voix parfaitement belle, chantoit avec beaucoup de goût & de méthode. Les autres fe rappellèrent à l'envi les Airs les plus jolis & les plus gais; & le Prince s'appercevant qu'elles aimoient mieux chanter que boire, imaginoit des fantés galantes, & coup fur coup nous en portoit de nouvelles pour obliger les Dames à chanter. Les Dames de leur côté voulant nous faire pièce, refufèrent de chanter, à moins que nous ne buffions tous deux verres pour chaque Aïr qu'elles donneroient. Il étoit difficile de reculer, nous leur donnames encore ce plaifir; mais après avoir fait une ronde générale, elles eurent compaffion de nous, & demandèrent grace au Prince. Il étoit déja tard, elles fe levèrent de table, & malgré tout ce que le Prince put faire pour les garder davantage, elles le remercièrent de fa galanterie, & nous les ramenames.

Pas un de nous ne put aller le lendemain au Bain : il étoit près de deux heures quand nous nous étions retirés, les Dames étoient fatiguées, & nous avions un peu plus bu qu'il ne convenoit au régime des Eaux. Don Nugnez en fut incommodé, mais ce fut par fa faute : comme il fe fentoit échauffé, il s'avifa

K 6   le

le matin d'envoyer chercher à la Fontaine chaude une bouteille d'Eau *Thermale*, qu'il avala imprudemment, tant pour se desaltèrer, que pour se dégager la tête. Cette eau se trouvant dans un estomac aigri par le vin, y demeura longtems sans pouvoir passer par les voies ordinaires. Il crut devoir doubler la dose, & prit une seconde bouteille qu'il but encore, dans l'espèrance qu'elle chafferoit la prémière. Elle n'en fit rien: cette eau fermenta dans son estomac, & lui envoya des vapeurs si violentes à la tête, qu'il en étoit comme ivre. Il eut une espèce de colique affez forte. Son Valet m'en avertit. Je l'allai voir, & je le déterminai à faire appeller le Médecin. Il y confentit. Le Médecin lui fit prendre quelques poudres *diurétiques*, qui firent enfin précipiter cette eau. Il fut affez mal durant cette fermentation, qui se termina par une révolution des plus abondantes. Il en fut quitte pour garder la chambre ce jour-là; & nous apprit à ses dépens, que l'on ne doit jamais jouer avec les Eaux.

Vers midi j'allai faire ma ronde chez les Dames avec Mr. de Rheysberg que le Prince envoyoit, selon l'usage Allemand, pour savoir des nouvelles de la santé de toutes les personnes qu'il avoit régalées la veille. Nous leur apprimes le petit accident de Don Nugnez, qui fer-

fervit d'avertiſſement à tout le monde d'obſerver un peu mieux le régime. Toutes les Dames envoyèrent auſſi-tôt chez le Malade, avec beaucoup d'empreſſement. Il n'y a peut-être point de Lieux au monde, où ces ſortes de civilités ſoient plus ſincères; parce que chacun ſait ce que vaut la maladie. Mr. de Rheysberg aïant demandé aux Dames ce qu'elles feroient l'après-midi, la Vicomteſſe le pria d'engager le Prince à venir faire une partie chez elle, où elle inviteroit la même compagnie qui avoit ſoupé chez lui. C'étoit tout ce que nous pouvions imaginer de mieux; car il faiſoit ce jour-là une chaleur ſi brulante, que l'on ne pouvoit preſque ſortir.

En rentrant à l'Auberge, je vis le gros Abbé à la fenêtre de D. Nugnez, qui me propoſa de dîner à la chambre du Malade, pour lui faire compagnie. Nous nous y fimes ſervir à manger, & après le repas, Mr. l'Abbé ſe retira pour aller faire ſes remercimens au Prince. Je quittai auſſi D. Nugnez à l'heure de l'Aſſemblée, pour me rendre chez la Vicomteſſe.

J'y trouvai déja une partie de la compagnie, & le Prince qui en attendant les autres, étoit aux priſes avec la Frelle, au ſujet de la figure de Charlemagne. Le Prince pour badiner lui reprochoit l'attention qu'elle avoit eue la

veille

veille à regarder cette figure. Je croi, lui disoit-il en riant, que Charlemagne n'étoit pas indifférent à la Frelle : elle paroissoit charmée de sa taille , de sa chevelure & de sa belle barbe ; & lorsqu'il passoit hier sous nos fenêtres, je voyois qu'elle ne pouvoit le perdre de vue... La Frelle se défendoit de ce reproche, en disant, qu'elle avoit eu beaucoup de peine à s'empêcher de rire de son ajustement; & véritablement, disoit-elle, pour peu que cet Empereur ait ressemblé à la figure que l'on promenoit, il ne doit point avoir été aussi charmant qu'on le dit. Vous avez grand tort, ma chère Comtesse , reprit le Prince en riant, de ne le point trouver aimable: les Dames de son tems pensoient bien autrement. C'étoit le Galant de son siècle : jamais le Roi *Auguste* en Pologne, ni *Louis XIV* en France , ne l'égalèrent: tout cédoit à sa tendresse. Outre quatre Femmes bien & duement épousées, on lui a successivement connu sept ou huit Maitresses. On sait du moins qu'il en entretint quatre depuis la mort de la Reine *Luytgarde* sa quatrième Femme, sans compter celle qu'il avoit épousée avant son mariage avec *Ermengarde* fille du Roi des Lombards, sa prémière Femme légitime. On a prétendu même que la fondation de la Ville d'Aix-la-Chapelle étoit un monument de sa galanterie, & que sa prédilection pour cette
Ville

Ville n'eut d'autre motif que d'honorer le Tombeau d'une de ſes Maitreſſes qui y fut enterrée, & de la mort de laquelle il ne pouvoit ſe conſoler. Je ſai, ajouta-t-il, que ceci a l'air d'une fable; mais c'eſt une vieille fable, dont on peut au moins conclurre que Charlemagne paſſoit pour le Favori des Dames. Il méritoit de l'être, par ſa tendreſſe. Soit, Monſeigneur, reprit la Frelle; mais avec votre permiſſion, tout cela prouve que Charlemagne aimoit les Dames, & point du tout qu'il fût aimable. Il l'étoit pourtant, repliqua le Prince. Si l'on en croit ſes Hiſtoriens, c'étoit un Prince charmant. Ils le peignent tous comme un Cavalier accompli. Il étoit, diſent-ils, grand, gros & bien fait. C'étoit un beau brun, dit *Turpin*; il avoit les yeux vifs & brillans, le regard noble, le teint haut, la taille bien proportionnée, la démarche belle, l'air ouvert; il étoit fort, robuſte, vaillant: enfin il ne manqua point de Maitreſſes, & l'Hiſtoire ne fait point mention qu'il les trouva jamais cruelles. Que voudriez-vous de plus? Je gagerois, ajouta le Prince, que ſi un Cavalier fait ſur ce modèle ſe préſentoit ici, toutes les Belles quitteroient la Fontaine & les Bains, pour ſe diſputer ſa conquête. Mad. de la Br.... entrant ſur ces entrefaites, fut priſe pour Arbitre de la conteſtation. On lui expoſa le fait. Elle ne parut pas autrement charmée de Charlemagne, & déclara que pour peu qu'il eût reffemblé à la figure que l'on promenoit à Aix, elle fe croiroit fort à l'épreuve de fes charmes. En un mot, dit-elle, il faut que fes Hiftoriens nous en impofent fur fa bonne mine, ou que cette figure ne lui reffemble point. Les railleries recommencèrent, & toutes les Dames tombèrent fur la friperie du bon Empereur. J'efpère que le Lecteur me paffera ce mot : il paroit fait exprès pour exprimer l'ajuftement misérable de la figure dont il s'agit. Jamais en effet je n'ai rien vu de plus *fripé* que cet habillement : fa taille énorme, fa perruque immenfe, & fa longue barbe fur-tout, révoltoient nos Dames. Il leur paroiffoit qu'à force de vouloir donner de grandes idées de ce Prince, on forçoit l'imagination à les réduire beaucoup au deffous de ce qu'il fut véritablement. La Vicomteffe, quoique Françoife & Catholique, & par conféquent doublement intèreffée à la gloire de S. Charlemagne, fut la plus vive à fe plaindre de la figure qu'on lui donnoit. Qu'il ait été grand, dit-elle, fon nom & fes actions en font foi ; mais je penfe que fa grandeur étoit de la nature de celle des Héros, & qu'elle fe mefuroit moins fur fa taille que fur fes faits. Ne pouvoit-il pas être grand, fans être un Géant ; & tous les Saints doivent-ils être

tre des Saints *Chriſtophes*? En un mot, je n'aime point qu'on m'en faſſe un Coloſſe ; & Votre Alteſſe , dit - elle au Prince d'un ton animé, ne devroit aſſurément pas le ſouffrir.

Le Prince, que cette conteſtation réjouiſſoit infiniment, ſe divertit à contredire les Dames ; & pour les agacer & leur faire dire des plaiſanteries, il affecta de croire & de rapporter ſérieuſement tout ce que le fabuleux *Turpin* a écrit de merveilleux ſur la taille de Charlemagne. Vous vous étonnez, leur dit-il , Mesdames, que l'on donne un air gigantesque à la repréſentation de cet Empereur: ce n'eſt pourtant que ſur la dépoſition des Hiſtoriens de ſon tems. *Eginhard* ſon Chancelier, qui l'avoit bien connu, dit *qu'il avoit ſept pieds de haut.* L'Archevêque *Turpin* (ou du moins celui qui a pris ſon nom) aſſure *qu'il en avoit huit, de la meſure de ſes pieds qui étoient très longs* ; il lui donne un corps très proportionné à cette taille , & lui fait *la barbe longue d'un palme :* encore eſt - il bien modeſte ; car il y des Auteurs Allemands qui ont aſſuré que *la barbe de cet Empereur trainoit juſqu'à terre.* Selon eux, tout répondoit en lui à tant de qualités extraordinaires. Sa force étoit inconcevable, il n'y avoit point d'homme qui pût lui réſiſter. Il pouvoit, dit le Prêtre *Siffrid, empoigner un Soldat armé de pied en cap , & l'élever de terre à la*

hau-

hauteur de sa téte, avec une main seule-
ment. D'un seul coup de cimeterre il fen-
dit un jour du haut en bas , un Cavalier
avec son cheval. Enfin sa force excédoit
de beaucoup celle du dernier Roi de
Pologne, que l'on a tant admirée. Il le
surpassoit du moins par la grandeur de
sa taille. En un mot, c'étoit un Géant;
mais un Géant aimable & des plus ga-
lants... Bien lui en soit, dit la Frelle;
mais il n'auroit pas été le mien , si j'a-
vois vêcu de son tems. Un Galant à
longue barbe me déplairoit, fût - il le
Grand-Seigneur , ou le Sophi de Perse.

S'il ne tenoit pourtant qu'à cela , lui
répondit en souriant Mr. de Rheysberg ,
il ne seroit pas difficile de réconcilier la
Frelle avec Charlemagne. J'aurai l'honneur de vous assurer , dit - il , avec la
permission de Son Altesse, qu'il n'est pas
encore bien prouvé que cet Empereur
portât une si longe barbe. *Eginhard,* que
le Prince a cité , n'en fait aucune mention dans la description qu'il fait de la
taille , du visage , & de la personne de
son Maitre. Bien plus : le Professeur
Schmincke parle d'un Sceau que l'on conserve à Trèves, sur lequel on voit l'em-
preinte de cet Empereur avec le menton ras & sans barbe. D'accord , repliqua le Comte , que l'on ne prenoit
guères en défaut sur les points critiques
de l'Histoire d'Allemagne ; d'accord,
Monsieur: mais dans les savantes Notes

&

& les Diſſertations, que cet Auteur a jointes au Texte d'*Eginhard* , il produit des Médailles & des Sceaux , où Charlemagne eſt auſſi repréſenté avec la barbe.   Le Sceau dont il ſcella les Privilèges de l'Egliſe d'*Oſnabruk*, par exemple, le repréſente avec une grande barbe, auſſi-bien que celui qui eſt à *S. Denis* en France ; quoique dans ce dernier la barbe paroiſſe plus courte. C'eſt donc à tout le moins une queſtion problématique, qui a fait à la vérité, & fait·encore le ſujet d'une diſpute ſérieuſe entre les Savans. Cependant , ajouta le Comte , ſi dans quelques Auteurs cités par M. *Schminke*, il paroit prouvé que Charlemagne ſe faiſoit honneur de ſa barbe, la plupart au moins ſont de l'avis de la Frelle ſur la taille qu'on lui attribue.   Ils reconnoiſſent que la figure coloſſale que les vieux Peintres lui ont donnée, n'eſt fondée que ſur les préjugés vulgaires , & ſur le nom de *Grand* qui lui a été ajugé pour ſes grandes actions.   L'un d'eux remarque fort judicieuſement, que loin d'en faire un Géant , comme le ſuppoſe le Roman de Turpin, *Eginhard* dit poſitivement, que *ſa taille n'excédoit point la juſte proportion* des autres hommes. *Schminke* croit encore avec beaucoup de vraiſemblance , que cet Empereur ne fut appellé Grand que par oppoſition à la petite taille de ſon Père, connu par la même raiſon dans l'Hiſtoire ſous le

nom

nom de *Pepin le Bref* , le *Court* , ou le *Petit.* Il est en effet très naturel de penser que sans être un Géant , Charlemagne a pu être appellé Charles *le Grand,* parce qu'il étoit effectivement plus grand que son Père. De-là vient la bévue des Peintres , qui entrainés d'ailleurs par les relations romanesques des Ecrivains de ce tems-là , ont fait passer leurs visions à la postérité comme des vérites historiques : ce n'est pas le seul exemple d'erreur , que le pinceau a causé.

On ne peut cependant disconvenir, poursuivit le Comte, que Charlemagne n'ait été d'une grande taille, même selon la description d'Eginhard, qui assure que *sept fois la longueur de son pied faisoit justement la hauteur de son corps.* Reste à savoir quelle étoit la mesure de son pied, & c'est ce que le savant *Marq. Freherus* a découvert par ses observations sur une longue Verge de cuivre, qui étoit dans le Cabinet des Médailles de l'Electeur Palatin , avant que sa Bibliothèque fût transportée à Rome. Cette baguette, qui étoit une espèce de Sceptre antique, ou de Bâton de commandement , portoit l'Inscription suivante, en caractères reconnus pour être du tems de Charlemagne :

KARLVS. IMPR̄. JVSSIT. CVBITV̄. ISTV̄.
FACERE JVXTA MENSVRAM SVAM.

C'est-

C'eſt-à-dire:

CHARLES Empereur a fait faire cette coudée ſur la meſure de ſa taille.

Ce Sceptre n'eſt pas une choſe imaginée après coup; {un Moine de *S. Gal* qui vivoit dans le X. ſiècle, en avoit fait mention en termes équivalens: enſorte que, ſelon la meſure que *Freherus* a conſervée, le pied de Charlemagne étoit moindre que ce que l'on appelle pied de Roi : cet Empereur, ſuivant ce calcul, pouvoit avoir environ ſix pieds & demi de haut. *   C'eſt être de belle taille, à la vérité; mais ce n'eſt pas être Géant.

Je vois bien, dit le Prince, que je perdrai mon procès, & qu'il faut abſolument réduire la taille de Charlemagne, & renoncer à le reconnoitre ſous la figure que l'on montre ici. Mais quel qu'il ait été, vous conviendrez au moins de ſon mérite en fait de tendreſſe, & de la réputation de galanterie qu'il s'étoit acquiſe. Huit ou dix Maitreſſes tendrement aimées, quatre Femmes épouſées à titre de Reines, ſix Enfans légitimes, & une douzaine d'Enfans naturels, prouvent le pouvoir de ſes char-

* Le Lecteur en pourra juger ſur la meſure miſe au bas de la Figure de **Charlemagne**, repréſentée dans le prémier volume.

charmes fur le beau Sexe ; & le moins
que nous en puiſſions conclurre , c'eſt
qu'aimable ou non, on lui rendit tendreſſe pour tendreſſe. Cela n'eſt pas
douteux, reprit le Comte, & l'Hiſtoire
conſerve peu d'exemples d'une galanterie auſſi marquée, & auſſi longtems ſou-
tenue, que celle de Charlemagne. Auſſi,
Monſeigneur, continua le Comte, s'il
en faut croire les Hiſtoriens Catholiques, il fut un peu chauffé pour cela
en Purgatoire. L'Abbé *Fleury* rapporte
dans ſon *Hiſtoire Eccléſiaſtique*, que dix
ans après la mort de cet Empereur, un
fameux Dévot à révélations, nommé
Guettin ou *Wettin*, Moine de l'Abbaye
de *Richenow*, eut en l'an 824 une viſion
céleſte, dans laquelle il crut voir l'A-
me de Charlemagne en Purgatoire, &
qu'il lui fut révélé par un Ange que
c'étoit à cauſe de ſes galanteries. Il a-
joute à la vérité, qu'elle n'y devoit reſter qu'un certain tems, parce qu'il étoit
prédeſtiné à la gloire des Elus, peut-
être en faveur du bien qu'il avoit fait
aux Egliſes & au Clergé. C'eſt ſans
doute ſur cette révélation , dit Madame de la Br. . . . que tandis que l'on
fait ſa Fête & qu'on l'invoque ici & à
Paris, on fait tous les ans dans l'Egliſe
de *Metz* un Service pour le repos de
ſon ame. Je ne crois pas, Madame, reprit le Prince, que vous approuviez la
ſévérité de l'Egliſe de Metz, ni que vous

pen-

penfiez qu'un peu de galanterie nous empêche d'être Saints. Point tout-à-fait,
Mon Prince, reprit la Dame ; mais de
votre aveu , Charlemagne a poufſé les
chofes un peu loin. Affurément, ajouta le Comte ; peut-être pourtant que la
cenfure tombe moins encore fur la conduite de Charlemagne , que fur le mauvais exemple qu'il donna à fes Enfans.
Sa galanterie devint un goût de famille ; fes Filles ne voulurent point dégé-
nérer, & furent auffi galantes que leur
Père. *Rottrude* fon ainée eut une amou-
rette qui fit beaucoup de bruit. Cette
Princeffe avoit été fiancée au jeune *Conftantin*, Empereur des Grecs : mais l'am-
bitieufe *Irène* Impératrice Douairière a-
voit rompu le mariage. *Rottrude* étoit
fûrement à plaindre : il étoit dur pour
une Princeffe de fon rang, de defcendre à des alliances inférieures, après a-
voir été deftinée au Trône d'Orient. Elle
aima mieux renoncer au mariage ; mais
la Chronique affûre qu'elle ne renonça
point à fes douceurs. Un jeune Seigneur
la confola de la légèreté de Conftantin,
& elle termina le Roman par la naiffance d'un beau garçon, qu'elle nomma
Louis , & qui fut Abbé de S. Denis en
France. Eh Monfieur ! dit la Vicomteffe, vous oubliez encore la belle *Imma*
fon autre Fille , fi célèbre dans l'Hiftoire
par le joli ftratagème dont elle fe fervit
pour dérober à l'Empereur fon Père la
con-

connoiffance de fes amours avec cet *Eginbard*, que vous avez tant de fois cité. Je vous avoue, Madame, dit le Comte, que cette hiftoire a l'air fi romanefque, que je n'aurois point ofé vous la citer, toute jolie qu'elle eft. La Comteffe Suédoife & les autres Dames ne la fachant point, furent mauvais gré au Comte de la fupprimer, & prièrent inftamment la Vicomteffe de la raconter. Le Prince s'y joignit auffi, prétendant qu'en faveur d'une galanterie fi bien imaginée, on pouvoit bien paffer un peu de critique. La Vicomteffe alloit raconter l'avanture de la Princeffe *Imma*, lorsque le Chevalier entra avec la Marquife & les deux Dames Parifiennes. Leur arrivée changea la converfation, & comme elles n'étoient point initiées à tout ce qui venoit de fe dire, le récit des amours d'*Imma* fut différé à une autre fois, & l'on fe mit au Jeü. La féance n'y fut pas longue: la chaleur étoit extraordinaire ce jour-là, & nous nous retirames de bonne heure, afin de reprendre le lendemain avant le lever du Soleil l'ufage des Bains, que la Fête avoit interrompus.

Il faifoit moins chaud le lendemain, & D. Nugnez étant rétabli de fon indifpofition, alla faluer les Dames, qui le raillèrent fur fon indifcrétion à prendre les Eaux contre les ordres de la Faculté. Il en fut quitte à bon marché, & nous ap-

apprimes à ſes dépens, à obſerver plus
exactement les avis des Médecins. Son
incommodité, l'accident de la Frelle,
& l'avanture de Mr. l'Abbé, inſpirèrent
à nos Dames un ſcrupuleux reſpect pour
le régime qui nous étoit preſcrit. La
Comteſſe ſur-tout n'oſoit preſque faire
un pas ſans la permiſſion du Médecin ;
on le conſultoit à tout moment ſur les
moindres choſes : faloit-il boire, manger, jouer, ſe promener ? on avoit recours à ſes avis, & ils étoient ſuivis
comme autant d'Oracles.   Cette confiance dégénéra même en une ſervitude
qui auroit un peu dérangé nos plaiſirs,
ſi la vivacité de la Frelle ne nous avoit
aidé quelquefois à franchir les bornes
que nous preſcrivoit la ſévérité du Médecin, pendant le tems que devoit durer le régime.

Il nous paroiſſoit extrèmement ennu-
yeux de n'être occupés à Aix que de
Bains & de précautions, dans une ſemai-
ne ſur-tout où ces exercices n'étoient
variés par aucuns plaiſirs piquans. Nous
fîmes cependant une partie cet après-
midi chez les Dames Suédoiſes, & vers
le ſoir nous allames nous promener dans
toutes les boutiques de la Ville. Nous
entrames chez *Dagly*, qui vend les plus
beaux ouvrages de Lacque qui ſoient à
Aix. Il eſt Frère de *Dagly* ſi renommé
à Spa pour le beau Vernis qu'il fait, &
de chez qui celui d'Aix tire les beaux

ouvrages qu'il vend. On m'assura qu'il n'y a point à Aix d'Ouvriers en Vernis, & que toutes les boîtes que l'on y vend sous le nom de Vernis d'Aix, se font à Spa. Nous achetames quantité de ces petites boîtes, dont nous régalames nos Dames. Nous allames ensuite chez les Ouvriers en Cuivre, voir un nombre infini de grands & de petits meubles, tant de ce métal, que de Léton, que l'on y voit en abondance. On y trouve tout ce qu'on peut imaginer de joli en ce genre. Ces ouvrages nous firent souvenir que le Prince en proposant la promenade de *Kalkhoven*, avoit aussi parlé d'aller voir les Mines qui sont aux environs d'Aix. L'envie nous prit d'y aller le lendemain. La Frelle ne demandoit pas mieux : la partie fut faite sur le champ. Sa Sœur ne voulut pourtant pas y consentir sans l'avis du Docteur, qui fut appellé aussi-tôt. Il y eut maintes raisons allèguées pour & contre, la fatigue du chemin, l'odeur & la vapeur des Mines, les esprits qui s'en exhalent, & mille autres scrupules de cette force, dont le moindre ne menaçoit pas moins que d'une douzaine de maladies. La Frelle de son côté fit valoir ses raisons, & représenta que l'ennui étant dans l'usage des Bains la maladie la plus dangèreuse, elle croyoit que la souveraine médecine consistoit à l'éviter. Don Nugnez & le Chevalier appuyèpuyèrent ſes raiſons , de façon que le Médecin ſe vit obligé de ſe relâcher, & de permettre la promenade; qui fut marquée pour le lendemain. Ils ſe chargèrent d'en informer la compagnie, & de faire préparer des voitures. D. Nugnez vint auſſi-tôt m'en avertir ; j'en informai Mr. l'Echevin , & le priai d'en être : il me promit de ſe trouver le lendemain à la porte de notre Auberge. Le Prince s'excuſa d'y venir , ſous prétexte de quelques affaires , dont la plus eſſentielle étoit de préparer une galanterie qui charma les Dames. Il les avertit cependant qu'elles riſquoient d'y faire mauvaiſe chère : mais elles ſe firent un plaiſir d'y être mal régalées.

L'Echevin, qui voulut bien nous ſervir de Guide , conſeilla d'abord à nos Dames de laiſſer leurs Equipages, & de ſe ſervir de chaiſes & de chevaux du pays ; parce que le chemin étoit rude & très mauvais. Les chaiſes dont on ſe ſert dans ces cantons, tout incommodes qu'elles ſont,ſont moins ſujettes à verſer, & les chevaux accoutumés à cette route évitent d'eux-mêmes les mauvais pas. Les Dames ſuivirent ſon conſeil, & furent à peine hors de la Ville, qu'elles en reconnurent l'utilité. Il faut paſſer des Montagnes & des chemins fort desagréables , dont la fatigue fit partie de nos plaiſirs. On nous mena d'abord à la Mine d'où l'on tire la *Pierre Calaminaire*,

 appel-

appellée communément *Calamine* , *Cal-mine* , ou *Cadmie*. Cette Mine n'eft pas fort loin d'Aix , & le lieu où elle fe trouve reffemble fort à un Défert: c'est un endroit aride , dont le terrein eft fec , & les herbes prefque grillées, tant par l'âcreté des Minéraux , que par les vapeurs métalliques qui s'en exhalent. Il n'y a aux environs de cette Mine que quelques miférables cabanes, qui fervent de retraite pendant la nuit aux malheu-reux qui font occupés à tirer cette pier-re métallique des entrailles de la terre. La Mine principale eft une efpèce de Puits profond , femblable à ceux d'où l'on tire la *Marne* dans les campagnes de France , fur-tout dans les Provinces de Brie , de Champagne & de Picardie. Les Mineurs y defcendent au moyen d'une corde , & fe répandent dans les divers chemins qu'ils fe font creufés fous terre à la façon des Carrières , & en arrachent la *Pierre Calaminaire*, qu'ils jettent dans des paniers que l'on retire enfuite en-haut. Les Ouvriers de la Mine nous expliquèrent fort au long toute la méchanique , les préparations, & l'ufage de cette pierre. Nous en choifimes quelques morceaux, que nous emportames par curiofité. C'eft une forte de foffile , ou de terre bitumi-neufe , qui n'eft pas fort dure , & qui tient de la nature des *Marcaffites*. Elle eft fort chargée de particules de cuivre,

que

que l'on voit quelquefois briller au Soleil quand elle eſt récemment caſſée. Il eſt ſûr qu'elle contient beaucoup de ce métal, ou qu'elle lui eſt du moins très analogue, car elle l'augmente conſidèrablement quand on la mêle dans ſa fuſion.

Cette pierre, ſi utile aux Fonderies de cuivre, ne peut s'employer qu'après quelques préparations : elle doit être lavée, afin que l'eau la purifie, & en ſépare les particules de terre qui y ſont jointes ; & après qu'elle eſt bien nette & bien ſèche, on la fait calciner à peu près comme on fait la pierre à chaux, & c'eſt alors qu'elle peut être employée dans les Fonderies. L'Echevin nous dit que cette pierre eſt tellement remplie de ſouphre, que lorsqu'on la calcine, il en ſort une groſſe fumée ſulphureuſe & vitriolique, qu'il n'eſt pas fort ſain de reſpirer, d'autant que bien des Chymiſtes ſont perſuadés que la *Calamine* contient du Mercure ; quelques-uns d'entre eux la regardent même comme un demi-métal *Mercuriel*, puiſqu'elle ſe mêle avec le métal. Elle a auſſi des qualités cauſtiques, & s'employe dans la Médecine. Tous les environs d'Aix en ſont remplis : on en trouve près d'*Ellendorpf* ; mais la Mine la plus conſidèrable eſt celle qui eſt à côté du Village de *Walborn*, qui en produit en très grande abondance, & d'où elle ſe

trans-

tranſporte à *Stalberg* qui n'en eſt pas fort loin. Quoi qu'il en ſoit, la peine, le riſque, & la fatigue à laquelle s'expoſent ceux que l'on employe à ces Mines, nous firent tant de compaſſion, que nous ne pûmes nous empêcher de réfléchir ſur la dureté de cette condition, que la néceſſité ſeule de la vie eſt capable d'adoucir dans les malheureux que l'indigence y condamne. Nous leur fîmes quelques petits préſens, & l'Echevin nous fit prendre la route de *Stalberg*, qui eſt une petite Ville à deux lieues d'Aix, célèbre par ſes Fonderies de cuivre.

Le chemin qui y mène, eſt des plus rudes & des plus triſtes. On entre dans un Bois qui a quelque choſe de ſi ſauvage & de ſi lugubre, qu'à moins d'avoir bonne compagnie, on ne peut ſe refuſer aux idées ſombres que ces lieux déſerts inſpirent ordinairement. Le ſilence de ce Bois n'eſt interrompu que par le choc des pierres, dont le chemin eſt ſi rempli, qu'à chaque pas les voitures eſſuyent des cahots fort incommodes. Par la même raiſon, nous étions obligés de devancer ou de ſuivre les chaiſes, ſans pouvoir les côtoyer, ni par conſéquent cauſer avec nos Dames. Auſſi nous dirent-elles le lendemain, qu'elles n'avoient été occupées que d'hiſtoires funèbres, d'accidens & de Voleurs, pendant toute cette route, qui

eſt

est fort propre à faire naitre ces idées. L'abord de *Stalberg* est encore plus rude : il est tout semé d'éclats de roches, & l'on croiroit presque que ce lieu fut la scène où les Géans voulurent jadis as-siéger le Ciel, & fronder les Dieux à coups de roches & de montagnes.

Nous y arrivames cependant sans au-cun accident, & nous fumes fort agréa-blement surpris de trouver Mr. de Rheys-berg à l'entrée de la Ville. Ce Gentil-homme s'approchant de la voiture des Dames, leur dit que le Prince lui avoit ordonné de leur venir faire des excu-ses, de ce que Son Altesse n'avoit pu les accompagner dans une partie qu'il avoit lui-même imaginée, & dont il auroit naturellement dû faire les honneurs : mais que quelques affaires l'avoient re-tenu à Aix. Les Dames, confuses d'u-ne attention si polie, remercièrent sé-rieusement Mr. de Rheysberg de la pei-ne qu'il avoit prise, & le prièrent de faire au Prince tous les complimens or-dinaires en pareil cas. Dans le moment le Prince parut lui-même, & sa présen-ce embarrassa les Dames. Elles soup-çonnèrent d'abord que cette surprise ca-choit quelque malice, & elles ne se trom-poient pas. Les Dames descendirent ; le Prince les conduisit à l'Auberge la plus apparente, où l'on nous menaça d'abord d'une fort pauvre chère. On nous introduisit dans une chambre fort

L 4

sale,

fale, où l'on avoit à deſſein répandu de
l'eau, & placé les volailles. Rien ne
reſſembloit mieux à une Auberge de
Weſtphalie. L'Hôte avoit ordre de nous
ſignifier qu'il n'avoit rien à manger, que
quelques poulets encore vivans, dont la
mort fut auſſi-tôt réſolue d'un commun
accord. On nous montra en outre du
pain noir, & de fort méchante mine.
L'Hôteſſe étoit chargée de nous bruſ-
quer, & d'affecter de la mauvaiſe humeur. Tout honnête qu'elle étoit, elle
fit ſon rôle ſi naturellement, que les
Dames ſe fâchèrent tout de bon contre
elle, & vouloient à toute force chercher quelque autre endroit. Le Prince
affecta d'excuſer l'Hôteſſe ſur ce qu'elle
n'étoit point avertie, & que les Auberges Allemandes n'étoient point meilleures; & bon-gré mal-gré, chacun prit le
parti de s'en conſoler, & de s'en dédommager par la bonne humeur. La
Frelle, qui ſe plaiſoit infiniment dans
ces petits deſordres, rioit de tout ſon
cœur de l'embarras de ſa Sœur, & du
dépit de la Vicomteſſe & des Dames
Pariſiennes, qui ſe reprochoient de nous
avoir empêché de faire quelques provi-
ſions. On fit à la hâte quelques taſſes
de chocolat, que l'on prit par forme de
déjeûner, & nous allames voir les Fonderies de cuivre.

Le tour & les curioſités de la Ville
ne nous occupèrent pas longtems. *Stalberg*

berg n'eſt qu'un Bourg, ou plutôt une Bicoque, où l'on ne reſpire que le ſouphre, le cuivre & l'airain. Rien n'eſt plus mal-propre que les rues, ni moins riant que les maiſons. Auſſi nous n'eumes envie d'en voir aucune. Nous allames droit aux Fonderies qui ſont au bout, ou pour mieux dire, hors de la Ville. On ne cherche point ordinairement la magnificence dans ces lieux, & nous ne l'y trouvames point. Mais en récompenſe on y voit des choſes fort curieuſes, quand on aime la Chymie & les ſingularités naturelles.

Ces Fonderies ſont de vaſtes bâti-mens, dans lesquels on a rangé des Fourneaux qui brulent toute l'année, & dont le feu eſt très ardent. Mais ce qu'il y a de curieux, c'eſt que l'ardeur de ce feu eſt entretenue par des ſoufflets que l'eau agite. On a employé à cet effet un Ruiſſeau dont les eaux habilement ménagées font mouvoir & compriment par leur chute ces ſoufflets artificiels, & en rendent le ſouffle plus égal & plus véhément. Auſſi ces Fourneaux ſont ſi ardens, que ceux qui y travaillent ſont obligés pour s'empêcher de cuire tout vifs, de s'envelopper les jambes & les cuiſſes de vieux haillons, de groſſe toile, d'étoffe, & de ſerpilière. Malgré ces précautions, ils ont l'air à demi grillé: on les prendroit pour des Cyclopes au milieu de la Forge de Vulcain.

On a difposé fous ces Fourneaux de grandes chaudières d'une matière propre à réfifter à la violence de ce feu continuel, & on les remplit toutes de plaques de cuivre rouge neuf, & même de vieilles pièces d'uftenfiles de cuivre, & l'on jette par deffus une certaine quantité de *Calamine*, qui fe liquéfie avec ce métal, & augmente fon poids, en uniffant au cuivre fondu les particules d'airain qu'elle contient. Cette augmentation va au moins jufqu'à dix & quinze pour cent, & quelquefois jufqu'à un quart. Voici à peu près comme cette fufion fe fait. Il y a, fi je ne me trompe, huit ou neuf grandes chaudières en forme de creufets, rangées fur la Fournaife. On les remplit toutes de la façon que j'ai marquée, & lorfque les matières font en fufion, les Ouvriers font occupés à enlever inceffamment avec de grandes écumoires & à jetter dehors l'écume, ou fcorie, qui s'élève en bouillonnant au deffus des chaudières. Pendant cette opération, le cuivre fe purge des matières étrangères qui lui étoient unies, & s'incorpore avec l'airain contenu dans la Pierre Calaminaire. A mefure que le métal fe purifie, ils le verfent d'un creufet ou d'une chaudière dans l'autre. Ils jugent enfin que la fufion eft parfaite, lorfque les neuf font réduites à une feule.

Ils vuident enfuite ce creufet, & en ver-

verfent les matières enflâmées & li-
quides fur des pierres fort unies, taillées exprès en forme de moules quarrés, avec de petits rebords pour empêcher le cuivre de s'échaper; & ils le
couvrent enfuite d'une autre pierre de
même grandeur & bien polie, qui le
comprime par fa pefanteur, & force le
métal en fe figeant de refter en plaques. C'eft alors qu'on voit fenfible-
ment l'ufage & l'effet de la *Calamine*.
Le cuivre qui étoit rouge avant fa fufion, tel qu'on le tire des Mines de
Suède & d'ailleurs, a pris par l'union
de la Calamine une couleur auffi brillante que celle de l'or; en un mot c'eft
de l'airain, & du plus beau. Bien plus,
il s'eft multiplié, au-lieu que les autres
métaux diminuent dans la fufion : enforte que fi l'on a jeté dans la chaudière 75 ou 80 livres de cuivre parmi
la Calamine, on retrouve cent livres
du plus bel airain du monde. (Mr. *Lé-
mery* prétend que l'on a l'obligation de
cette découverte métallique aux Alchy-
miftes, qui cherchant le moyen de faire de l'or, trouvèrent celui de teindre
le cuivre d'une couleur fort approchante à celle de ce Roi des métaux.

Nous vimes faire cette efpèce de
transmutation, & nous l'admirâmes.
Nos Dames, malgré la chaleur prefque
infupportable de ces Fonderies, fe firent une étude de voir & d'examiner

 ces

ces opérations. Les Comtesses Suédoises sur-tout en étoient charmées : ces Fabriques de cuivre leur rappelloient les idées de leur pays ; elles se croyoient en Suède. L'Echevin se fit un plaisir de nous expliquer, & de nous faire voir toutes les propriétés de la Calamine. Il connoissoit d'autant mieux toute la manœuvre de ces Fonderies, que la Ville d'Aix y est intéressée, & que quelques-unes des Mines d'où l'on tire la Pierre Calaminaire appartiennent au Magistrat. Il nous assura qu'elle est tellement analogue au cuivre, que si elle est jettée avec quelque autre métal, elle s'évapore entièrement sans augmenter son poids. Il en fit faire l'opération sur l'heure même dans une grande cuillier de fer, où nous vimes fondre un plat d'étain avec la Calamine, qui après sa fusion parfaite se trouva diminué de poids, au-lieu que le cuivre s'y seroit multiplié. On essaya aussi de mettre de la Calamine seule en fusion : mais au-lieu d'en retirer quelques parties de cuivre ou d'airain, elle se réduisit absolument en cendres. Nous vimes aussi faire du Léton ; car, selon qu'on varie l'alliage du cuivre dans la fusion, on en fait de la Fonte, du Bronze, de l'Airain ou du Léton. Si l'on jette une trop grande quantité de Calamine dans le cuivre, l'airain n'est point malléable ; il se brise, lorsqu'on veut l'étendre au marteau. Au reste, la cou-

leur

leur jaune que la Calamine communique au cuivre, ne lui eſt point tellement inhérente, qu'elle ne puiſſe ſe perdre. Le cuivre redevient rouge, ſi on le fait refondre ſeul, quatre ou cinq fois de ſuite.

La curioſité & l'application avec laquelle nous examinames ces diverſes opérations, nous avoient fait oublier le dîner; le régal auquel nous nous attendions d'ailleurs n'avoit rien de fort attirant. Cependant la chaleur inſupportable de la Fonderie nous obligea d'en ſortir, & d'aller reſpirer la fraicheur au dehors. Comme nous en ſortions, nous rencontrames nos Valets qui venoient avertir que l'on avoit ſervi, & nous reprimes doucement le chemin de l'Auberge. En y arrivant, nous fumes querellés par l'Hôteſſe; elle nous gronda de ce que nous nous faiſions tant attendre, prétextant que ſa famille & ſes domeſtiques devoient diner après nous, & que nous avions toute la vaiſſelle. Les Dames eurent beau trouver à redire à ſa mauvaiſe humeur, il falut eſſuyer la bouraſque, & paſſer dans la Salle à manger. Nous y entrames, avec quelque eſpoir de mieux diner que nous n'avions cru. On ſentoit l'odeur de quelques ragoûts qui frappoit agréablement l'odorat, & qui irritoit encore nos eſtomacs affamés. Nos Dames ſe flattoient que leurs Laquais auroient ai-

dé

dé l'Hôtesse, & se seroient mêlés de la cuisine. Leurs espèrances s'évanouirent avec l'odeur.

L'aspect du dîner les consterna véritablement. La Salle étoit pourtant moins mal-propre que le matin: mais la table avoit quelque chose de grotesque, & pour l'ordonnance, & pour le goût. Elle étoit couverte d'une grosse nappe à demi blanchie, un peu plus courte qu'il ne falot pour cacher les planches mal rabotées & pleines de graisse. Le maitre-plat étoit une soupe au lard & aux porreaux. Le second contenoit une grosse pièce de bœuf cuite avec du vinaigre, fleurie de Thim, de Romarin, & de Laurier; & farcie de toute sorte d'épiceries. Le troisième contenoit des poulets mal habillés, encore plus mal rôtis, dont les jambes & les cuisses plaisamment *écarquillées* faisoient une figure peu modeste. Ces mets admirables pour des Dames, & sur-tout pour des Dames Parisiennes, les déconcertèrent si fort, qu'elles ne pouvoient se résoudre à s'asseoir. Il n'y avoit d'ailleurs pour tous sièges que deux bancs de la longueur de la table, & deux chaises boiteuses à chaque bout. Chacun avoit une serviette & une cuillier; mais il n'y avoit qu'une fourchette pour chaque plat. Deux cruches de grais pleines de bierre, un grand pot d'étain rempli de vin, deux gobelets, & autant de verres, dont l'un de-

devoit fervir aux Dames, & l'autre aux Cavaliers, formoient tout le buffet. Ces verres & ces pots étoient rangés à l'un des bouts de la table, pour la garnir apparemment; & pour faire la fymmétrie, on avoit mis en perfpective à l'autre bout la moitié d'un grand pain bis, qui étoit auffi dur qu'il étoit noir.

J'avoue que quelque mauvaife idée que nous euffions eue du diner de *Stalberg*, nous nous l'étions figuré un peu plus fupportable. Force étoit de nous en contenter: le Prince exhorta les Dames à s'affeoir, & à goûter de quelque chofe. A fon exemple, nous primes nos places, réfolus de nous repaitre au moins du fpectacle de ces mets bizarres. Les Dames fe reprochèrent encore de n'avoir point voulu confentir que nous euffions fait porter quelques provifions. D. Nugnez goûta la foupe, & la trouva excellente, peut-être parce qu'elle fentoit le porreau: mais perfonne ne voulut l'en croire. Le Chevalier attaqua la pièce de bœuf, qui n'étoit piquée que de Romarin, & qui étoit tout à la fois auffi fèche, auffi noire, & auffi aromatifée qu'une Momie d'Egypte. On fe contenta de la fentir. Enfin nous courions rifque de diner d'odeurs, parce qu'à force de rire & de badiner, chacun infpiroit à fon voifin une plus forte averfion du mets qu'il avoit goûté. La Vicomteffe déchira un

pou-

poulet, qu'elle prit pour le père du Pou-
lallier, tant il étoit dur. Le Prince, a-
près avoir ri comme les autres, parut
pourtant piqué d'un si chétif repas. Il
appella l'Hôtesse, gronda à son tour,
demanda autre chose, fit du bruit, la
menaça de sortir de l'Auberge avec sa
compagnie, & de défendre à ses gens
de la payer. Les Dames le secondèrent,
& firent beau bruit. L'Hôtesse de son
côté se plaignit de la difficulté de nos
goûts, & offrit au Prince de lui laisser
visiter sa maison, pour voir s'il trouveroit quelque chose de meilleur. Aussi-
tôt Mr. de Rheysberg ouvrit une porte
qui étoit derrière lui, & feignant de
vouloir sortir pour aller dans une autre maison, il nous fit appercevoir dans
une chambre contiguë une table servie
avec toute la délicatesse imaginable. Le
linge, les couverts, le service, les mets,
y étoient d'un extrème propreté. Cette
surprise parut un enchantement. Chacun
comprit que le tout n'étoit qu'une galanterie du Prince, & elle fut d'autant
plus agréable aux Dames, que le secret
avoit été parfaitement bien gardé. Personne de nous ne s'en défioit: ensorte
que quelque délicat que fût le repas
que nous trouvames, il l'eût paru beaucoup moins sans cet artifice. Le Prince, charmé de la surprise des Dames,
leur fit excuse de les avoir fait languir
jusqu'à cette heure, & les assura que

la

la mal-propreté de la chambre, & la mauvaife humeur de l'Hôteffe, étoient de fon ordonnance, & qu'il avoit eu beaucoup de peine à y réfoudre ces bonnes gens: il ajouta, que le lieu ne lui fourniffant point tout ce qu'il auroit fouhaité leur offrir, il avoit cru devoir le leur faire un peu acheter, tant pour le leur rendre meilleur, que pour les punir de ce qu'elles avoient voulu faire cette partie fans lui.

Après ce badinage, on fe mit à manger. Chacun le fit de bon appétit: tout y étoit délicieux. Le Prince avoit fait partir dès la veille un chariot plein de provifions, & y avoit envoyé deux Cuifiniers d'Aix qui avoient travaillé toute la nuit. Quand la groffe faim fut un peu appaifée, on fe livra à la gaicté; & lorfqu'on fervit le deffert, nous entendimes des Hauts-bois & des Cors de chaffe, que le Prince avoit amenés avec lui fans nous le dire. Mr. de Rheysberg avoit encore ramaffé un Joueur de harpe & quelques mauvais Violons qui fe trouvoient à Stalberg, & qui jouèrent fous nos fenêtres tous les Airs qu'ils favoient. Un des Valets de pied du Prince, qui avoit quelque goût pour la Mufique bruyante, s'avifa d'augmenter la fingularité de ce Concert. Il fit chercher des chaudrons de cuivre: on n'en manque pas plus dans ce pays qu'en Auvergne. Il les fit couvrir de peau qu'il ten-

tendit le mieux qu'il put, & s'en servit en manière de Timbales pour accompagner les Cors de chasse. Le son de cet instrument martial qu'il battoit assez bien, nous donna une sorte de Concert militaire, qui tout barbare qu'il étoit en lui-même, avoit son agrément dans une certaine distance. Ce divertissement n'avoit à la vérité rien de fort merveilleux; mais dans un lieu aussi triste que Stalberg, pour des Buveurs d'eau accoutumés aux plaisirs des Bains, c'en étoit assez pour empêcher l'ennui, & soutenir notre gaieté.

Elle fut générale. La galanterie du Prince mit tout le monde en train. Le Chevalier dit mille jolies choses, qu'il savoit dire mieux que personne : D. Nugnez se dérida, les Dames chantèrent, & la Frelle se surpassa par une infinité de saillies toutes plus enjouées les unes que les autres. Enfin la Fête fut si amusante, que nous oubliames presque qu'il faloit revenir coucher à Aix. Le Comte & l'Echevin, qui connoissoient mieux que nous les chemins, nous avertirent qu'il étoit tems de quitter la table, si nous ne voulions pas nous mettre à la nuit. Le souvenir du Bois qu'il faloit repasser, fit hâter les Dames : elles se levèrent, & l'Hôtesse vint faire de grandes excuses à la compagnie sur la façon brusque avec laquelle elle nous avoit reçus. Elle prit le Prince à témoin,

que

que rien ne s'étoit fait que par les ordres exprès de Son Altesse.　Enfin on
nous amena nos voitures & nos chevaux, & nous reprimes le chemin d'Aix.

L'Echevin nous fit faire un petit dé-
tour, parce qu'il voulut nous faire voir
en paſſant les Carrières de charbon de
terre, qui ſont à peu près ſur la même
route. Il y en a pluſieurs qui en four-
niſſent une très grande quantité, que
l'on employe au-lieu de bois dans les
cuiſines & les Braſſeries d'Aix-la-Chapelle. Ce charbon approche beaucoup
de la couleur & des qualités de la *Houil-
le* d'Angleterre, & de celle que l'on tire
près de Liège: mais il les ſurpaſſe, en
ce qu'il ne rend pas tant d'odeur, &
que ſa vapeur eſt, dit-on, moins mali-
gne. Ces Carrières n'on rien de remar-
quable: nous les vimes, & toute la différence que nous trouvames entre elles,
& les Mines d'où l'on tire la *Calamine*,
c'eſt que les Ouvriers ſont beaucoup
plus noirs, & un peu plus affreux. On
ne les prendroit aſſurément pas pour des
hommes ordinaires. Auſſi, dit la Frelle qui en eut peur en les voyant, ſi les
Gnomes du Comte de *Gabalis* reſſemblent
à ces Meſſieurs, je n'en tomberai jamais
amoureuſe. Nous vimes, malgré ſa
raillerie, que leur aſpect ne la réjouiſſoit point ; & après leur avoir donné
pour boire, nous revinmes à Aix où
nous n'arrivames qu'à la brune, paſſable-
ment

ment fatigués de la Fête & du chemin.
Le Prince proposa encore un petit souper ; mais les Dames l'en remercièrent,
& lui marquèrent une vraie satisfaction
de la galanterie qu'il leur avoit faite.
Mr. de Rheysberg eut part aux complimens, d'autant que le Prince avoua que
la petite Fête étoit toute de l'invention
de ce Gentilhomme.

Le lendemain, nous apprimes que la
Marquise partoit, parce que sa Mère se
trouvoit mal des Eaux, ou peut-être des
Buveurs qui la négligeoient. Quoique
nous n'eussions eu de relation avec elle
que dans les derniers jours, nous allames lui faire nos adieux ; & de là j'allai me promener avec le Comte au Jardin des Capucins, qui est fort joli, &
qui le seroit infiniment plus, si les bons
Pères accordoient aux Dames la liberté
d'y entrer, comme font ceux de Spa.
Aussi, comme on n'y trouve que des
hommes, & que la compagnie des Dames est le remède le plus efficace de
ceux qui viennent aux Eaux, ce Jardin est assez solitaire, & n'est guères
fréquenté que par des Ecclésiastiques,
des Moines, ou des gens qui fuyent le
monde. Il y a pourtant un Cabinet de
verdure, des Allées, & une fort belle Fontaine avec un Jet-d'eau.

L'après-midi nous fumes pour voir
la Vicomtesse & Mad. de la Br...: mais
nous apprimes à leur porte que le Prince

ce étoit venu les prendre pour dire a-
dieu à la Marquife. Nous allames au
logis des Comteffes Suédoifes, & comme il faifoit très chaud, nous les ame-
names promener fous les galleries pour
refpirer le frais, & attendre la Vicomteffe & le Prince au paffage. Leur vi-
fite fut courte, nous les vimes fortir un
moment après. La chaleur interdifant
toutes promenades, on ne favoit trop
que faire l'après-midi, & l'on fe des-
ennuyoit à faire des projets. On en fit
de toutes les efpèces, que l'exceffive
chaleur empêchoit toujours d'exécuter.
Allons donc au Bain, dit alors le Prince en riant ; peut-être nous y rafrai-
chirons-nous. En ce cas, répondit le
Comte, la compagnie viendra donc
chez nous ; car les Bains de *la Rofe*
font moins chauds que ceux de *l'Empereur*. Le Chevalier qui y logeoit auffi-
bien que le Comte, faifit cette occafion pour amener les Dames à fon Auberge. Nous voilà vis-à-vis, leur dit-
il, le trajet n'eft pas long : vous ferez
maitreffes de vous y baigner, ou non:
mais vous ne le ferez pas, s'il vous
plait, Mesdames, de me refufer l'honneur d'entrer chez nous, après avoir
vifité tous les autres Bains de la Ville.
Il y a une grande Cour & un Jardin,
on peut en liberté y refpirer le frais...
Le Prince appuya la propofition du
Chevalier, qui les en preffoit avec tou-

tes

tes les inftances dont la vivacité Françoife eft capable. Nous fecondames
fes empreffemens. Les Dames firent
un peu les difficiles , en réclamant la
bienféance. Nous vinmes cependant à
bout de vaincre leurs fcrupules , &
nous les y conduifimes.

Nous vifitames d'abord toute la maifon , qui eft belle & fpacieufe , fans ê-
tre pourtant auffi magnifique que celle
du *Heeren-Badt*. Le nom que ce Bain
porte , ne lui vient point tant de l'En-
feigne de la maifon , que de ce qu'il appartenoit originairement à un Bourgeois
d'Aix nommé *Rofen*, qui y fit bâtir d'a-
bord des Lavoirs à l'ufage des Foulons,
qui s'en font fervis longtems. On s'ac-
coutuma cependant peu à peu à s'y baigner , & il eut un double ufage. A la
fin , il eft demeuré uniquement confacré
aux Bains. Il y en a de très propres,
avec toutes les commodités poffibles.
On peut y loger très agréablement ; il
y a de grands apartemens , une belle
Salle , une vafte Cour , & un Jardin.
L'Hôteffe eft très gracieufe, on eft très
bien chez elle ; & fi je ne trompe ,
c'eft la feule maifon où les hommes trouvent des Valets pour les fervir dans le
Bain , au-lieu que prefque par-tout ailleurs on n'a que de vieilles Femmes.
Bien des gens prétendent que ce Bain
a des Puits particuliers , mais il y a bien
de l'apparence que leur Source eft commune

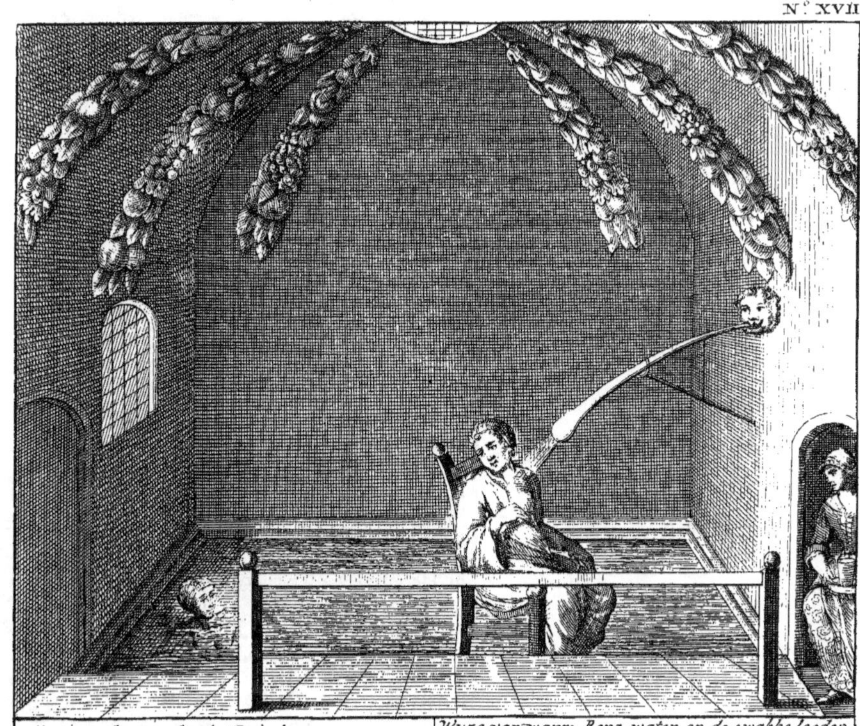

Maniere de prendre la Doûche.   Wyze van warm Berg-water op de swakke leeden te doen overgieten.

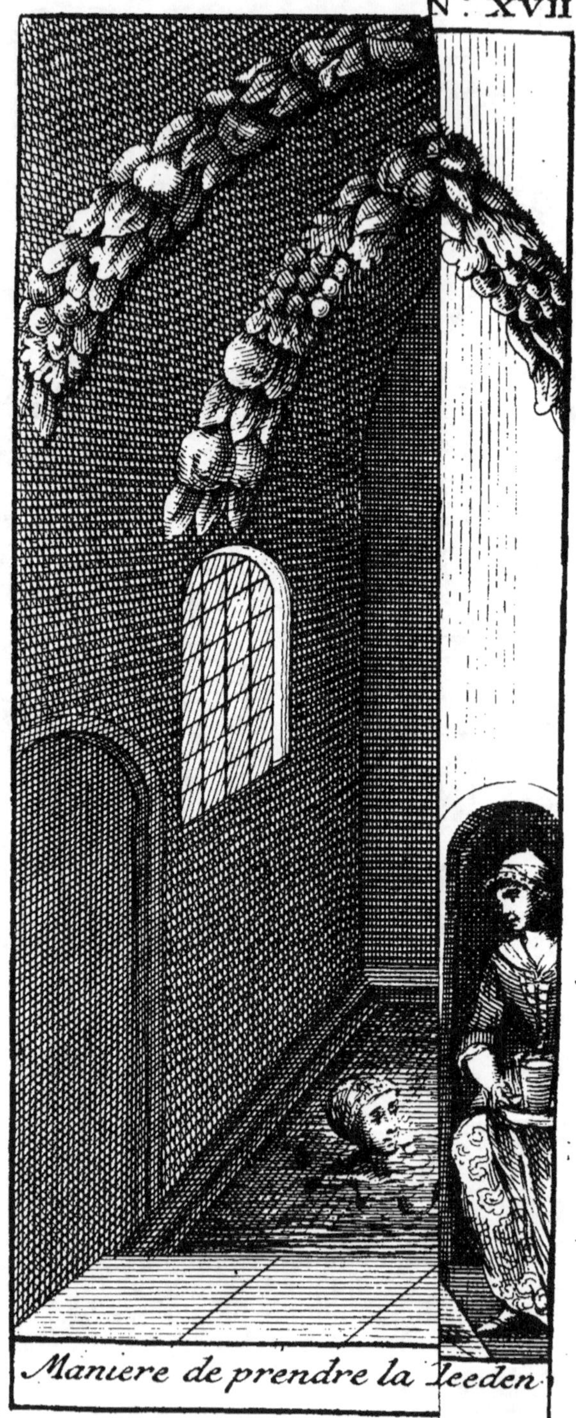

Maniere de prendre la Jeeden

mune avec celle de *Saint Corneille*. Outre qu'ils font très voifins l'un de l'autre, leurs eaux ont les mêmes qualités. Cependant on prend fpécialement celles de la *Rofe* pour la gravelle, contre laquelle on les croit excellentes. Leur chaleur actuelle eft plus tempérée que celle de Bains de *l'Empereur*, & des autres Bains qui font au centre de la Ville. C'eft auffi pour cela que ceux qui ont befoin de la *Douche*, vont la prendre au Bain de la *Rofe*. Nous voulumes voir cette forte de Bain, & nous fatisfimes la curiofité des Dames d'autant plus aifément, qu'il n'y avoit alors perfonne au Bain.

La *Douche* fe prend dans le Bain même, où le Malade enveloppé d'un drap, s'affied fur un fauteuil de bois. Il fe place fous une efpèce de tuyau fait en arrofoir, qui fort d'un des murs, & qui au moyen d'une pompe qu'un Valet fait jouer par dehors, conduit l'Eau *Thermale* en forme de petite pluye fur la partie malade, pendant le tems déterminé par les Médecins. L'Hôte nous expliqua la manière de prendre & de donner la *Douche*. Il nous dit que cette efpèce de Bain eft différente, felon les maladies, & les parties que l'on veut guérir. On ne doit pas le prendre fans préparations. Le Médecin doit en règler la durée, le tems, le nombre, & le degré de chaleur. Il doit auffi fpécicifier le volume d'eau que l'on doit laisser couler, & la distance qui doit être entre la chute de l'eau, & la partie malade, parce que plus elle tombe de haut, plus elle est violente. On l'applique sur toutes les parties du corps, excepté l'endroit du cœur, & le bas-ventre. On la donne même sur la tête, depuis que le Médecin *Hotton* Professeur de Botanique à *Leyden*, eut introduit cette pratique à Aix, à l'imitation des Eaux de Bourbon. L'application de la *Douche* est utile sur-tout dans les maladies froides & tenaces, les engourdissemens, les dépôts, & les duretés; parce qu'elle pénètre plus aisément les humeurs, & qu'elle est plus propre à les diviser & à les détacher. Tout utile cependant qu'est cette sorte de Bain, on prétend qu'elle est *dangereuse à tous ceux qui mangent beaucoup*; & par cette raison, *Berger* la déclare *pernicieuse aux Allemands* en général, & cite sur la foi d'autres Médecins, quelques personnes qui y sont tombées en apoplexie. Ce qu'il y a de sûr, c'est que lorsque la *Douche* s'applique sur la tête, il faut avoir un soin extrême de la bien sécher aussi-tôt, & de la tenir chaude. On prétend que ce remède n'est pas aussi nouveau que son nom, qui lui vient de l'Italien *Doccia*, d'où s'est formé celui de *Douge* ou de *Douche*. On veut même qu'elle ait été connue des Anciens sous

le

le nom d'*Embrocation*, & d'*Irrigation*, qui expriment la même chofe. *Galien*, dit-on, la confeilloit fur la tête en certains cas. Au refte, lorfqu'on la donne fur cette partie, le Malade doit avoir grand foin de fe tenir éveillé; & l'on eft fi perfuadé que le fommeil eft mortel en cette occafion, que les Médecins Italiens ordonnent à leurs Malades de faire venir des Inftrumens de mufique, ou de faire faire affez de bruit autour d'eux, pour s'empêcher de dormir. Quoi qu'il en foit, l'ufage de la *Douche* à Aix eft très heureux, & l'on nous en raconta des effets merveilleux.

Le Chevalier fit jouer la pompe, pour nous faire obferver la façon de prendre la *Douche*. Mais la vapeur de cette eau, jointe à la chaleur du jour, nous échauffant trop, nous repaffames dans la Cour, où nous trouvames toutes fortes de rafraichiffemens, que le Comte y avoit fait placer à la hâte. Nous y trouvames du vin, de l'orgeat, de la limonade, des bifcuits, des confitures, & tout ce qui peut honnêtement fe préfenter à des Dames à cette heure. Je croi qu'il avoit épuifé toutes les provifions des Caffés de la Ville. Comme le Prince nous avoit mis dans le goût des *Impromptus*, le Chevalier auroit fort fouhaité pouvoir procurer quelques autres plaifirs à la compagnie,

& nous donner au moins un petit Concert pendant l'après-midi. Mais tous les Muſiciens & les Inſtrumens étoient occupés à cette heure dans les Egliſes de la Ville. Nous n'y perdimes pourtant rien : il fit tout ce qui dépendoit de lui pour amuſer les Dames. Il propoſa un Quadrille : mais elles préférèrent le plaiſir de la converſation, & celui de reſpirer l'air tranquillement. On parla du départ de la Marquiſe, & de mille autre choſes générales. On revint ſur les Mines que nous avions été voir le jour précédent, & l'on fit à ce ſujet de nouveaux complimens au Prince ſur ſa galanterie. Mr. de Rheysberg, toujours prêt à faire de nouvelles parties, dit qu'il y avoit encore une Mine de plomb à voir, qui étoit beaucoup plus curieuſe que celles de Calamine, & qui méritoit bien nos attentions. Il nous dit qu'il connoiſſoit un des Entrepreneurs, & qu'il ſe flattoit de nous y faire bien recevoir. Nous n'y fumes pourtant pas, & nous nous contentames de lui en entendre faire la deſcription.

Cette Mine eſt à côté de *Gimmenich*, Village du Duché de Limbourg. Il y a longtems qu'on l'a découverte, & l'on avoit fait beaucoup de dépenſe pour la rendre praticable. Elle étoit d'abord couverte d'eaux, ſans qu'on ait pu les épuiſer ni les détourner, quoiqu'on y ait employé diverſes ſor-

tes

tes de machines,& fait des fraix confidèrables pendant longues années. La perfection de cette Mine étoit réfervée à
Mrs. *Laffau* & *Bernus*, qui fe font affo-
ciés pour tâcher de la dégager des eaux
qui la rendoient inabordable. Ils y ont
employé quantité de moulins, de roues
& de machines *hydrauliques*, qui étoient
jour & nuit en mouvement. Leurs peines & leurs dépenfes n'ont pas été inutiles: les eaux fe font épuifées , la Mine eft devenue acceffible : on y a trouvé une minière très abondante , qui
fournit une quantité confidèrable de
plomb, qui les dédommagera fans doute des groffes fommes qu'ils y ont employées. La Ville d'Aix - la - Chapelle
leur eft redevable de l'augmentation de
fon Commerce; car on tranfporte quantité de ce plomb en France & dans les
Etats voifins. Il eft même fort recher-
ché pour faire des balles & d'autres ouvrages de cette nature, à caufe de fa
dureté. C'eft au moins ce que nous
en dit Mr. de Rheysberg. J'ai toujours regretté de n'y avoir pas été.

Nos Dames ne purent fe réfoudre à
y venir. La Vicomteffe allègua la malignité des vapeurs qui fortent des Mines de plomb ; le prétexte étoit fpé-
cieux. Ordinairement tous ceux qui
travaillent aux Mines & à la fonte du
plomb, font affligés de coliques , &
quelquefois de paralyfie. Je doute ce-
M 2   pen-

pendant que ces vapeurs foient affez malignes pour caufer l'une ou l'autre de
ces maladies, à gens qui ne feroient
que paffer auprès des Mines pour les vifiter : l'expérience du moins y eft contraire. Quoi qu'il en foit , la complaifance nous empêcha de l'effayer. La
Frelle, qui ne demandoit pas mieux
qu'à fe promener, auroit été fort aife
que la Comteffe fa Sœur n'eût pas été fi
fcrupuleufe fur fa fanté: mais comme elle ne vouloit point la contrarier , elle
feignit elle-même de n'aimer pas à s'expofer dans ces lieux fauvages , & nous
raconta la peur dont elle avoit été fai-
fie en paffant dans le Bois qui eft fur
la route de Stalberg. Elle nous avoua
qu'au moindre mouvement qu'elle entendoit, elle croyoit voir venir une
troupe de Voleurs. Eh ! qu'aviez-vous
à craindre , lui dit galamment le Prince , & qu'auroient-ils pu vous prendre?
Nous voici une troupe de Cavaliers occupés depuis un mois à tâcher de dérober votre cœur, fans y pouvoir réus-
fir : les croyez-vous plus habiles que
nous? Vous étiez d'ailleurs en affez bonne compagnie, & avec gens capables de
vous défendre. Cela eft vrai , dit-elle ;
mais Mad. de la Br. . . . n'étoit pas
plus affurée que moi dans la voiture,
& tant que le chemin a duré , nous
ne parlames que de maffacres & d'af-
faffinats. . . . Elles nous raconta quelques

ques Hiftoires banales dont elles s'é-
toient entretenues ; & comme fur cet
article il eft rare de trouver quelqu'un
en défaut, chacun donna la fienne. Je
ne fai pourquoi l'on prend tant de plaifir à ces fortes de récits ; mais j'ai remarqué que plus ils infpirent d'horreur,
plus ou les écoute attentivement. C'eft
peut-être par une fauffe générofité, qui
fait que l'on fe fatisfait en plaignant les
malheureux , & que l'on trouve de la
grandeur d'ame à s'affliger de leurs infortunes. Ce commerce d'Hiftoires fit
fouvenir D. Nugnez, que Mr. le Chevalier n'avoit encore rien raconté de
fes avantures, & il engagea les Dames
à les lui demander. On l'en preffa ;
mais il affura fort naïvement la compagnie que fa fortune avoit toujours
été fi unie, qu'il ne lui étoit jamais arrivé rien de bien intèreffant. Je fuis
Cadet, dit-il, & par conféquent peu
riche. J'ai été à Malthe de bonne heure , j'ai beaucoup voyagé depuis. J'ai
aimé quelquefois, on m'a fait croire
que l'on m'aimoit auffi: j'ai vu qu'on
me trompoit, ou parce que l'on ne me
croyoit pas affez fincère , ou parce qu'il
y avoit peu de fortune à faire avec moi:
je m'en fuis confolé, en attendant l'heure d'être véritablement aimé. Voilà,
dit-il en riant, l'Hiftoire de ma vie. Elle ne fournit point de grands évènemens.
Tout ce que je pourrois vous en dire

M 3

de

de plus, ne feroit que vous ennuyer. Mais du moins, lui dit la Vicomtesse, il est impossible que vous n'ayez vu mille avantures singulières dans vos voyages, & vous devez nous en dire quelques-unes, pour vous acquitter envers ces Messieurs qui vous ont fait leur confidence.

Cela est juste, Mesdames, reprit le Chevalier, & je ne prétens point m'en dispenser. J'ai même dans l'espèce de récits que l'on vient de faire, une Histoire fort singulière que l'on me raconta à Naples il y a quelques années. C'est celle du Comte de *Brisavo*, fameux Scélérat de ce pays, qui après avoir dissipé son bien, se fit Chef de Voleurs & pensa désoler le Royaume. Elle est un peu longue, mais il y a des endroits intèressans. Tout vicieux qu'il étoit, l'Histoire de ses violences fait tant d'honneur à la vertu des malheureuses personnes qu'il opprimoit, que l'on s'est donné la peine d'écrire sa Vie. . . . Un Comte devenu Chef & Capitaine de Voleurs, piqua la curiosité de la compagnie; car dans le Vice, comme dans la Vertu, on aime des Héros qualifiés. Le Chevalier fut instamment prié de nous en faire l'Histoire. Il la commença aussi-tôt. Mais comme il est rare que l'on retienne toutes les circonstances d'une Histoire à laquelle on n'a point eu de part, le
Che-

Chevalier pria la compagnie de permettre qu'il se fît apporter le Manuscrit qu'il avoit acheté à Naples. Il appella son Valet, l'envoya chercher sa cassette à papiers, & en tira quelques cahiers. Je vais, dit-il en l'ouvrant, le lire tel qu'il est, & je suis sûr que vous n'y perdrez rien : ma narration auroit moins de graces, que la relation d'un Auteur qui a connu le Personnage. .... Lectures ou récits, tout nous étoit bon pour nous desennuyer ; & on laissa au Chevalier carte - blanche, pourvu qu'il nous récitàt quelque chose d'intèreslant. Le Lecteur verra si cette Histoire répondoit à notre attente.

HISTOIRE

DU COMTE DE BRISAVO.

*P*ierre Comte de *Brisavo*, Napolitain, plus connu dans la suite sous le nom du Marquis de *Civitella*, se trouva de bonne heure héritier d'un Titre qui lui apportoit de grands biens. Mais comme la Vertu n'est pas héréditaire, & que la Noblesse n'est pas toujours un Titre de probité, il fut moins sensible à ce qu'il devoit à son sang & à son nom, qu'aux avantages qu'il pouvoit retirer de ses richesses, en les employant à ses plai-

M 4

sirs.

firs. Maitre de fa perfonne & de fes biens, il fuivit un penchant affez ordinaire aux jeunes-gens, mais plus encore à ceux de fa Nation, dont la Morale hérétique & fenfuelle paffe affez généralement pour la plus dépravée. Les mœurs des Napolitains font fi univerfellement décriées, que la Vertu y paffe prefque pour une exception, & que le caractère du Comte de Brifavo a befoin pour être crû dans toute fon étendue, de l'opinion, vraie ou fauffe, que l'on a de celui de fes compatriotes. Il ne monta cependant que par degrés, quoiqu'affez rapidement, au comble d'horreurs où il parvint. Le plaifir fut fon prémier écueil ; & il n'eft pas étonnant qu'il s'y livrât dans un âge où tout l'infpire, & dans lequel tout l'autorife, quand avec la liberté de fuivre fes penchans, un jeune-homme trouve dequoi les fatisfaire. Le pas eft gliffant, fans doute, & le jeune Comte ne fut pas s'y foutenir. L'attrait du plaifir l'entraina ; & comme du plaifir à la débauche le paffage eft fort court, il ne tarda point à le franchir avec une rapidité qui le précipita dans des excès, qui le rendirent odieux à fes compatriotes mêmes. Ebloui par les richeffes dont il fe voyoit maitre abfolu, il les crut inépuifables. Elles ne le furent cependant pas : la fureur du Jeu, & l'amour des Femmes, lui apprirent en peu d'années, qu'il n'eft point de tréfors

que

que ces paſſions réunies ne puiſſent diſ-
ſiper. Des pertes conſidèrables le cor-
rigèrent de la prémière, mais l'autre
n'en devint que plus violente. Il avoit
naturellement un penchant invincible
pour le beau Sexe, & ce penchant ſi
doux & ſi innocent quand il eſt règlé
par l'Honneur & la Vertu, devint le
vice dominant du Comte, & la ſource
des malheurs de quantité de perſonnes.
Il n'épargna pour ſe ſatisfaire, ni peines, ni argent. Dès qu'un Objet aimable avoit le malheur de lui plaire, il le
faiſoit enlever auſſi-tôt, ſans reſpecter
ni la naiſſance, ni le rang. Si le Comte avoit été moins fougueux ou moins
extrème dans ſes plaiſirs, il auroit pu s'é-
pargner ces violences. Il n'avoit qu'à
ſe montrer pour plaire. Toute ſa perſonne étoit aimable. Il étoit grand &
bien fait. Son corps étoit formé à tous
les Exercices. Sa phyſionomie avoit
quelque choſe de noble & de doux. Il
ne manquoit ni d'eſprit, ni de converſation. Sa naiſſance, ſon âge, & ſes
biens relevoient encore ſon mérite ; &
s'il n'eût prétendu qu'à la poſſeſſion d'un
Objet aimable, il ne lui en eût coûté
ſelon les apparences que la peine de le
ſolliciter. Il y avoit peu de familles à
Naples, où il ne pût entrer ; & fait comme il étoit, il avoit tout à eſpèrer de la
vertu même la plus ſévère. Il eſt vrai
qu'à juger de ſon caractère par ſes ac-

tions,

tions, il étoit plus capable d'infpirer de l'amour, peut-être, que d'en fentir. Il n'aimoit de la tendreffe, que ce qu'elle a de vicieux & de groffier; & comptant pour rien tout ce qui ne fatisfaifoit pas les fens, il cherchoit toujours la voie la plus courte, & croyoit que fon argent devoit fuppléer à fes foupirs. La retraite & la févérité dans lesquelles on élève les Dames Napolitaines, étoit pourtant un obftacle à fon penchant. Le Comte n'aimoit pas à foupirer long-tems: il chercha d'abord des conquêtes faciles, & après avoir épuifé tout ce que Naples pouvoit lui fournir d'objets de cette efpèce, il fe mit dans le goût des enlèvemens. Pendant une année, on n'entendit parler que de filles féduites ou forcées. Il fe jetta plufieurs fois dans des embarras plus ou moins grands, felon qu'il trouvoit plus ou moins de vertu, ou que les Beautés malheureufes qui tomboient entre fes mains, é-toient plus ou moins accréditées. Son argent le fauva toujours de ces pas dangèreux; & quoique ce puiffant métal fût le mobile de fes débauches, le Comte ne ceffa point d'être vicieux, lors même qu'il fut tombé dans la mifère, qui eft toujours le prémier châtiment de ceux qui fe livrent à ces excès.

Rien cependant n'étoit plus capable de le faire rentrer en lui-même: une indigence méritée eft une fource inta-

riffariſſable de réflexions; & pour peu qu'un homme conſerve de raiſon dans cet état, il en peut tirer de puiſſantes leçons. Il eſt vrai qu'elles n'ont de force, qu'autant que celui qui les fait, conſerve des principes d'honneur & d'éducation; & il eſt très apparent que la débauche les avoit déja tous étouffés dans le cœur de Briſavo. Il avoit naturellement trop d'eſprit, pour ne pas comprendre que la diſſipation de ſes fonds & de ſes revenus à la fleur de ſon âge, n'avoit d'autre cauſe que ſes deſordres. Tout autre que lui en eût conclu du moins, qu'il devoit y renoncer. Le Comte raiſonna tout autre-trement; ou plutôt, il ne raiſonna point, parce que l'attrait du Vice faiſoit alors la ſouveraine raiſon de ſon ame. Loin de chercher dans une vie règlée des reſſources à la miſère qui le menaçoit, & de ménager par une ſage œconomie les débris de ſa fortune; ſans quitter ſes autres vices, il rentra dans le grand Jeu. Il en apprit toutes les fineſſes, & quoiqu'il fût aſſez habile pour y corriger quelquefois les caprices du Sort, il n'en éprouva pas moins toutes les fatalités. Il y perdit ſouvent; mais il y fit des coups heureux, & gagna de tems en tems des ſommes conſidèrables, ſans en devenir pas riche. Il y avoit une ſubordination ſi bien établie entre ſes paſſions, que ſans ceſſer de

M 6

mai-

maitrifer fon cœur, elles favoient fe cèder les unes aux autres, felon les circonftances. Un jour on le voyoit Débauché, le lendemain il étoit Joueur;
mais toujours méchant, fans honneur
& fans probité. Quand il fe trouvoit
fans argent, le Jeu étoit fa reffource,
& la Débauche lui faifoit place : mais
dès qu'il y avoit fait quelque coup heureux qui le remettoit en finances, fa
lubricité fe réveilloit, & malheur à la
prémière femme qui tomboit fous fes
regards!

Dans le tems qu'il ne vivoit déja plus
que d'expédiens, la belle Donna *Rafta*
en fit la trifte épreuve. Son Hiftoire
tient un rang fi marqué dans celle de
l'infame Brifavo, qu'il eft néceffaire d'en
faire un détail plus circonftancié que des
autres objets de fes crimes, pour en
connoitre l'excès. La conftante vertu
de cette malheureufe perfonne, fera
mieux fentir le déteftable caractère du
Comte. Le vice & la vertu, rapprochés
naturellement dans ce parallèle, y paroitront dans tout leur jour ; & il fera
peut-être difficile de décider qui des
deux, dans fon efpèce oppofée, a pouffé
l'un ou l'autre au plus haut point. Quoi
qu'il en foit, cette fille auffi vertueufe
que belle, étant tombée entre les mains
du Comte, fe vit prête à éprouver tout
ce que la débauche & la fcéléateffe ont
de plus odieux. La prémière avanture
de

de cette infortunée fille eût servi dès-
lors à faire punir Brifavo de ses crimes,
s'il n'eût été réfervé à y mettre le comble , pour en recevoir de plus grands
châtimens.   Peut-être auffi que le Ciel,
par quelques années d'impunité, vouloit
donner en fa perfonne un exemple terrible des excès où la débauche peut
entrainer ceux qui s'y livrent, & de la
vengeance qu'il en fait tirer.

Les avantures de l'infortunée Donna
Rafta ont quelque chofe de fi fingulier,
qu'elles paroitront romanesques à ceux
qui ignorent l'éclat que les crimes de
Brifavo ont fait pendant longtems dans
le Royaume de Naples.   Il eft vrai que
Donna Rafta y fut beaucoup plus connue par fes malheurs, que par fa rare
beauté.   La viligance de fa Mère , &
fon goût pour la retraite , avoient laiffé
longtems ignorer fon mérite & fa fageffe.   L'un & l'autre occafionnèrent fes
infortunes, & lui attirèrent des regrets,
que fa trifte Hiftoire renouvelle tous les
jours. Mais il étoit bien confolant dans
l'abîme de malheurs où elle fe vit prête
à périr , de n'avoir à fe reprocher que
fa vertu.

Cette vertueufe fille ne demeuroit pas
ordinairement à Naples; elle y venoit
feulement chaque année paffer quelques
mois avec fa Mère.   Sa famille ne fe
piquoit ni de richeffes , ni de grands
Titres: mais elle fe diftinguoit par une

probité généralement reconnue: l'honneur & la vertu faifoient fon caractère.. Les Parens de Rafta trouvoient ces qualités infiniment plus glorieufes, que les Titres équivoques de *Marquis* & de *Comtes*, que les Empereurs & les Rois d'Efpagne ont alternativement prodigués dans ce Royaume à leurs créatures. Ces Titres en effet, quand ils fout fi nouveaux, prouvent d'ordinaire beaucoup moins la nobleffe de ceux qui les portent, que la facilité des Souverains qui les accordent, ou l'opulence de ceux qui les achètent. Malgré les fréquentes révolutions de Naples, le Père de Rafta avoit fu fe maintenir dans une honnête médiocrité, qui n'excluoit pas les plaifirs que peut procurer une modefte abondance. Il avoit toujours vécu fur fes Terres, & y étoit mort tranquillement. Sa Veuve, ennemie du fracas de la Ville & de la Cour, continuoit d'élever fa Fille à la campagne dans la modeftie & la fimplicité des prémiers Ages; & jamais elle ne l'amenoit à Naples qu'à regret, par un preffentiment peut-être de la funefte deftinée.

L'enlèvement de quantité de jolies perfonnes, qui, felon qu'on l'a fu depuis, avoient été facrifiées à la brutalité du Comte, allarmoit les Mères & les Epoux les moins févères. Leur frayeur étoit d'autant plus légitime, que l'on n'avoit jamais revu aucune des Beautés malheu-

reu-

reufes qui étoient difparues. Après qu'on leur avoit ravi l'honneur, le fer ou le poifon leur ôtoit la vie, pour en dérober les indices. Ces trilles Hiltoires faifoient trembler les perfonnes les moins aimables.

Rafta avoit plus à craindre qu'aucune autre : elle étoit charmante, quoique d'une taille presque au deffous de la médiocre ; fon teint étoit admirable, elle étoit d'une blancheur à éblouir ; fes yeux grands & bleus infpiroient la tendreffe ; & quoique blonde, elle ne manquoit pas de vivacité. Elle n'avoit que vingt ans alors, & les charmes de la jeuneffe étoient accompagnés en elle de tant de douceur & de modeftie, qu'un feul de fes regards faifoit naitre autant de refpeɗ pour elle, que d'amour. Tant de charmes n'étoient en fureté que dans la retraite d'une Campagne. Sa Mère, qui connoiffoit le prix de ce tréfor, ne perdoit jamais fa chère Rafta de vue ; & la crainte du malheur qui lui arriva, l'empêcha pendant deux années de fuite de venir à Naples. Elle ne put échapper plus longtems à fa deftinée. Le mariage d'une proche Parente l'amena dans cette Ville : elle y vint avec l'aimable Rafta, qui fit les honneurs de la Fête, & les délices de tous ceux qui en étoient. Son éducation n'avoit rien de ruftique, ni de fauvage ; & fes manières, quoique naïves, étoient extrèmement polies. On

la mit de toutes les parties, elle y bril-
la: mais qu'elle paya bien chèrement
les innocens plaisirs qu'on lui avoit procurés!

Une promenade qu'elle fit avec les
nouveaux Epoux au *Pusilippo*, où l'on
devoit terminer les réjouissances de la
Noce, occasionna son malheur. Le
Comte y étoit; il la vit, il fut épris de
sa beauté; & par malheur pour elle, il
avoit gagné la veille des sommes considèrables à des Seigneurs étrangers. Il
ne lui en falut pas davantage pour chercher à se satisfaire. Voir, aimer, &
posséder, lui paroissoit une même chose; & il n'y avoit jamais connu de distance, qu'autant qu'il lui en faloit pour
hâter les moyens d'assouvir sa passion.
Rien sans doute ne pouvoit être plus
funeste à la beauté de cette jeune fille,
que de tomber sous les yeux d'un homme aussi infame. A peine en fut-elle
apperçue, que son enlèvement fut ré-
solu. Brisavo, accoutumé à ces violences, trouva bientôt les moyens d'exécuter cet attentat. Naples, comme l'on
sait, ne manque pas plus de gens capables de faire un mauvais coup, que de
faux Témoins. Il en coûte même assez
peu pour les employer: quoique le crime y soit fréquent, ces misérables y
sont en si grand nombre, qu'ils sont o-
bligés de se donner au rabais à l'envi
l'un de l'autre, pour obtenir la préfé-
ren-

rence. Brisavo s'en étoit déja tant de fois servi, qu'il connoissoit les plus habiles. Il les appella, leur indiqua le malheureux Objet de sa passion, qu'il avoit eu soin de suivre & d'observer. C'en fut assez pour faire de la vertueuse Rasta la plus infortunée personne qui fut jamais. Le Comte avoit toujours été bien servi ; il le fut encore en cette occasion. Ceux qu'il employa étoient expéditifs. Ils tendirent leurs embuscades, & deux jours après, la malheureuse Rasta tomba dans leurs filets.

Les Emissaires du Comte environnèrent la maison dès le point du jour, déguisés sous différens habits, afin d'éviter les soupçons. Ils y restèrent jusqu'à l'heure que les Dames sortent pour aller à l'Eglise. Les Ravisseurs avoient disposé deux voitures aux deux bouts de la rue, dont l'une devoit servir à causer quelque embarras, & l'autre à l'enlèvement : ils avoient aussi placé quelques-uns de leurs gens chez un Limonadier voisin, d'où ils devoient partir à point nommé. L'innocente Rasta, qui ignoroit le sort qui lui étoit préparé, sortit enfin vers les onze heures pour aller faire ses dévotions dans l'Eglise la plus proche ; & comme il n'y avoit que la rue à traverser, elle y alla à pied, accompagnée seulement d'une vieille Parente. Les Espions du Comte ne prirent point le change ; sa modestie, peut-
être

être encore plus que sa beauté, la trahit. Brisavo qui étoit caché dans le voisinage, donna le signal : aussi-tôt ceux qui étoient postés chez le Limonadier, feignant une querelle entre eux, sortirent brusquement dans la rue, mirent l'épée à la main, firent semblant de se battre ; & deux autres accoururent comme pour les séparer. Les voitures venant alors à la rencontre l'une de l'autre, augmentèrent l'embarras. La timide Rasta, effrayée de se trouver au milieu de tant d'épées, double le pas pour tâcher de se sauver dans l'Eglise. Le fracas des deux voitures qui s'accrochèrent à dessein, les juremens & les blasphèmes de ceux qui se poursuivoient, augmentant encore sa frayeur & son trouble, elle perdit sa compagne ; & se retournant pour la chercher dans ce tumulte, elle se sentit envelopper d'une cappe, & jetter dans une des deux voitures. Le trouble où elle se trouvoit, & la rapidité avec laquelle elle se vit enlevée, lui ôtèrent l'usage de la voix. Le tumulte qu'avoit excité la querelle des Emissaires du Comte, avoit tellement attiré les yeux de la populace, que personne ne fit attention au malheur de Donna Rasta. Hèlas ! avant que l'on se fût apperçu de son enlèvement, elle étoit déja transportée dans une maison que Brisavo tenoit à cet infame usage.

Cependant, après que le tumulte eut
été

été diffipé dans la rue, la Parente de Rafta fut très allarmée de l'éclipfe de fa compagne. Elle la chercha inutilement dans l'Eglife & dans les maifons voifines; & laffée de la demander aux paffans fans en rien apprendre, elle revint chez elle, où elle s'imagina qu'elle pourroit être revenue. L'inquiétude où on la vit, porta l'allarme dans toute la maifon. Les larmes qu'elle répandit en ne l'y trouvant point, annoncèrent le malheur de Rafta. La Mère la voyant rentrer feule & affligée, accourut au-devant d'elle, pour lui demander où étoit fa chère Fille. Son filence & fes pleurs firent fa réponfe: elle étoit fignificative; la Mère comprit dans l'inftant tout le malheur de fa Fille. Les enlèvemens dont on avoit parlé depuis quelques années, lui revinrent dans l'efprit, & elle ne douta pas un inftant que fa vertueufe Fille n'eût éprouvé le même fort. La vieille Parente avoua que Donna Rafta étoit difparue dans le tumulte d'une querelle, mais qu'elle étoit peut-être en fureté. Quoi qu'elle pût dire pour calmer la douleur de cette tendre Mère, elle ne put arrêter fes larmes, & toute la maifon retentit en un inftant de fes plaintes & de fes gémiffemens. ,, O mal-,, heur fans pareil! ô Fille infortunée! ,, s'écrioit-elle toute en larmes, ne t'ai-je ,, donc infpiré tant de vertu que pour ,, te voir expofée à cette ignominie?

,, O

,, O Mère trop imprudente, ou trop mal-
,, heureuse ! pourquoi ne t'ai-je pas sui-
,, vie ce matin ? on n'eût pu te séparer
,, de moi, qu'en m'arrachant la vie....
,, Fatale complaisance qui m'a fait quit-
,, ter l'innocent séjour de ma Campa-
,, gne, que tu vas me coûter de lar-
,, mes & de regrets! Dieu ! ajoutoit-
,, elle, à qui je dois l'innocence & la
,, vertu de ma Fille, conservez ma chè-
,, re Rasta ! Reprenez en ce moment
,, les charmes dont vous l'avez ornée;
,, mais rendez-la moi vertueuse. Effacez
,, cette funeste beauté, qui fait au-
,, jourd'hui son malheur.... Que Rasta
,, périsse ! j'y consens...mais qu'elle pé-
,, risse en défendant son honneur... O
,, Rasta! ô ma chère Fille! c'en est donc
,, fait ! Non, je ne te verrai plus...
Les pleurs & la juste affliction de cette
Mère désolée remplirent toute la maison de tristesse. Les Voisins accoururent au bruit de ses gémissemens : chacun y prit part ; ceux même qui avoient
le moins connu les charmes de l'aimable Rasta, s'attendrirent sur son sort. Sa
modestie & sa beauté en méritoient un
plus heureux ; mais quand elle eût été
moins aimable, on n'eût pu s'empêcher
de regretter une personne, dont la Mère marquoit dans ses plaintes mêmes,
tant d'honneur & de vertu. L'affliction
où étoit aussi la vieille Parente qui avoit
accompagné Rasta, augmentoit encore
la

la tristesse de ce spectacle. On ne pouvoit pourtant que pleurer & gémir ; jusques-là, l'on n'avoit aucun soupçon particulier sur l'auteur de cet enlèvement.

Cependant, parmi ceux que les cris de la Mère avoient attirés dans la maison, il se trouva un jeune Cavalier qui étoit singulièrement touché de la modestie & de la beauté de Rasta : il avoit été de la noce, & l'y avoit vue pendant toutes les réjouissances ; mais quoiqu'il eût senti pour elle une tendresse parfaite, il n'avoit jamais osé la lui déclarer. Le respect qu'elle lui avoit inspiré en l'enflâmant, est une preuve que la pudeur dans une jeune Beauté, n'est pas le charme le moins puissant à l'égard d'un cœur bien fait. Ce jeune-homme l'adoroit, & ne voyoit qu'à regret la fin de la Noce, parce que ce terme alloit lui enlever sa chère Rasta, & lui ôter les moyens de la revoir. Il avoit tenté plusieurs fois de lui faire une déclaration ; mais malgré la violence de son amour, la modestie de Rasta lui avoit toujours imposé silence. Un respect si soutenu supposoit dans ce Cavalier un fonds d'honneur & de vertu, qui le rendoit digne du vertueux Objet de sa tendresse. Il s'appelloit le Signor *Vanelli*. Sa figure étoit aimable, & sans être noble, il avoit toutes les qualités que la noblesse suppose : il n'en avoit pas les vices. Sa réserve & sa politesse avoient

été

été remarquées de la Mère de Rasta, &
elle s'étoit un peu relâchée en sa faveur
de l'extrême vigilance qu'elle avoit té-
moignée à l'égard des autres Cavaliers
qui avoient été de la Fête. Vanelli toujours respectueux n'avoit eu garde d'en
abuser ; il lui faloit des évènemens marqués, pour oser s'intéresser publiquement
à ce qui regardoit Rasta.

Il demeuroit assez loin de la maison
où elle logeoit : mais le hazard qui veille
quelquefois aux intérêts des Amans, l'a-
mena dans cette rue au moment que la
Mère de Rasta apprenoit l'enlèvement
de sa Fille.   Le mouvement qu'il remarqua à la porte de la maison où il
avoit connu la belle Rasta, lui donna de
l'inquiétude : son cœur agité d'une subite
palpitation, lui annonça le malheur de
celle qu'il adoroit.   Il voulut délibérer
si la bienséance lui permettoit d'en approcher, dans la crainte d'offenser la
modestie de Rasta par une inquiétude
trop marquée.   Son triste cœur en dé-
cida : il entend les pitoyables cris de la
Mère, il en demande le sujet, & ne tarde point à l'apprendre. Sa douleur fut
extrème ; mais comme il étoit aussi bra-
ve que tendre Amant, il cacha son desespoir, & ne voulut s'en servir que pour
tâcher de retrouver l'infortunée Rasta.
Il se fait jour au milieu des Voisins, &
se présentant devant la Mère, il lui
dit avec une noble assurance & des

yeux

yeux pleins de feu : ” J'apprens votre
„ malheur, Madame, & j'en fuis péné-
„ tré de douleur. Mais permettez-moi
„ de vous repréfenter , que toutes vos
„ larmes ne vous rendront pas l'aima-
„ ble Signora. Il faut d'autres armes
„ & d'autres foins : je vous offre les
„ miens , & fi je fuis fecondé par quel-
„ ques-uns des Cavaliers qui font ici, je
„ m'engage à vous rendre votre chère
„ Fille, quelque part qu'elle foit. Pour-
„ roit-on s'expofer pour un plus noble
„ fujet? Allons, Signors, continua-t-il
„ en fe tournant vers deux autres Cava-
„ liers qui étoient là , & dont l'un étoit
„ le nouvel Epoux ; je vous offre de
„ partager avec moi la gloire de cet-
„ te action. ... Si vous la refufez, je
„ trouverai affez d'Amis charmés de la
„ mériter.” La vivacité avec laquelle
Vanelli parla à ces Cavaliers , ranima
leur courage ; ils s'offrirent de le fuivre,
malgré les larmes de la nouvelle Epoufe
de l'un des deux. La Mère de Rafta
voulut auffi s'y oppofer, dans la crainte
de multiplier les malheurs de fa Famille.

Cependant Vanelli fûr de fon cœur,
& guidé par l'amour, engagea les Cavaliers par ferment à le fuivre, & pria la compagnie de ne pas faire éclater fi-tôt l'avanture de Rafta, afin d'augmenter la fécu-
rité de fes Ravifieurs , & les empêcher
de fortir de Naples avec leur proie. Enfin,

fin, après s'être assurés promtement de l'endroit où elle étoit disparue, ils sortirent tous trois bien armés, pour aller sur les lieux, s'informer encore si parmi les Voisins personne n'auroit rien vu qui pût leur donner quelques indices. Leurs recherches aboutirent à peu de chose, & ils se disposoient à aller en dernier ressort dresser leur plainte chez le Viceroi; lors qu'un homme d'assez mauvaise physionomie, jugeant du sujet de leur inquiétude, les aborda, & s'offrit à leur donner quelques lumières sur cette triste avanture. Le tendre Vanelli tressaillit de joie à cette proposition, & jugeant à l'air mercénaire de cet homme qu'il ne s'offenseroit pas d'une récompense, il lui promit tout ce qu'il demanderoit, & lui donna d'abord une trentaine de Séquins d'or, pour l'engager à le servir. Cet homme, animé par ce présent, tira à part le Signor Vanelli qui lui paroissoit le plus ardent des trois, & lui dit avec une sincérité rare: ,, Je ne sai, ,, Signor, quelle est la personne que ,, vous cherchez; mais je sai qu'hier ,, on devoit enlever une fort jolie ,, Dame. Sans doute, ajouta-t-il, que ,, vous avez bien entendu parler du ,, Comte de Brisavo? . . Je suis pres- ,, que sûr que c'est lui qui a fait l'en- ,, lèvement; & ce ne seroit pas son ,, coup d'essai: du moins, poursuivit-il,
,, je

„ je le vis hier fort occupé avec gens
„ connus pour très habiles dans ces
„ coups de main. Je vous dirai plus;
„ c'eſt que s'il a fait le coup, vous le
„ trouverez dans un tel endroit, où il
„ eſt ordinairement ſeul. Mais hâtez-
„ vous, ſi vous m'en croyez; vous n'a-
„ vez pas de tems à perdre ”. Cet
homme paroiſſoit trop ſûr de ſon fait,
pour que ſon avis fût négligé. Vanelli
lui promit une plus groſſe récompenſe,
s'il vouloit l'y accompagner avec ſes
deux Amis: il s'en excuſa, & s'offrit
ſeulement à les mener juſques vis-à-vis
de la maiſon ſuſpecte, à condition qu'ils
le laiſſeroient paſſer ſans donner à connoitre qu'il fût de leur compagnie. Cette précaution augmenta l'eſpérance de
Vanelli, & lui fit croire avec aſſez de
vraiſemblance, que cet homme pouvoit
être d'autant mieux informé, qu'il auroit peut-être été autrefois employé par
le Comte à de pareilles expéditions, &
que fâché de ne l'avoir pas été dans
celle-ci, il n'y vouloit rien perdre.
Quoi qu'il en ſoit, l'Amant & ſes deux
Amis le ſuivirent. Il eût été plus naturel & plus prudent ſans doute, d'aller
demander main-forte à la Juſtice, que
de s'expoſer auſſi témérairement qu'ils
le firent: mais la jeuneſſe & l'amour dé-
libèrent rarement. Vanelli comptant
ſur ſon courage, flatté de la gloire d'arracher ſa chère Raſta des mains du Com-

te, jaloux d'ailleurs qu'elle pût devoir sa liberté à tout autre qu'à lui, suivit à la lettre l'avis qui lui avoit été donné de ne perdre point de tems, & ils se mirent tous quatre dans une voiture.

Quoique la maison indiquée fût dans un des Fauxbourgs de Naples, ils y arrivèrent dans un moment, & descendirent au coin de la rue où elle étoit située. Leur Guide la leur montra de loin, & leur donna, avant de les quitter, le mot du guet qui devoit leur en faciliter l'entrée. C'étoit une vieille maison de peu d'apparence, assez profonde pourtant, & isolée presque de tous côtés, fort propre en un mot aux usages auxquels elle étoit destinée. Ils frappèrent; une vieille femme qui étoit comme la Concierge de cet infame lieu, vint leur ouvrir, & ne fit pas difficulté de les laisser passer, dès qu'elle eut entendu le mot du guet. Elle les prit d'abord pour les Amis de son Maitre, & leur dit qu'il étoit en-haut avec sa Maitresse depuis une demi-heure, & les pria d'attendre qu'elle l'avertît. Vanelli ne se possèdant plus à ce mot, tire un pistolet de sa poche, & le lui portant à l'oreille, lui ordonne de les conduire à la chambre du Comte, sans faire le moindre bruit. La Vieille intimidée veut crier, & s'échapper de ses mains. Vanelli craignant tout pour sa chère Rasta, s'il lâchoit son pistolet, laisse

cette

cette femme entre les mains d'un de ſes deux Amis, monte l'eſcalier ſuivi de l'autre, parcourt les apartemens au hazard de périr mille fois ſi le Comte ſe fût mis en défenſe. Ils avoient déja viſité preſque toutes les chambres, ſans y trouver aucune marque d'habitation, lorsqu'ils entendirent les gémiſſemens d'une femme, & les juremens affreux d'un homme qui paroiſſoit lui faire violence, & la menacer de la mort. Vanelli croyant reconnoitre la voix de ſa chère Raſta, tourne tout furieux vers la chambre d'où la voix partoit, enfonce la porte, ſe ſaiſit de deux piſtolets qu'il trouve ſur une table, crie, appelle du ſecours, & paſſe dans un cabinet ouvert où il trouve l'infame Briſavo. Ce qu'il y a d'étonnant, c'eſt que ni le bruit, ni la fureur de Vanelli n'avoient pas été capables d'arrêter ni de diſtraire un moment celle du Comte. Concentré, pour ainſi dire, dans le crime qu'il méditoit, il étoit dans une eſpèce d'ivreſſe qui captivoit tous ſes ſens. Son cœur pétri de débauche l'avoit rendu inſenſible à tout ce qui pouvoit la troubler, & aux cris de la trop malheureuſe Raſta. Uniquement occupé de ſa paſſion, le brutal ne ſongeoit qu'à l'aſſouvir. La ſituation où il étoit avec Reſta, pouvoit glacer d'effroi tout autre qu'un Amant. Briſavo l'avoit terraſſée, & cette fille infortunée avoit déja la voix preſque éteinte à force d'appeller du ſecours. El-

N 2

le

le étoit toute en defordre, les cheveux épars, les yeux baignés de larmes, le fein meurtri, la face égratignée & presque couverte de fang. Epuifée par les efforts qu'elle faifoit pour fe dérober aux careffes de fon Raviffeur, il ne lui reftoit prefque qu'un fouffle de vie, qu'elle employoit avec courage pour défendre fon honneur. Elle tenoit Brifavo à la gorge, & fes innocentes mains tâchoient d'étouffer ce monftre d'horreurs. L'infame, irrité par la conftante pudeur de la vertueufe Rafta, fentant d'ailleurs la fupériorité de fes forces, attendoit apparemment tout de la foibleffe de fa victime, & tâchoit d'en triompher par la terreur de la mort, lorfque fon Amant entra. Vanelli vit Brifavo, qui d'une main la ferroit impitoyablement contre terre, & de l'autre tenoit un ftilet levé fur fon fein, la menaçant de lui percer le cœur, fi elle ne fe hâtoit de confentir à fes infames defirs. Quelle fituation pour un Amant témoin de ce fpectacle! *Arrête, miferable!* lui crie avec fureur l'intrépide Vanelli, qui vit d'un coup d'œil toute l'horreur de cette fcène, *arrête, infame! ou tu meurs.* Le Comte entendant crier fi près de lui, tourne enfin la tête, & voyant des hommes armés & furieux dans fa chambre, fe lève pour courir à fes piftolets. Il étoit trop tard: l'Ami que Vanelli avoit laiffé en-bas pour arrêter la Vieille, étoit accouru au bruit; ils fondent tous trois

fur

fur lui, le trainent hors du cabinet, &
il alloit fe voir percer de coups, fi la
vertueufe Rafta, par une délicateffe rare, ne s'étoit précipitée elle-même au
milieu de fes Libérateurs pour les arrêter. Cette jeune perfonne, que la vertu feule animoit, s'étant remife fur le
champ du défordre où on l'avoit trouvée, comprit que c'étoit trop peu pour
elle que fa confcience rendît témoignage à la confervation de fon intégrité,
fi fon Raviffeur lui-même n'en convain-
quoit fes Libérateurs. *Qu'il vive*, s'é-
cria-t-elle en fe jettant au milieu d'eux,
*qu'il vive. . . . & qu'il confeffe feulement
l'inutilité de fes efforts. . . . . Ma vengeance fera fatisfaite, fi l'infame avoue que fa
brutalité ne l'a point été.* „ Oui. . . je
„ l'avoue, dit-il d'un ton plein de rage;
„ c'eft un regret que la mort feule pour-
„ ra m'arracher; & ce qui fait ici mon
„ defespoir, n'eft pas tant la mort qui
„ me menace, que la confufion de me
„ voir vaincu par une jeune fille. Tu
„ ès, ajouta-t-il en frémiffant de rage,
„ la prémière qui m'échappe ”. Si cet
aveu étoit glorieux à Rafta, il étoit bien
confolant pour un Amant! Il étoit également néceffaire à la vertu de l'une, &
au repos de l'autre. Pour le comprendre, il ne faut que rapprocher cette é-
trange fcène. Que devoit penfer Vanelli, à la vue d'un brutal écumant de
luxure & de rage, entêté de fatisfaire

fa paſſion, balançant entre l'aſſouviſſe-
ment de ſa brutalité, & la mort de l'innocent Objet de ſa fureur, prêt enfin à
immoler une perſonne dont les charmes
pouvoient deſarmer le cœur le plus barbare? Vanelli témoin de ces excès, devoit expirer de douleur; & ſi quelque
choſe put la ſuſpendre en ce moment,
ce fut ſans doute le conſolant ſpectacle
de la vertu de Donna Raſta. C'eſt dommage qu'un Amant ne puiſſe en ces oc-
caſions être ſuſceptible d'aucun ſentiment de plaiſir: il eût été bien doux
pour Vanelli de conſidèrer les efforts que
Raſta faiſoit pour défendre ſon innocence. D'un coup d'œil, il vit cette
vertueuſe fille, ſeule, ſans armes, ſans
ſecours, & dans le ſecret d'une maiſon
ſolitaire, aux priſes avec un infame prêt
à l'opprimer; & qui malgré les horreurs
de la mort dont elle étoit menacée,
combattoit généreuſement pour la conſervation de ſon honneur. A cet aſpect,
le cœur le moins vertueux ne pourroit
lui refuſer ſa tendreſſe, & ſon admiration. La vertu de Raſta rend ſans doute le crime de Briſavo plus odieux,
comme la barbarie de cet infame rend
l'innocence de Raſta plus admirable.
Le cœur de Vanelli dut éprouver en un
inſtant toute la force de ce contraſte.
Son admiration cependant ne pouvoit
être que conditionelle: qui connoit bien
le cœur humain, conviendra que l'état
de

de cette fille infortunée avoit, malgré son innocence, quelque chose d'obscur pour un Amant délicat, & pouvoit laisser quelques soupçons dans le cœur de Vanelli. Il ignoroit jusqu'où pouvoit avoir été la violence du Comte. Les apparences étoient à la vérité pour Rasta; ses larmes & son desordre prouvoient sa résistance: mais ne pouvoit-elle pas être innocente, & deshonorée? L'aveu de Brisavo suffisoit pour éclaircir ce mystère. Rasta en fut satisfaite: mais les deux Amis de Vanelli ne le furent pas. Ils vouloient immoler l'infame à leur juste vengeance. Ils le terrassèrent à leur tour, & lui tenant le poignard sur la gorge, ils lui firent éprouver pendant quelques momens les allarmes qu'il avoit causées à leur Parente. La vertueuse Rasta continuant à leur demander grace pour lui, les desarma: Vanelli se joignit à ses instances, & les exhorta à ne point souiller leur gloire par l'effusion d'un sang aussi infame. *Laissons*, dit-il, *au Ciel le soin de le punir: il en fera quelque jour la justice.* . . . . . Hèlas! il ignoroit que cette prédiction n'auroit son effet, qu'après que l'ingrat Brisavo auroit menacé leur innocente tendresse de coups encore plus affreux!

En laissant la vie au Comte, la prudence ne permettoit pas que ces trois Cavaliers le laissassent en liberté. On ne pouvoit trop se défier d'un aussi méchant homme,

& d'ailleurs ils ignoroient s'il n'y avoit pas dans la maison d'autres Domestiques que la Vieille qui leur avoit ouvert la porte, ou si cette Vieille ne se seroit pas échappée de la chambre où ils l'avoient enfermée, pour appeller du secours. Ils convinrent donc avant de sortir, de mettre Brisavo hors d'état de leur nuire. Ils cherchèrent des cordes, & le laissèrent dans sa chambre pieds & poings liés, sans lui faire d'autre mal. Après cette expédition, la belle Rasta qui ne se croyoit pas en sûreté tant qu'elle resteroit dans cet abominable lieu, pria ses Libérateurs de l'en tirer sans délai : l'un d'eux sortit pour faire avancer la voiture qu'ils avoient laissée au bas de la rue, & ils partirent. Quand Brisavo se vit enlever sa proie, il ne put retenir son desespoir : il entra dans une fureur qui lui fit vomir contre l'innocente Rasta des ordures & des infamies capables de faire rougir les plus effrontés. Il y joignit des menaces qui, quoique sans apparence alors, ne furent que trop tôt vérifiées.

Avant de sortir, Rasta se couvrit le visage par modestie ; & en entrant dans la voiture, elle marqua, autant que son trouble le lui permit, toute la joie qu'elle avoit de s'éloigner d'un lieu où son innocence avoit couru tant de risques. Elle fit à ses Libérateurs les complimens les plus vifs sur le service qu'ils lui avoit rendu, & sur les dangers aux-

quels

quels ils s'étoient exposés pour elle.
Quoique sa reconnoissance fût générale,
elle avoit pourtant quelque chose de plus
tendre pour Vanelli : il méritoit bien
quelque distinction ; car outre qu'il avoit
animé les autres à cette recherche, il
avoit été comme leur Chef ; & Rasta,
malgré son desordre, avoit bien remarqué son ardeur. Vanelli, flatté du succès de son entreprise, & enflâmé par la
présence de l'Objet de son amour, répondit à la reconnoissance de sa chère
Rasta par les sentimens les plus généreux : c'est ainsi que l'amour s'expliquoit,
sans qu'ils le sussent. Jusques-là les deux
Amis ne regardoient leurs complimens
réciproques, que comme des effets de
la reconnoissance d'une part, & de la
générosité de l'autre. Rasta elle-même
n'y voyoit peut-être pas autre chose,
parce que sa pudeur & son trouble ne
lui avoient pas encore permis de réfléchir
sur les mouvemens de son cœur. Elle
s'en apperçut pourtant après ; car on
dit qu'elle détourna la conversation, &
qu'elle demanda des nouvelles de sa
chère Mère. Elle s'attendrit au récit
des inquiétudes & de l'affliction que son
enlèvement lui avoit causées. Vanelli,
qui partageoit tous les mouvemens de
la belle Rasta, tâcha de la rassurer, en
lui racontant le serment par lequel ils
s'étoient obligés en sa présence, à faire
aux dépens de leur vie toutes les recherches possibles pour la retrouver, & lui

                                        dit

dit qu'il ne doutoit pas qu'elle ne s'en
fût reposée sur leur ardeur. En raison-
nant sur ces différentes choses, ils arrivèrent triomphans à la maison où étoit
la Mère.

Ils la trouvèrent encore en pleurs, &
si accablée de douleur qu'elle méconnut
sa Fille. Elle la redemandoit à elle-même, & ne pouvoit en croire ses yeux. Sa
délivrance lui paroissoit si miraculeuse &
si inespérée, qu'elle la regardoit comme
un songe, & que quoiqu'elle tînt cette
chère Fille entre ses bras, elle la pleuroit encore comme perdue. Elle la reconnut enfin, & apprit que le Ciel a-
voit conservé l'innocence de sa Fille:
mais son cœur ne pouvant supporter ce
passage si subit de l'extrème tristesse à
la joie la plus excessive, lui fit éprouver
des syncopes très douloureuses, & la
jetta dans une défaillance mortelle. La
tendre Rasta s'allarmant de l'état de sa
chère Mère, la serroit entre ses bras
pour la ranimer par ses caresses: elle
l'appelloit par les noms les plus doux,
& craignant de la perdre dans un éva-
nouissement aussi long, elle regrettoit
la mort à laquelle on venoit de l'arracher. Elle s'abandonna aux larmes &
aux gémissemens, & succombant aussi à
sa douleur, elle s'évanouit à son tour.
Toute la famille s'attendrit sur un évènement si touchant & si rare, & l'admiration qu'il causa fit presque oublier
qu'on

qu'on devoit les fecourir. Une Mère
pâmée de joie de revoir fa Fille, & une
Fille évanouie de douleur de voir fouffrir fa Mère, toutes deux prêtes à expirer de tendreffe, formoient un fpectacle fi tendre & fi doux, que perfonne
ne put retenir fes larmes. On tâcha
pourtant de rappeller à la vie deux perfonnes fi dignes de vivre heureufes. A
force de foins & d'effences, le fentiment
& la connoiffance leur revinrent. Elles
ouvrirent les yeux, & fe reconnurent
enfin. *Ah ma Mère! Ah ma Fille!* s'é-
crièrent-elles en même tems, *quelle
douceur, quelle fatisfaction!* La joie leur
fit encore verfer quelques larmes. " Que
,, le ciel foit béni, s'écria la Mère avec
,, un profond foupir, puisqu'il me rend
,, ma Fille, & qu'il a confervé fon in-
,, nocence! Vien, ma chère Rafta,
,, que je t'embraffe. . . . Je t'avoue,
,, continua-t-elle, que le plaifir de te
,, revoir étoit troublé par la crainte
,, d'apprendre ton deshonneur, & juf-
,, qu'à ce que j'aye compris que la vio-
,, lence de ton Raviffeur avoit été fans
,, effet, je tremblois pour ta pudeur:
,, ta confervation me paroit l'ouvrage
,, du Ciel! ... Après lui, Signors, ajou-
,, ta-t-elle en s'adreffant aux trois Cava-
,, liers, c'eft à vous que je dois la dé-
,, livrance & l'honneur de ma Fille.
,, Puiffe le Ciel qui a béni vos recher-
,, ches, vous en tenir compte à jamais;

„ car c'eſt un bienfait auquel je ne vois
„ point de prix ”. Vanelli, charmé de
trouver tant de reconnoiſſance dans la
Mère de Raſta , crut qu'à l'abri de la
joie qui la tranſportoit , il pouvoit ſans
l'offenſer, expliquer confuſément le motif de ſon ardeur. ” Ce que nous ve-
„ nons de faire, Madame , lui répon-
„ dit-il , ne mérite aucun remerciment.
„ C'eſt un devoir que la Nature &
„ l'Honneur impoſoient à tout ce qu'il
„ y a d'honnêtes-gens: le Cavalier le
„ moins généreux ſe croiroit ſuffiſam-
„ ment récompenſé par le plaiſir d'avoir
„ ſauvé la Signora du danger qu'elle cou-
„ roit. Quant à moi , dans l'incertitude
„ même où j'étois du ſuccès de nos
„ recherches, j'aurois perdu mille fois
„ la vie, pour chercher ſeulement le
„ moyen de la ſauver; & la gloire d'a-
„ voir tenté ſa délivrance me ſuffiroit...
„ Si cependant il étoit permis d'aſpirer
„ à quelque choſe de plus , ajouta-t-il
„ en ſe jettant aux pieds de la Mère ,
„ ce ſeroit, Madame, d'accorder Don-
„ na Raſta aux vœux d'un fidèle Amant
„ qui ſent peut-être encore plus que
„ vous, la joie de la revoir ici, pleine
„ d'honneur & de vie. Permettez du
„ moins qu'elle écoute mes ſoupirs. El-
„ le eſt ma conquête, l'amour me l'a
„ donnée ; mais je ne veux la tenir que
„ de vous. Je l'aimois avant ſon mal-
„ heur, ſes charmes m'avoient enflâmé.
„ Ma

,, Ma réserve à lui marquer la paſſion
,, qu'elle m'avoit inſpirée, vous aſſure
,, encore plus de mon reſpect pour elle,
,, que ce que je viens de faire ne vous
,, prouve l'ardeur de mon amour. Il
,, me ſuffiroit de l'avoir vue entre les
,, bras de l'infame Briſavo, pour l'ado-
,, rer. Le triomphe de ſa vertu, dont
,, j'ai été le témoin, me la rend à ja-
,, mais chère.... Parlez, Madame, ou
,, ſouffrez qu'elle s'explique elle-même.
Raſta qui écoutoit ſon Amant, touchée
du ſervice qu'elle venoit d'en recevoir,
ne put diſſimuler ſa reconnoiſſance. Elle ſe fit un plaiſir de raconter elle-même
à ſa Mère tout ce que Vanelli avoit fait
pour elle. Le bienfait ſignalé qu'elle
en avoit reçu, la fit paſſer en cette
occaſion ſur les ſcrupules d'une explication qu'elle n'auroit jamais fait, ni ſouffert. Elle prit, ou feignit de prendre
la déclaration de ſon Amant pour une
ſimple galanterie, & parut uniquement
ſenſible au ſervice qu'elle en avoit reçu.
L'amour déguiſé ſous le nom de reconnoiſſance, n'a rien de choquant, quand
elle eſt auſſi bien fondée que celle de
Raſta. Elle la peignit, ſans le ſavoir
peut-être, d'une façon ſi noble & ſi
vertueuſe, que toute la famille recon-
noiſſant la force de la deſtinée, lut
dans le cœur de Raſta plus clairement
qu'elle-même. Les deux Cavaliers qui
avoient accompagné Vanelli, avouèrent

                        ſin-

ſincèrement que le retour de Raſta n'é-
toit dû qu'à lui ſeul, & que l'on ne
pouvoit ſans ingratitude & ſans injuſtice lui refuſer un b:en qui devoit ê-
tre naturellement le prix de ſa valeur.
Vanelli pendant ces ſollicitations regardoit Raſta d'un œil ſi tendre, que cette
vertueuſe fille comprenant toute l'étendue de ſa reconnoiſſance, rougit de la
néceſſité de ne pouvoir y mettre des
bornes. Sa pudeur s'offenſoit de trouver un Amant dans ſon Libérateur : mais
ſon cœur dirigé par des mouvemens plus
tendres, lui diſoit que Vanelli méritoit
plus que de la reconnoiſſance. Ce combat intérieur lui fit verſer des larmes,
& elle ſe retira dans une autre chambre.
La Mère elle-même, attendrie d'un évè-
ment ſi conſolant, en étoit toute inter-
dite. La demande de Vanelli étoit preſ-
ſante : le ſuccès de ſon entrepriſe lui
donnoit de grands droits ſur Raſta. Elle comprit d'ailleurs, que tout innocente qu'étoit ſa Fille, il n'étoit guères
poſſible de ſonger à la marier avanta-
geuſement après ſon avanture. Vanelli
avoit du bien, & de l'honneur. La Mère donna quelques eſpèrances à ce généreux Amant ; & quelques mois après,
elle détermina ſa Fille à lui donner la
main. Enfin leur union fut célébrée
avec un applaudiſſement univerſel. Hèlas ! ſi ces deux Epoux eurent occaſion
de bénir la triſte cataſtrophe qui avoit

ſi bien ſervi leur tendreſſe, ils étoient bien éloignés de prévoir les allarmes qu'elle leur apprêtoit, & dont l'infame Briſavo devoit être l'auteur.

Ce miſérable, échappé au danger qu'il avoit couru pour ſa vie, ne fut point délivré de tout ce qui la menaçoit. Sa crainte ne fit que changer d'objet. L'affaire éclata malgré le ſilence & la modération des intèreſſés, & réveilla les autres Hiſtoires. La Juſtice en fut informée, & en fit des recherches ſi ſévères, que le Comte fut obligé de s'évader & de ſe tenir caché. Il n'en fut ni plus heureux, ni plus ſage, & ſe vit comme englouti dans le précipice qu'il s'étoit creuſé par ſes débauches. Ses Amis l'abandonnèrent; ceux qui le connoiſſoient le moins, le mépriſèrent; & presque tous le craignirent : ſon nom ſeul devint la terreur des Epoux & des Mères, & l'objet de l'exécration publique. Il n'oſoit ſortir que de nuit, & ne ſe montroit que dans les Brelans & les Lieux de débauche, dont il ſe fit le miniſtre & l'appui. Quelques-uns de ſes Parens, touchés de ſes desordres, & honteux de voir trainer leur nom avec infamie, eſſayèrent de le ramener par toutes les conſidèrations que la Religion & l'Honneur pouvoient leur inſpirer : c'étoit le prendre par l'endroit le moins ſenſible. Ils offrirent de lui faire une ſomme d'argent pour quitter le Royaume,

yaume, & aller dans quelque Pays étranger, pour s'épargner l'opprobre du supplice auquel il s'expofoit. Il prêta l'o-
reille à cet avis, il accepta leurs offres;
mais à peine eut-il touché leur argent,
qu'il le diffipa dans fes débauches ordinaires. Ses Parens rebutés par fon opiniâtreté dans le vice, l'abandonnèrent
à fon mauvais fort, n'ofant le faire arrêter, de peur de hâter fa punition.
Quelques-uns cependant lui facrifièrent
encore une fomme pour l'aider à quitter
le Pays, & à aller chercher loin d'eux la
jufte récompenfe de fes débauches. Il
ne s'en fervit que pour les prolonger.
L'argent qu'il en avoit reçu, aiant ref-
fufcité fon crédit, il fit quelques paye-
mens fecrets, à l'ombre desquels il fit
de nouveaux emprunts. Il fe foutint encore quelque tems, en trompant Mon-
fignor C.... Evêque de .... fon
Parent, à qui il excroqua quelque argent fous prétexte d'aller faire pénitence
dans un Hermitage. Cette fomme fut
auffi-tôt diffipée que les prémières; &
le crédule Prélat eut la douleur d'apprendre que fon argent, comme celui des autres, n'avoit fervi qu'à prolonger la débauche du Comte.

Ces indignes menées & ces perfidies
apprirent à fes plus charitables Amis à
ne plus fe fier à lui. Ses Créanciers def-
efpérant d'en être payés, le cherchèrent
par-tout; ils le fuivirent & découvrirent
fa

sa retraite. Le Comte se vit réduit encore à en changer, & à demeurer exactement caché. Par-là finirent les ressources du Jeu, & il tomba dans une affreuse pauvreté. Il se vit forcé, pour subsister, de vendre secrettement jusqu'à ses habits. Sa misère devint si pressante, qu'il fut obligé de dormir le jour, & de sortir la nuit pour demander l'aumône: plus malheureux encore que ceux qui sont dans l'indigence, il n'osoit solliciter qu'en tremblant, la libéralité des passans, dans la crainte d'être arrêté & puni. Quelle chute & quelle humiliation pour un homme de cet ordre! & que cet état est une puissante leçon pour ses pareils! Brisavo ne sut pourtant pas en profiter; l'indigence ne le corrigea point. Si-tôt qu'il avoit reçu quelques pièces d'argent, il alloit s'en régaler avec ce qu'il y avoit de plus sale & de plus abjet à Naples ; & préféra cette vie infame à mille partis honnêtes qu'il auroit pu trouver en quittant le Pays. Tant l'habitude dans le crime a de force sur ceux qui s'y livrent!

Le Comte de Brisavo ne trouvoit pourtant pas toujours dans les aumônes des passans, dequoi s'entretenir : il passa plus d'une fois la nuit sans rien recevoir. Un jour qu'il étoit resté jusqu'au matin dans les rues, sans avoir dequoi boire ni manger, il alla chercher fortune sur le Port, & s'y endormit. Le bruit

des

des Matelots l'aiant éveillé , & le jour l'obligeant à se retirer, il prit des rues détournées pour n'être pas reconnu, cherchant à se réfugier dans quelqu'u-ne de ces maisons dont les quartiers reculés des grandes Villes sont ordinai-rement pleins. Il y rencontra un hom-me qu'il jugea sans conséquence pour lui, & en état de le soulager. La faim le pressoit ; il l'aborde civilement , & lui représente sa misère. L'inconnu le regardant d'un air fixe, lui reproche sa fainéantise, à un âge & avec des forces qu'il pouvoit employer mieux. „ Quelle „ honte , lui dit-il, qu'un jeune-homme „ comme toi fasse un tel métier! Ta „ physionomie semble promettre du „ courage. . . En aurois-tu assez pour te „ faire un meilleur sort ? sais-tu faire „ des armes ? manies-tu bien un mous-„ quet ?” Le Comte répondit d'un air déterminé , & du ton d'un homme à qui il ne manquoit qu'une occasion pour se livrer à tout. *Sui-moi donc*, lui dit brusquement l'inconnu, *& je te promets du pain*. Le Comte suivit gaie-ment son nouveau Maitre, sans se faire connoitre. Il entra dans un Cabaret, & chercha d'abord dequoi se repaitre. On l'équipa ensuite. Sur le soir il sortit de Naples, & fut conduit par son Guide dans une maison qui lui appartenoit à quelques milles de là. Le Comte y trouva compagnie nombreuse de gens
qu'il

qu'il ne connoiſſoit pas, mais qui paroiſſoient tous ne valoir pas mieux que lui.
„ Voici, leur dit ſon Conducteur, un hom-
„ me que je vous aggrège: il eſt de bonne
„ volonté, & n'a beſoin que de vos le-
„ çons… Et toi, ajouta-t-il en ſe tournant
„ vers Briſavo, imite ces braves: le métier
„ qu'ils font te vaudra mieux que celui
„ que tu quittes. Tu partageras nos tré-
„ ſors, tu nous feras fidelèment part de
„ ceux que tu découvriras; la moindre
„ infidélité ſur ce point, eſt punie parmi
„ nous d'une mort affreuſe. Voilà nos
„ règles." Ce langage n'avoit pas beſoin
de commentaire: il donnoit aſſez clairement à connoitre que la Troupe étoit
une Bande de Voleurs, & que celui qui
parloit, étoit leur Chef. Le Comte ne
s'en émut pas: il ne ſentit pas même
(comme il l'avoua à la mort) ces fré-
miſſemens naturels qu'un reſte d'honneur,
ou de ſentimens, devoit lui faire éprouver. Il accepta la propoſition, en jura
gaiement les Articles avec les ſermens
les plus exécrables, & ne tarda point à
les ſceller du ſang du prémier qui tomba
entre ſes mains. Il prit ſeulement la précaution de cacher ſa naiſſance, & de
changer de nom; moins ſans doute pour
épargner à ſa Famille & à ſes Amis
l'opprobre de ſa condition, que pour é-
viter d'être reconnu. Sa retraite fit croire à tous ceux qui l'avoient connu, qu'il
s'étoit jetté dans quelque Couvent pour

expier ſes crimes. Ceux qui avoient un intérêt plus direct à ſa perſonne, publièrent qu'il étoit paſſé en Turquie où il étoit mort. Enfin on l'oublia parfaitement. Cependant il ne vivoit que trop réellement, pour le malheur du Genrehumain, qu'il apprenoit à détruire. Auſſi Briſavo dans cette Ecole ne fut pas longtems ſans devenir auſſi grand ſcélérat, qu'il avoit été grand débauché. . .

Ma foi, Monſieur, dit le Prince au Chevalier, voilà une cataſtrophe ſingulière! Je comprens qu'un homme de naiſſance puiſſe s'abandonner à des attachemens indignes de lui; que pouſſé par un tempérament malheureux, il ſe plonge dans la débauche; qu'il ſe livre même à des violences pour ſe ſatisfaire, dans un accès de tendreſſe mal règlée; tout cela eſt poſſible, & n'eſt que trop ordinaire : mais ce qui ne l'eſt pas, à mon avis, c'eſt qu'un homme de condition s'oublie aſſez dans l'indigence qu'il s'eſt attirée, pour ſe joindre à une Troupe de Brigands, & ſe rendre le complice de leurs crimes. Je vous proteſte que cette idée me révolte, & qu'un pareil ſujet eſt moins un homme, qu'un monſtre. Le Comte, qui avoit éprouvé en la perſonne de ſa chère Delphine, juſqu'où peut s'abaiſſer un homme de la plus haute naiſſance, répondit au Prince en ſoupirant : Croyez, Monſeigneur, qu'il n'eſt point de baſſeſſes que ne puiſſe faire un

Gen-

Gentilhomme , qui a secoué le joug de l'honneur une fois seulement en sa vie. Il n'y a que le prémier pas qui coûte ; & dès qu'il est fait , il n'y a plus de précipices ni d'abîmes qui puissent l'effrayer , ou le retenir. Je gagerois pourtant , ajouta Don Nugnez, que quand Brisavo commit son prémier crime , ce ne fut pas sans remords ; que le second lui coûta moins ; & qu'insensiblement il se porta à d'autres excès par une malheureuse habitude de les commettre : mais je crois que cette habitude & sa sécurité ne se formèrent qu'à mesure qu'il étouffa les principes d'honneur. Cela se peut , dirent les Dames ; cependant il paroit qu'il se familiarisa bientôt avec le vice. Il faut même qu'il ait eu une ame bien infernale , pour n'être point touché de la vertu de la belle Rasta. Je vous avoue , ajouta la Frelle , que j'ai tremblé pour elle : son courage m'a charmée , & je meurs de peur que cette vertueuse fille ne retombe entre les mains de ce misérable, comme vous nous l'avez déja insinué. Assurément , reprit le Chevalier, elle y retombera ; mais... Il n'acheva point, parce que nous fumes interrompus en ce moment par l'arrivée de quelques Valets à cheval , & d'une voiture.

C'étoit Mylord M.... que nous avions vu dans le commencement de notre arrivée à Aix, & qui s'étoit trouvé avec nous lorsque nous étions allés voir la Maison de ville.

ville. Il revenoit de Spa, où il avoit été voir
le Lord.... son Ami, qui y étoit tombé
dangèreusement malade.　Il reconnut le
Prince & les Dames , & sortit précipi-
tamment de sa voiture pour leur venir
faire la révérence, avec un autre Anglois
qui l'accompagnoit. On lui présenta des
rafraichissemens , on lui demanda des
nouvelles de Spa, & l'on ne pensa plus
ni à *Brisavo* , ni à Donna *Rasta*.　On
l'accabla de questions, car il n'est point
de lieux où l'on soit si affamé de nouvelles que dans les endroits où l'on prend
les Eaux , parce que ces lieux sont le
Siège de l'Oisiveté.　Il nous fit le détail de la vie des Buveurs de Spa , nous
nomma les personnes distinguées qui s'y
trouvoient.　Il y avoit toujours grand
Jeu, à ce qu'il nous dit ; les Louis &
les Guinées rouloient chez eux comme
l'eau. Avec tout cela il nous assura que
tous ces Seigneurs s'y ennuyoient beaucoup , parce que leurs plaisirs se bor-
noient à jouer entre eux à un jeu si gros,
que peu de personnes pouvoient le soutenir. Nous lui racontames à notre tour
à quoi nous avions passé la Saison ; &
comme l'heure du souper approchoit,
chacun se leva pour se retirer.

　　Le Chevalier s'adressant alors au Prince, le supplia d'engager les Dames à accepter avec lui un petit souper, tel qu'il
se trouveroit.　Le Comte qui logeoit à
la même Auberge , joignit sa prière à
celle

celle du Chevalier & porta le compliment aux Dames. Elles se recrièrent en
badinant sur cette galanterie. *Des femmes
à l'Auberge !* disoit l'une. *Une partie avec
des hommes !* disoit l'autre. *Mais vous n'y
pensez pas,* ajoutoit Madame de la Br...
que dira t-on de nous ? On dira, Mesdames, reprit le Prince, que vous êtes
aux Eaux, que vous vivez en malades
d'Aix, & que vous faites tout ce qu'il
faut pour vous guérir. Voilà qui va le
mieux du monde, ajouta la Comtesse,
si le Médecin ne nous gronde pas; mais
je crains bien que nous ne nous brouillions
avec lui & son régime. Le Prince termina
ce badinage en donnant la main à la
Frelle pour la conduire dans la Salle à
manger, & le Chevalier nous invita d'y
mener les autres Dames. On se mit à
table, & l'on ne s'y apperçut aucunement que ce fût un *Impromptu.* Rien n'y
manquoit, abondance, propreté, délicatesse; & nous ne pouvions comprendre que le Chevalier eût pu en si peu de
tems trouver dequoi garnir une table
avec tant de profusion. Les Fêtes im-
prévues ont toujours plus d'agrémens
que les autres : celle-ci fut des plus galantes, parce que tout nous y surprit.
Les choses y paroissoient naitre d'elles-
mêmes, & les plaisirs quoique simples y
furent variés d'une façon si naturelle,
que les heures coulèrent comme des
instans. Le Comte & le Chevalier pa-
roiſ-

roiſſoient plutôt Spectateurs, qu'Auteurs
de ce divertiſſement; ils ne marquoient
ni mouvemens , ni inquiétudes ; & ce
qui étoit de plus charmant, c'eſt que l'on
ne s'étoit point apperçu qu'ils euſſent
donné les moindres ordres.   Je croi
même qu'ils n'avoient quitté la compagnie qu'un moment chacun.

Mylord, qui étoit de la partie avec ſon A-
mi, entretint la gaieté de la compagnie, en
nous faiſant la petite Chronique des Buveurs de Spa.   Nos Dames n'oublièrent
point l'article de la Baronne, & lui demandèrent des nouvelles de ſa paralyſie. Mylord nous dit qu'il n'en étoit plus queſtion; qu'elle cauſoit tant & ſi fort, qu'il
doutoit ſi ſon bon Mari qui avoit été ſi
affligé de la voir muette, ne la renvoieroit
point aux Eaux pour la guérir de ſon
caquet.   Enfin il nous apprit qu'elle é-
toit repartie de Spa avec Mr. d'Art...
dès le lendemain de l'arrivée de quelques Gentilshommes, dont elle craignoit
apparemment d'être trop connue.   Le
ſouper ſe paſſa en hiſtoriettes, & en *jo-*
yeux propos.   Mais au deſſert , la ſcène
changea.   Pendant que les Valets le
mettoient ſur table , nous entendimes
les accords des Inſtrumens, & ſi-tôt qu'il
fut rangé , nous fumes régalés d'une
Symphonie complette.   Cette Muſique
nous ſurprit d'autant plus agréablement,
que nous ſavions que les Muſiciens a-
voient refuſé de venir l'après-midi, à cauſe
qu'ils

qu'ils étoient occupés dans les Eglises. Il est vrai qu'alors le Service étoit fait partout : mais il y a apparence que le Chevalier étoit retourné à la charge, & qu'il avoit engagé ces Messieurs à force d'argent. Quoi qu'il en soit, nous primes beaucoup de plaisir à les entendre, parce qu'ils ne jouoient que par intervalles, pendant lesquels nous goûtions le plaisir de la conversation. Leurs Airs d'ailleurs étoient entremêlés de Pièces vives, beaucoup plus propres à inspirer la joie que les Airs languissans. Ils nous chantèrent aussi certain Vaudeville dont le refrein étoit :

Tous les Malades de Bourbon
N'ont pas besoin d'Apoticaire.

Toute vieille & tout usée qu'est cette Chanson, elle a des Couplets qui nous divertirent beaucoup, parce qu'ils sembloient faire allusion à quantité de prétendus Malades que nous avions vus à Aix. La Chanson plut tant à la Frelle, qu'elle se la fit donner, & nous la chantames en Chœur avec les Instrumens. Il n'en faut pas davantage aux Eaux, pour tout mettre en bonne humeur : les moindres choses y divertissent, quand on sait les placer à propos. Ces Couplets mirent nos Dames en goût de chanter : elles firent valoir leurs voix à l'envi ; elles nous donnèrent chacune un Air, &

pendant ce tems-là, là Musique se retira.

Ces divertissemens ne nous rendant
pas moins sensibles à la chaleur qu'il a-
voit fait tout le jour, & que les diverses santés que nous avions bues augmen-
toient encore par rapport à nous, le
Comte nous proposa de passer dans la
Cour pour y respirer le frais. Nous y
eumes un nouvel amusement. En passant dans le Corridor qui mène à la Cour,
nous trouvames des Savoyards qui cou-
rent les Foires. C'étoit toute une famille
qui alloit courir le monde, & qui avoit
apparemment pris son quartier de rafrai-
chissement à Aix. Le Père, la Mère &
les Enfans avoient chacun les instrumens
de sa fortune. L'un crioit la *Marmotte-
en-vie*, & la faisoit danser au son d'une
petit *Orgue de Nuremberg*. L'autre avoit
une *Lanterne magique* pleine de figures peu communes, qu'il fit paroitre
sur la muraille, & dont il égaya l'ap-
parition par le jargon familier à ces
Coureurs. Un troisième portoit une
Curiosité, représentant cent choses badines qu'il nous expliquoit scientifi-
quement dans son patois, tandis que le
Père avec des contorsions burlesques
faisoit jouer la machine. En un mot,
tout le Corridor étoit rempli de cette
troupe Savoyarde, qu'il nous prit envie
de faire danser. Ils nous donnèrent une
danse de leur pays, la plus grotesque
que

que j'aye jamais vue. Toute groffière
qu'elle étoit, elle avoit pourtant quelque
chofe de régulier & de mefuré. Leurs
Chanfons ne nous divertirent pas moins.
J'avoue que ces plaifirs puériles en eux-
mêmes nous auroient fait rougir ailleurs
de perdre le tems à ces bagatelles ; mais
aux Eaux où les plus petits riens divertiffent dès qu'ils fervent à faire couler
les heures, on s'en fait un amufement.
Les Dames, le Prince, & Don Nugnez
comme les autres fe firent une affaire
très férieufe de regarder ces innocentes
babioles, dont la nuit nous épargnoit
un peu la honte. Nous nous reprochames
à la vérité les uns aux autres un amufement fi peu convenable à notre âge,
& tout en nous le reprochant, nous paffames une heure à nous y livrer, fans penfer un inftant à nous ennuyer. C'étoit
ce que le Chevalier fouhaitoit, & fon
but étoit rempli. N'importe en effet à
quoi l'on s'amufe en ces fortes d'endroits,
pourvu que le tems paffe agréablement.
Les plus petites chofes ont fouvent en
ces occafions des agrémens, dont on ne
les foupçonneroit pas : elles ont du moins
l'avantage d'être parfaitement innocentes dans leur fimplicité. Nos Dames, par
exemple, prirent plus de plaifir à voir
danfer ces Savoyards, qu'elles n'en cu-
rent jamais au plus beau Ballet de l'O-
péra. Il eft vrai que le Chevalier aidoit
un peu à la lettre, & qu'il favoit par fa

O 2

gai-

gaieté prêter de l'enjouement à tout.
D'ailleurs il avoit l'art de varier ces petits plaifirs fi à propos, qu'il les faifoit
fuccèder les uns aux autres, avant qu'on
pût s'ennuyer des prémiers. Dans le
tems que nos Savoyards danfoient encore, nous fumes appellés dans la Cour
par le bruit des Inftrumens que le Comte avoit fait placer au bout de la maifon.
Il y avoit des Hauts-bois, des Cors de
Chaffe & des Trompettes, qui fe répon-
doient alternativement, & qui faifoient
dans le filence de la nuit un effet charmant. Nous nous y promenames pendant quelque tems au frais : mais comme
nous fumes par nos gens que ce Concert
bruyant avoit attiré beaucoup de monde
dans la rue, & fur la Place qui eft vis-
à-vis la maifon, nous fortimes pour profiter de la compagnie. Il faifoit la plus
belle nuit du monde. La Lune étoit
dans fon plein, & l'on voyoit auffi clair
qu'en plein jour. Tous les Buveurs &
les Malades étoient en rue, & y reftèrent longtems. Il étoit près de deux
heures quand nous nous féparames, &
ce ne fut qu'à regret de voir finir une
journée fi remplie de plaifirs que nous
n'avions point attendus. Les Dames
furent très fenfibles aux attentions que
le Chevalier & le Comte avoient eues
pour leur procurer ces petits amufemens
dans une journée qui paroiffoit fi propre
à s'ennuyer, & leur firent en rentrant

chez

chez elles mille complimens ſur cette galanterie.

Le Médecin n'en fut pas auſſi charmé. Il vint dès le lendemain leur en faire des reproches : il étoit allé chez les
Dames à l'heure accoutumée , & il a-
voit appris qu'elles étoient rentrées fort
tard. Cette infraction à ſon régime l'a-
voit piqué , & il étoit venu s'en plaindre au Chevalier , comme d'une choſe
très pernicieuſe. J'étois alors avec lui ,
(car nous nous viſitions ſouvent les matins eń deshabillé ,) & j'eus le plaiſir
d'avoir ma part de la mercuriale. Le
Docteur nous dit que nous ſerions comp-
tables du dérangement de la ſanté des
Dames , & du peu de fruit qu'elles ti-
reroient de leurs Bains. Alors , nous
dit-il amèrement , on ne s'en prendra
point à vos promenades nocturnes , à
vos repas , à vos Concerts : on n'en ac-
cuſera que nos Eaux , & mon régime.
D'ailleurs , ces plaiſirs ſi bruyans ne ſont
pas ſeulement nuiſibles à ceux qui les
prennent ; mais ils inſpirent ce goût à
tous les Malades , & troublent le ſommeil de quantité de perſonnes qui ont
beſoin de repos. Enfin , pourſuivit le
Docteur , au danger auquel vous vous
expoſez tous , vous ajoutez le ſcandale
de la Médecine , & le mauvais exemple :
chacun voudra faire comme vous , &
par-là nos Eaux & nos Bains , juſqu'ici
ſi ſalutaires , perdront leur efficace &

leur

leur crédit. . . . . Nous écoutames tous trois la cenfure avec beaucoup d'humilité, & nous tâchames de confoler Mr. le Médecin par l'efpèrance de notre converfion. Le Comte lui dit pourtant, qu'il ne voyoit pas trop le tort que ces parties pouvoient faire au régime des Eaux, puisqu'il fe fouvenoit fort bien qu'il nous avoit dit lui-même un jour, que lorsqu'il faifoit très chaud, il faloit interrompre l'ufage des Bains. Il eft vrai, reprit le Médecin, qu'en ce cas le Bain pourroit être nuifible ; mais il l'eft encore plus de lui fubftituer des exercices violens qui mettent le fang dans un trop grand mouvement. Auffi, ajouta-t-il, je viens de chez les Comteffes pour les avertir de s'abftenir du Bain, & je vous en confeille autant, jusqu'à ce que vous vous foyez un peu repofés. Cet Interdit nous fit rire, & je me fouvins à propos, de ces Vers d'Ovide dont l'application nous divertit :

I procul hinc, dixit, nec facros polluc fontes.

„ Eloignez-vous, profanes, & ne fouil-
„ lez point mes ondes facrées." Vous riez, Meffieurs, continua le Médecin ; mais je vous protefte que tout fuperftitieux qu'étoit le Culte que les Paiens rendoient à certaines Sources, nous en pourrions tirer des directions fort falu-
tai-

taires pour l'ufage des Eaux en général.
Ils favoient combien les exercices violens étoient contraires à ceux qui venoient boire ou fe baigner aux Fontaines. La Nature a appris aux Payfans
mêmes, que les Fontaines froides fur-tout
peuvent caufer de grands accidens, fi
l'on s'y baigne, ou que l'on en boive,
lorsque le fang eft dans une grande agitation. Les Fontaines chaudes ont auffi
leurs inconvéniens. De-là vinrent fans
doute ces précautions qu'ils changèrent
enfuite en Culte religieux, & ces In-
fcriptions fréquentes gravées au-deffus
des Fontaines, qui prefcrivoient à ceux
qui y venoient un filence févère. On
voyoit celle-ci fur le frontifpice d'une
Fontaine fameufe; & je la ferois graver
fur la Fontaine & fur la porte de tous
les Bains d'Aix, fi j'en étois le maitre:

BIBE, LAVA, TACE.

Buvez, lavez-vous; mais taifez vous.

Et cette autre:

SIVE BIBAS, SIVE LAVERE, TACE.

*Soit que vous en buviez, foit que vous
vous y baigniez, taifez-vous.*

Rien n'empêche, pourfuivit le Médecin, que par ce filence fi févèrement
O 4

prefcrit, on n'entende auffi un filence général, & une parfaite tranquillité. Les Paiens avoient affez la coutume de déifier tout ce qui leur étoit utile à la vie & aux plaifirs, & faifoient des actes de Religion des chofes les plus communes.

Le Chevalier voyant notre Médecin monté fur le ton doctrinal & favant, fe donna le plaifir de l'agacer ; & pour l'obliger à nous dire des chofes curieufes & agréables, il fe fit une affaire de le contrarier. Je comprens, lui dit-il, que les Paiens ont eu leurs raifons en prescrivant le filence à ceux qui approchoient des Fontaines, puifqu'ils étoient perfuadés qu'elles avoient chacune leurs Nymphes & leurs Génies particuliers, & qu'il leur avoit plu de penfer qu'on les honoroit par un filence refpectueux : c'étoit un acte de Religion. Mais je ne fuis pas bien perfuadé que la confidération de la fanté y entrât pour quelque chofe. En tout cas, cette coutume n'auroit encore qu'une médiocre influence fur l'ufage de vos Eaux & de vos Bains. Car enfin, mon cher Monfieur, dit-il au Médecin, je n'ai pas encore vu de grands miracles ici, même parmi ceux qui fuivent le plus exactement votre régime. J'en excepte à la vérité la guérifon de Mr. l'Abbé, dont la cure femble plutôt un jeu de la Nature, qu'une preuve de la vertu conftante de vos Eaux.

Eaux. J'aimerois, ajouta-t-il, à voir ici quelques prodiges, comme on en montre à Spa & ailleurs. Le Médecin, fensible à ce reproche, nous répéta tout ce qu'il nous avoit déja dit une fois de la vertu des Eaux d'Aix, & nous fit un long catalogue de *Gouteux*, de *Paralytiques*, d'*Hydropiques*, d'*Hypocondriaques*, de gens attaqués du *Scorbut*, de la *Colique*, de la *Gravelle*, &c. qu'il avoit vus guérir comme par miracle. Mais de toutes les guérifons dont il nous fit l'hiftoire, il n'y en a point qui m'ait paru plus fingulière que celle qu'il nous raconta fur la foi du Médecin *Blondel*, dont le favoir & le nom font à Aix dans une grande vénération.

Vous jugerez, nous dit-il, par ce feul exemple, fi la réputation de nos Eaux n'eft dûe qu'à la crédulité publique, ou à la charlatanerie des Médecins du Lieu. Dans le tems que le Médecin *Blondel* établiffoit ici l'ufage de boire notre Eau *Thermale*, un Jeune-homme étudiant en cette Ville, s'adreffa à lui pour le confulter fur des douleurs extrèmes, qu'il fouffroit de tems en tems dans la veffie. Ce Jeune-homme, nommé *Hubert-Jofeph Dor*, natif de *Heerf*, fe plaignoit entre autres d'une très grande difficulté d'uriner; & à caufe des épreintes douloureufes qu'il fouffroit de tems en tems, il fe croyoit attaqué de la pierre ou de la gravelle. La couleur des urines qu'il

O 5   ren-

rendoit, augmentoit encore ſes craintes & ſes ſoupçons : elles étoient blan-
châtres, épaiſſes, & ſi troubles, que
Mr. *Blondel* lui-même les prit pour des
indices de quelque dépôt de ſable &
de gravier, d'autant que le Malade ne
les rendoit qu'après avoir extrèmement
ſouffert. Il eût été difficile d'en ſoupçonner d'autres cauſes, ni de deviner la
véritable. Mr. *Blondel* conſeilla à ce
garçon de prendre les Eaux en boiſſon,
& lui en preſcrivit la doſe & le régime.
On ne balance guères ſur le choix des
remèdes, quand on ſouffre des douleurs
auſſi vives : ce Jeune-homme ſe ſoumit à
ſes avis, malgré la nouveauté d'une pratique qui ſouffroit tant de contradictions. Il commença à boire les Eaux à
la fin de Juillet de l'an 1685. Elles fa-
cilitèrent le paſſage des urines, & ſelon
les ordres de Mr. Blondel, ce garçon
les rendoit dans un Urinal de verre, &
les conſervoit pour les lui montrer, afin
d'en obſerver exactement les altérations.
Dès le quatrième jour, il rendit avec
ſes urines une ſorte d'Inſecte ou de Ver-
miſſeau vivant, aſſez ſemblable pour la
forme & la groſſeur, à une Cloporte.
Cet animal étoit rond, annelé, velu,
rougeâtre ; il avoit des yeux, une queue
recourbée, une eſpèce de corne, &
pluſieurs pieds. Le Jeune-homme, é-
tonné de cette éjection, envoya chercher ſon Médecin pour la lui montrer.
                                    Mr.

Mr. Blondel, également surpris d'une production si peu commune, comprit que cet animal s'étoit logé dans la vessie, & y avoit causé la douleur & l'inflammation dont le Malade se plaignoit. Il lui conseilla de continuer à boire l'Eau *Thermale*. Le malade le crut, & quelques jours après il rendit encore par les mêmes voies un second Insecte de même couleur, de même forme, & de même grosseur que le prémier; avec cette différence seulement, qu'il n'étoit pas vivant: la vertu des Eaux l'avoit sans doute fait mourir, & l'avoit expulsé comme un corps étranger. Les douleurs le quittèrent alors, ses urines se purifièrent. Il ne discontinua pourtant point si-tôt l'usage des Eaux en boisson, & sans autre secours que cette médecine naturelle, sa vessie se rétablit, il fut radicalement guéri. En un mot, il ne ressentit plus depuis aucune incommodité, & se maria peu après. Une pareille cure faisoit trop d'honneur à la pratique de Mr. Blondel, pour la laisser dans l'oubli: il demanda pour récompense à son Malade, la permission d'emporter chez lui ces Insectes: il les fit dessiner sur le champ, les enferma dans de l'Esprit de vin, & on les conserve encore dans son Cabinet. Ceux qui se recrioient tant contre l'usage de l'Eau *Thermale*, en boisson, furent obligés de convenir de ses bons effets. Et je croi, Messieurs

 dirdit-il, que vous vous rendriez à cette preuve, ſi vous étiez auſſi incrédules que vous affectez de l'être. Il nous promit de nous donner la figure de cet Inſecte, & quelques jours après il nous l'apporta. Je la joins ici, pour la curioſité du Lecteur.

Figure d'un Inſecte ſorti de la veſſie d'un Jeune-homme, par la vertu des Eaux d'Aix-la-Chapelle.

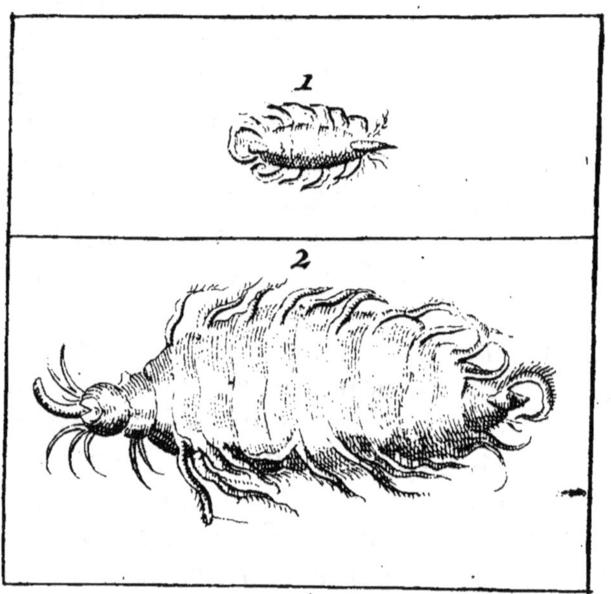

La figure marquée 1. repréſente l'Inſecte dans ſa groſſeur naturelle. La figure 2. le montre tel qu'il a été vu avec le Microſcope.

Cet

Cet étrange animal, dont on ne sauroit désigner l'Espèce, devoit causer d'horribles douleurs au Malade chez qui il logeoit, & l'eût jetté sans doute dans des accidens encore plus terribles, si les Eaux ne l'eussent chassé de sa retraite. S'il avoit été d'une Espèce connue, on auroit pu croire qu'il s'étoit glissé par hazard dans le vase : mais le Médecin nous protesta que la guérison du Malade qui suivit de près, ne permettoit pas de douter qu'il n'eût auparavant causé les douleurs dont ce garçon se plaignoit. Cette réflexion fut occasionnée par un fait récemment arrivé près de *Darmstad*, que le Comte nous cita. Un Paysan, après avoir fait la débauche, eut des vomissemens, & l'on crut remarquer un petit Chien dans ce qu'il rejetta. Ce prétendu petit Chien étoit de la longueur d'un doigt, aiant une queue, la tête, & les pieds d'un Chien, mais sans poil. On cria au prodige ; mais le Docteur *Bekker* Médecin de la Cour de *Darmstad* prouva dans une jolie Dissertation, que ce prétendu Chien vomi par le Paysan n'étoit qu'un long morceau de viande que ce gourmand avoit avalé, & dont les filets avoient fortuitement quelque ressemblance avec le corps, la queue & les pattes d'un Chien. Notre Médecin convint que l'ignorance fait souvent de pareils miracles ; mais il soutint que cette réflexion n'avoit pas lieu au sujet de

O 7   l'In-

l'Infecte dont il étoit queſtion. Il ajouta
à cet exemple , nombre d'autres cures
auſſi célèbres. Il nous dit que les Eaux
d'Aix priſes intérieurement étoient ſou-
veraines contre la gravelle, & pour ceux
en qui la pierre commence à ſe former ;
qu'il avoit vu beaucoup de perſonnes
rendre une quantité prodigieuſe de ſa
ble & de gravier, après avoir bu les Eaux
quinze jours ſeulement , & s'en retour
ner entièrement guéris. Il nous avoua
que lorſque le *Calcul* eſt une fois formé,
il eſt plus difficile à l'Eau *Thermale* de
le briſer & de l'expulſer : cependant
cette cure n'eſt pas ſans exemple. Il
nous nomma une perſonne en qui il s'é-
toit formé une ſeconde pierre dix ans
après qu'on lui en eut ôté une par l'o-
pération ordinaire , & qui s'exemta une
ſeconde opération par la boiſſon des
Eaux d'Aix , au moyen desquelles il
rendit beaucoup de gravier, & de petits
éclats de pierre. Il nous prouva cet effet ſingulier par une expérience curieuſe, tentée par Mr. *Blondel* , & pluſieurs
fois réitérée par ſes Confrères ou ſes
Diſciples. Pour s'aſſurer de la puiſſance
des Eaux d'Aix dans la diſſolution du
Calcul , ils s'aviſèrent de prendre des
pierres de différente groſſeur , tirées du
corps de perſonnes taillées, & les mirent
tremper dans une bouteille d'Eau *Thermale*
chaude au degré auquel on a coutume de
la boire , & dont on entretenoit la chaleur

leur par le *Bain-Marie*. En moins de vingt-quatre heures on vit ces pierres se diſſoudre ou s'amollir, plus ou moins, à proportion de leur volume & de leur conſiſtence. Les unes ſe ſont atténuées & réduites en gravier, les autres ſe ſont amollies comme de la cire, & ſe changèrent enſuite en une ſorte de pâte glaireuſe. Si l'on peut juger par cette expérience de l'action de cette Eau dans nos corps, il eſt évident que les Eaux d'Aix ſont excellentes contre ces maladies, malgré ce que quelques Médecins ont écrit de contraire à cette expérience, contre laquelle ils s'inſcrivent. Rien n'eſt cependant plus aiſé à comprendre, ſi le Calcul ou la Pierre ne ſont formés dans la veſſie, comme on le croit communément, que par une humeur graſſe & viſqueuſe, qui s'endurcit à la longue par la chaleur exceſſive des reins.

Ces faits curieux, connus & atteſtés de tous les Médecins du Lieu, rapportés d'ailleurs par un homme digne de foi & qui n'étoit pas Charlatan, nous obligèrent à lui avouer que les doutes du Chevalier ſur la vertu des Eaux d'Aix n'étoient rien moins que réels, & qu'il ne les avoit propoſés ſi ſérieuſement que pour animer la converſation. Le Chevalier l'en aſſura lui-même, en ajoutant, qu'il avoit été bien aiſe par-là de ſe venger de la petite cenſure qu'il nous étoit venu faire. Enfin nous nous réconciliames.

liames. Le Médecin de son côté nous
protesta que si nous ne mettions des
bornes à nos veilles & à nos promenades, tant que nous continuerions l'usage
des Bains, il en arriveroit quelque accident à quelqu'un de nous. Il nous cita
l'exemple de Don Nugnez, qui étoit
récent, & qui nous étoit connu ; il y
ajouta celui de plusieurs personnes qui
avoient payé chèrement le mépris qu'ils
avoient fait des conseils de ses Confrères
en pareil cas. Les uns avoient été attaqués de migraines insupportables, d'autres étoient tombés en Ethisie, d'autres
s'étoient attiré des ardeurs d'entrailles,
des suppressions d'urine, des coliques af-
freuses. Les Dames, & sur-tout celles
qui viennent aux Eaux pour des maladies
propres à leur Sexe, sont, à ce qu'il
nous dit, sujettes à mille accidens fâcheux, quand elles se donnent un peu
trop carrière. Il nous assura que le Comte d'*Ericeyra*, Seigneur Portugais qui é-
toit mort à Aix en 1710, avoit avancé
ses jours par le peu de soumission qu'il
avoit marqué pour le régime ordinaire.
Enfin il nous fit concevoir que la boisson des Eaux mettant toutes les humeurs en fermentation, il étoit difficile
que le moindre excès ne les fixât sur
quelque partie du corps, en supprimant
leur évacuation. Le Bain produisant
le même effet à peu près, & ouvrant
tous les pores, demandoit encore, selon
lui,

lui , plus de précautions. Comme il fait tranfpirer beaucoup , qu'il attire les humeurs au dehors par des fueurs abondantes , & qu'il caufe une grande depertion d'efprits ; on ne peut que rifquer infiniment , quand on lui affocie des exercices violens & continuels. Le corps s'épuife , les organes fe fatiguent, le fang s'échauffe , fe porte à la tête, & il n'en peut réfulter qu'un nombre infini de maux. Voilà, dit le Medecin, le fujet de ma cenfure.

Nous nous rendîmes à ces exemples ; les raifons qu'il y avoit ajoutées nous convertirent. Quoiqu'aucun de nous n'eût de grands maux à guérir, nous lui promîmes de nous corriger, dans la crainte de caufer quelque dérangement à la fanté de nos Dames. Pour affurer la paix, je les amenai tous trois diner chez nous , & nous ne parlames plus de Medecine. Don Nugnez , plus galant que moi , étoit allé voir la Vicomteffe, où il avoit appris que les Dames Suédoifes etoient invitées à paffer l'après-midi avec le Prince chez Madame de *Galftein*. Il nous dit auffi que la Vicomteffe & Mad. de la Br.... devoient s'enfermer chez elles , & tenir leur jour de pofte. Elles avoient reçu des Lettres qui les menaçoient d'un prompt retour, & elles nous annoncèrent le lendemain, que fuivant la réponfe qu'elles recevroient , elles pourroient bien partir

dans

dans la huitaine. Mr. de Rheysberg nous avoit aussi fait comprendre quelques jours auparavant, que le Prince ne comptoit plus faire un long séjour à Aix; en sorte que nous vimes notre compagnie prête à se dissoudre.

Quant à nous, nous résolumes de passer cet après-midi entre nous, & comme nous n'avions pas de Dames, nous fimes une promenade un peu longue. Nous allames d'abord au Jardin des Capucins, où nous trouvames Mylord M.... qui se promenoit avec son Ami. Nous les joignimes, & nous leur fimes part de notre conversation avec le Médecin, de la censure qu'il avoit faite de notre manière de vivre, & enfin de la résolution que nous avions prise d'être un peu plus soumis à la Faculté. Mylord nous railla sur notre complaisance, & nous dit que quand on n'est pas plus malade que nous l'étions tous, c'étoit avoir bien de la bonté que de se priver des plaisirs que l'on vient chercher aux Bains, & qui seuls tiendroient lieu de médecine à gens qui n'avoient pas plus besoin que nous de celle des Eaux. Pour moi, dit-il, je suis serviteur de la Faculté : je ne viens ici que pour me divertir & changer d'air; ma santé a la moindre part à mon voyage. J'ai cependant pris les Eaux & les Bains, pour me faire une occupation, & me mettre à la mode : mais
je

je n'en ai pris qu'à mon aife, & je m'en trouve fort bien. Quand je me fuis ennuyé ici, j'ai été à Spa. Le train de vie de Spa m'a déplu, je fuis revenu ici, & je compte y paffer le refte de la Saifon le plus agréablement qu'il me fera poffible ; laiffant la faignée, la purgation & le régime à ceux qui font véritablement malades, ou qui fe font un plaifir de l'être. Le fyftème de Mylord étoit fort de notre goût ; cependant nous lui répétames ce que le Médecin nous avoit dit des accidens auxquels s'expofent ceux qui ne prennent les Bains que par plaifir, lorfqu'ils vivent fans précautions. Il s'en moqua encore, & nous dit qu'il s'étoit baigné mille fois en fa vie, tant à *Bath* qu'ailleurs, qu'il ne lui en étoit jamais arrivé de mal ; & qu'il avoit ouï dire aux plus habiles Médecins d'Angleterre, que les Eaux ne font du bien à ceux même qui les prennent par néceffité, qu'autant qu'ils s'y divertiffent. Cette converfation nous ramena infenfiblement fur la vie que nous avions menée à Aix, malgré les avis continuels des Médecins. Nous lui racontames nos parties de Jeu, nos Bals, nos Promenades, nos petits Soupers, & le plaifir que nous avions pris à nous raconter nos propres Avantures, ou des Hiftoires fingulières, dans les intervalles de nos autres divertiffemens. Ces amufemens eurent fon approprobation; il regretta de n'en avoir pas eu fa part, il nous demanda même d'être de toutes nos parties dans la fuite. Vous nous ferez honneur, dit le Chevalier, j'en répons pour la compagnie. Mais il eft bon, Mylord, de vous informer que pour être initié à nos plaifirs, il y faut payer fon écot par quelque confidence. Mr. le Comte a commencé, s'il vous en fouvient bien; Don Nugnez a fuivi; je l'ai imité: les Dames mêmes n'en font pas exemtes; & je doute qu'on veuille vous difpenfer de cette loi. Elle a tant de reffources pour des gens oififs, que nous aurions été quelquefois à plaindre, fi nous n'avions fu caufer. On ne peut pas toujours danfer, jouer, ou fe promener.... J'en conviens, répondit Mylord, & je foufcris de tout mon cœur à cet ufage. J'ai dequoi payer de mon propre fonds, & je doute que vous ayez rien entendu de plus original que ma propre Hiftoire. Il y a du tendre, du galant, du comique & du tragique. C'eft un affemblage des caprices les plus bizarres de l'amour. Perfonne peut-être n'en éprouva jamais de fi finguliers. J'aimois & je haïffois tout à la fois, malgré moi. Mon cœur & mes yeux étoient à toute heure les dupes l'un de l'autre; tous deux avoient raifon, & tous deux avoient tort. J'ai vécu un tems confidè able dans cette alternative, & toute bizarre qu'elle étoit, elle n'a fini que

trop

trop tôt pour le repos de mon cœur. Ce début nous mit tous en goût de l'entendre. Il suffisoit de laisser entrevoir à D. Nugnez le moindre rayon de tendresse, pour exciter ses soupirs & sa curiosité ; le Comte n'en étoit pas moins avide ; & Mylord étoit un de ces caractères vifs & ouverts, qui ne demandoit pas mieux qu'à causer. Il entama sur le champ son Histoire, dont le commencement répondoit parfaitement à l'idée qu'il nous en avoit donnée ; mais la rencontre de notre Echevin qui vint nous trouver, fit changer la conversation. Tout aimable qu'étoit cet honnête-homme, jamais il ne pouvoit nous joindre plus mal à propos. Les meilleurs amis deviennent toujours fâcheux, lorsqu'ils troublent des confidences. Chacun dissimula cependant la peine que nous causoit ce contretems : la conversation redevint générale, & Mylord pour nous consoler nous promit tout bas de reprendre son Histoire un autre jour. Il nous tint parole.

Nous sortimes du Jardin des Capucins dont la solitude nous ennuyoit, & nous allames nous promener sur les remparts. Pour faire plaisir à Mr. l'Echevin, nous lui parlames de sa Ville, & nous le remimes sur le chapitre de ses Privilèges qu'il nous avoit lus dans la Maison de ville. Cette conversation n'avoit rien d'étranger pour personne de la compagnie ; Mylord avoit été présent avec

nous

nous à la lecture des Diplomes de Charlemagne & des deux Fridérics. L'Echevin, qui se souvenoit fort bien des objections que nous lui avions faites alors,
feignit de vouloir esquiver la conversation, en nous reprochant notre incrédulité. Nous nous en excusames tous ;
& le Chevalier eut la malice de la rejetter uniquement sur le Comte. C'étoit
le vrai moyen d'engager la dispute, &
elle recommença. *Granus*, *Néron* &
Agrippa tenoient fort an cœur à l'E-
chevin, & malgré tout ce que le Comte
avoit pu dire, il ne pouvoit se résoudre
à abandonner la Tradition de son Pays.
Il avoit depuis étudié la matière, & se
croyoit en état de résoudre tous nos
doutes. La supposition du Diplome de
Charlemagne lui paroissoit une chose
incroyable, vu qu'il étoit renouvellé par
l'autorité de deux Empereurs, dont
l'un avoit pour Chancelier le fameux
Jurisconsulte Maitre *Pierre de la Vigne*,
l'homme le plus éclairé de son tems, qui
a souscrit à la Bulle de Fridéric. L'Echevin conclut sa preuve par une réflexion
assez forte : c'est qu'il n'étoit nullement
apparent que ce *Pierre des Vignes* ou *de
la Vigne*, si grand ennemi de l'autorité
des Papes, eût laissé renouveller par son
Maitre & dans le tems de ses plus grands
démêlés avec eux, un Diplome dans
lequel Charlemagne donne de si grands
Titres au Pontife Romain, s'il n'avoit
été

été perſuadé de l'authenticité de cette Pièce. L'objection étoit ſpécieuſe: cependant le Comte lui répondit, qu'à ſon avis, elle ne prouvoit rien; & que comme il ne s'agiſſoit dans cette Bulle que de Privilèges indifférens à la querelle de l'Empereur avec les Papes, Fridéric & ſon Conſeil avoient pu paſſer des expreſſions, dont on ne pouvoit tirer contre lui aucun avantage. Il s'agiſſoit d'ailleurs de s'affectionner un Clergé puiſſant, & de ſe conſerver une Ville accréditée dans l'Empire; & il eût couru riſque d'offenſer l'un & l'autre par cette chicane de mots. Un Prince ſage ne s'expoſe pas pour ſi peu de choſe. Il pouvoit d'ailleurs regarder les Titres de *Seigneur* & autres donnés au Pape dans ce Diplome, du même œil que l'hiſtoire de *Granus*, & ne s'intèreſſer pas plus à l'un qu'à l'autre ; trop heureux de s'aſſurer à ce prix la poſſeſſion du Trône de Charlemagne conſervé dans cette Egliſe, & regardé alors dans toute l'Allemagne comme le droit le plus inconteſtable à l'Empire.

L'Echevin ne repliqua pas ſur ce point; mais il en revint à ſon cher *Granus*, dont il étoit entêté plus que jamais. Son attachement à cette vieille prévention s'étoit accrue en lui par l'opinion ſingulière d'un ſavant Profeſſeur de l'Univerſité de . . . . , qu'il avoit conſulté depuis peu ſur ce point. Ce Profeſſeur,

feur, homme célèbre & verfé dans l'Hiftoire Romaine, avoit pourtant décidé,
auffi-bien que le Comte, que *Néron*,
Agrippa & *Granus* ne furent jamais Frères. Il prétendoit même que le nom
de *Granus* (tel qu'on l'écrit ordinairement), n'étoit pas un nom Romain,
& qu'il faloit lire *Granius* au-lieu de
Granus. Mais cette réforme n'alloit pas
jufqu'à prouver la parenté de ces trois
prétendus Frères. Auffi le Profeffeur,
uniquement occupé de concilier ou
d'expliquer le Diplome de Charlemagne qu'il fuppofoit réel & vrai, rejettoit l'obfcurité du texte fur l'ignorance
des Copiftes de ce tems-là, qui fans
trop entendre ce qu'ils écrivoient, auroient mal copié des abbréviations, &
en auroient fabriqué des mots qui ne
furent jamais dans l'Original, & qui
ont depuis caufé l'erreur de tous les
Hiftoriens de la Ville. L'Echevin nous
lut la conjecture du Profeffeur, qui
prétendoit qu'au-lieu de ces mots: *In-*
veni Thermas calidorum fontium & pala-
tia . . . . quæ quondam Granus unus de
Romanis Principibus, frater Neronis &
Agrippæ . . . . . conftruxerat, il faloit
lire : *quæ quondam Granius unus de Ro-*
manis Principibus, ARCHIATER *Neronis &*
Agrippinæ &c. C'eft à dire que, felon
lui, Charlemagne avoit dit, qu'il *avoit*
découvert des Bains chauds & un Palais
qui avoient anciennement été bâtis par
　　　　　　　　　　　　　　Granius

Granius Prince Romain, *Surintendant des bâtimens de Néron & d'Agrippine.*   Le Professeur prouvoit la possibilité de cette restitution, par la ressemblance que l'abbréviation peut mettre entre le mot d'*Archiater* & celui de *Frater*, qui semblent être les mêmes mots, comme on le peut voir: ARATER & FRATER: d'autant que les Lettres A & F qui font les prémières de ces deux mots, ont beaucoup d'affinité dans l'écriture Gothique. Suivant la même idée, il est aisé de faire *Granus* du mot *Granius*, & *Agrippæ* de celui d'*Agrippinæ*.   Mr. le Professeur ajoutoit, que la Famille des *Granius* avoit été assez célèbre à Rome au tems des Césars,& le prouvoit par plusieurs endroits de *Tacite.* Il insinuoit même qu'on trouve plusieurs *Granius* mentionnés dans des Inscriptions antiques, qu'il ne citoit pourtant pas. Il supposoit enfin qu'un de ces *Granius* étoit *Archiater*,c'est-à-dire selon lui,*Surintendant des bâtimens de Rome* (quoique ce mot ait aujourd'hui une tout autre signification.)   Or on sait que *Néron* & *Agrippine* firent bâtir des Bains célèbres, qui portent encore leurs noms.   Ensorte que, selon Monsieur le Professeur, ce même *Granius* se trouvant exilé ensuite près d'Aix, y avoit bâti sur le modèle de ceux de Rome, des Bains qui ont donné dans la suite des tems son nom à la Ville d'Aix,*Aquisgranium.*

Tome II.   P   Cette

Cette conjecture nous parut d'abord
fort ingénieuse , & l'Echevin s'applau-
dissoit avec satisfaction de cette découverte, qui concilioit le texte du Diplome
avec le préjugé ancien des Habitans d'Aix
par rapport à la *Tour de Gran*. Mais le
Comte qui étoit un Critique impitoya-
ble, ne se rendit point si facilement. Je
conviens, dit-il, qu'on ne pouvoit rien i-
maginer de mieux pour l'intelligence du
Diplome ; cependant avec la permission
du savant Professeur qui a formé ces conjectures , je vous avouerai que je doute qu'il ait été persuadé lui - même de
la facilité de les prouver. En supposant
l'authenticité du Diplome, les fautes des
Copistes sont très possibles : mais toute
possibilité ne fait pas preuve , & tout
ce qu'on avance pour ajuger à *Granius
la Sur-Intendance des bâtimens* , n'est
qu'une conjecture gratuite, dont il seroit difficile, & peut-être impossible de
donner des preuves historiques ... Je m'é-
tonne d'ailleurs, ajouta Mylord, qu'un
homme qui ne trouve point le nom de
Granus assez Romain, s'accommode de
celui d'*Archiater*, qui n'eut jamais la physionomie Latine. Je sai bien qu'il y a-
voit à Rome des Officiers préposés sur
les Edifices publics, & on les nommoit
Ediles ; mais je ne me souviens pas que les
Romains les aient jamais connus sous le
nom d'*Archiater* .... Cette observation
étoit embarrassante. Aussi le Comte nous
dit

dit qu'il ne croyoit pas qu'un homme aussi habile que celui que l'Echevin nous avoit cité, eût fait sérieusement cette réponse. Je gagerois, dit-il, que ne voulant point rejetter absolument le Diplome, il aura tâché, pour faire plaisir à Messieurs d'Aix, de chercher quelques vraisemblances capables d'éblouir les personnes moins attentives, par la restitution du prétendu texte original. Il est même apparent par sa réponse, qu'on ne l'a point tant consulté sur la validité du Diplome, que sur la façon de le concilier avec la vérité des choses. Quand même on adopteroit la restitution du Professeur en tous ses points, elle ne lèveroit point la difficulté que le texte offre encore aux plus simples. Vous vous souvenez, poursuivit le Comte, que nos Dames mêmes ont relevé la contradiction manifeste qui paroit dans cette Pièce à la prémière vue.... Cette conclusion ne devoit point plaire à l'Echevin, qui par un amour aveugle pour la vieille Tradition du Pays, ne souffroit pas volontiers qu'on la contredît . . . Le Comte s'en apperçut, & lui en fit des excuses très honnêtes. Ce galant-homme les reçut très civilement, & nous assura que nos objections ne lui faisoient d'autre peine, que celle de n'être point assez habile pour y répondre; & nous pria de ne pas juger de la validité des prétentions de la Ville,

P 2

par

par la négligence avec laquelle il les foutenoit.

En rentrant dans la Ville, nous trouvames le Prince avec les Dames qu'il reconduifoit au logis. Dès qu'elles nous virent, la Comteffe nous cria qu'elle avoit réfolu de rompre abfolument avec nous, pendant tout le tems que devoit durer fon régime. Nous approchames, pour lui en demander les raifons. Elle feignit de ne vouloir pas nous les expliquer: mais la Frelle toujours mutine lui fervit d'interprète. Vous êtes, nous dit-elle en riant, des perturbateurs du repos public, des ennemis de notre fanté, des fuppôts de Pluton. Vous nous faites continuellement fauter, danfer, boire, rire, manger, promener ; vous nous laiffez à peine le tems de prendre les Bains, & vous en troublez les louables opérations par les plaifirs continuels que vous nous procurez ; & pour tout dire en un mot, vous nous brouillez avec la Médecine, & ma Sœur a effuyé aujourd'hui une terrible *Vefpérie* de la part de Monfieur le Docteur. Affurément, reprit la Comteffe, j'aimerois mieux prendre toutes les Médecines de la Faculté, & avaler toutes les pillules des Apoticaires, que de m'expofer à une pareille harangue. Il n'y a fortes de maladies dont le Médecin ne m'ait menacée, & je n'ai trouvé d'autre moyen de faire ma paix avec lui, qu'en

lui

lui promettant de ne jamais nous promener au ferain , de me coucher tous
les jours à neuf heures , & de ne manger que les mets qu'il m'a prefcrits.
Heureufement, ajouta la Frelle, que ce
Carême ne doit durer que huit jours ;
fans cela j'aimerois mieux être malade
de toutes les maladies dont on nous fait
peur, que de tomber dans la mélancolie par un régime auffi auftère. Le Chevalier , qui avoit compris d'abord de
quoi il s'agiffoit , lui répondit pour la
confoler , que nous avions eu notre
part de la mercuriale , & que nous a-
vions fait maintes promeffes au Docteur
pour l'appaifer : mais que nous avions
bien l'air de ne les pas obferver plus
fcrupuleufement que celles qu'on fait
tous les jours à Confeffe. Les Médecins
& les Confeffeurs , pourfuivit - il , ont
des droits fi femblables , & fe compa-
rent fi fouvent les uns aux autres , que
l'on peut bien les traiter également....
D'accord , dit le Prince ; mais il me
femble , Mesdames , que votre Médecin eft un peu févère : le mien a plus
d'indulgence , & fi vous aviez voulu
prendre fes avis, vous n'en feriez peut-
être pas moins guéries , & vous auriez
été moins lutinées. Cela fe peut, Mon
Prince, répondit-elle ; mais il eft trop
tard pour changer. N'importe, Madame, reprit le Prince, il faudroit le confulter. Auffi-bien, vous aviez envie de

P 3

l'en-

l'entendre raifonner fur les caufes de-
la chaleur des Eaux d'Aix : profitez, dit-
il, du peu de tems, que je dois encore
être ici , pour voir les jolies Expériences qu'il peut faire fur ces Eaux : c'eft
le moyen de vous amufer agréablement.
Je fuis fûr que votre Médecin ne desap-
prouvera point cette efpèce de plaifir ;
on ne peut fe faire malade , en parlant
de Médecine.   Je lui ferai dire de fe
trouver demain à quatre heures à mon
logis. Peut-être même nous donneront-
ils la comédie ; car je doute qu'ils foient
de même avis, & cela nous vaudra une
fcène de *Molière*.   Mais, ajouta le Prince, il faudroit pour égayer leur Differtation, venir tous diner demain chez moi
avec la compagnie qui a été à *Kalkhoven* .... La Frelle fe recria fur le diner.
Voilà, dit-elle, Mon Prince, dequoi nous
brouiller de nouveau avec le Médecin ;
car Votre Alteffe n'eft point exemte de
la cenfure de ce matin ... Point du tout,
reprit le Prince : je lui ferai demander
une Etiquette de ce que l'on peut vous
fervir fans danger , & je vous promets
que mon Cuifinier s'y conformera en
tout.   A ces conditions, fa propofition
fut acceptée.   Les Dames rentrèrent
chez elles , le Prince fit appeller le Sr.
Brunker , (c'étoit le nom de fon Chirurgien) pour lui ordonner de fe tenir
prêt pour le lendemain ; & il chargea
Mr.

Mr. de Rheysberg d'inviter les autres Dames & l'Abbé.

Comme la chaleur étoit diminuée, chacun de nous alla le lendemain au Bain, & vers midi nous nous rendimes tous chez le Prince. On y fervit un diner fort fimple en apparence, & tout felon les règles de la Faculté. Ce n'étoit que foupes-de-fanté, viandes blanches, volailles rôties, peu de légumes, point de ragoûts. Il y avoit à la vérité quelques plats de poiffon ; mais c'étoit de ceux que l'on permet à Aix, (peut-être parce qu'il y en a point d'autres,) comme Brochets, Truites, Ecrevifles, tous choifis & tous monftrueux dans leur efpèce. On fut affez férieux jusqu'à la fin du repas ; mais le deffert apporta la gaieté. Il n'étoit pas auffi fimple que le diner ; il étoit d'une invention très galante. La table étoit couverte de compottes, de confitures, de pâtes fucrées, avec des pyramides de glaces & de gelées joliment ornées de toutes les fleurs de la faifon. Le Surtout, ou baffin du milieu, étoit comme un petit Théatre, ou une feconde table chargée d'une efpèce de Montagne de fucre terminée par un petit Dôme repréfentant le Temple d'*Efculape*. La figure de ce Dieu paroiffoit renverfée. Celles de *Galien* & d'*Hippocrate* étoient placées aux deux côtés du Temple. Le prémier avoit ramaffé des Simples dans un panier, &

paroiſſoit les offrir à la compagnie. Le ſecond étoit aſſis ſur une petite caiſſe, ſur laquelle on liſoit *Rhubarbe*, *Manne*, *Séné*, *Sel Polychreſte*, & autres drogues. Le bas de la Montagne repréſentoit une Prairie couverte de mouſſe, autour de laquelle étoient des vaſes en forme de Bains, pleins d'eau chaude & fumante, dont le bouillonnement étoit entretenu par des mèches imbibées d'eſprit de vin qui bruloient au deſſous. Dans les intervalles on avoit placé des Faunes, des Satyres, des Arlequins, des Scaramouches, & autres perſonnages du Théatre Italien, en des attitudes burlesques. Ils paroiſſoient danſer autour des Fontaines bouillantes, par ordre du Dieu *Momus* qui étoit aſſis ſur un Trône de verdure avec un Singe à ſes pieds, qui tenoit un étendard où étoit écrit, *Nouvelle Ecole de Salerne*. Ces diverſes figures étoient d'une compoſition de ſucre & d'amidon, dont ils font à Liège tant de jolies choſes, & ſur-tout leurs Deviſes ſucrées que l'on tranſporte par-tout. L'arrangement de ce deſſert étoit fort agréable à la vue, & nous fournit une ſorte de ſpectacle muet qui nous divertit beaucoup. Mr. de Rheysberg, qui étoit admirable pour ces petits divertiſſemens, avoit imaginé celui-ci pour réjouir les Dames. Rien n'étoit plus brillant ni plus ingénieux que ce petit Edifice. On s'amuſa à le conſidèrer, & chacun fit ſes réflexions plus

ou

ou moins badines. Personne ne douta du dessein de la pièce. La Comtesse accusa le Prince de vouloir se venger par-là du Médecin. La Frelle rioit de tout son cœur de voir *Esculape* culbuté de dessus son Siège, & *Momus* maitre du champ de bataille. *Momus* devenu Médecin lui plaisoit infiniment ; l'Arlequinade la réjouissoit aussi : elle dit enfin, que si elle avoit su rimer, elle eût fait des Couplets sur ce dessert. Le Prince lui dit qu'elle devoit donner cet emploi au Chevalier, qui avoit si joliment traduit le Distique de la Muette Portugaise. Les Dames approuvèrent son idée, & le Chevalier fut unanimement condamné à faire une Chanson. Il demanda quelque tems : on but, on mangea, on plaisanta, pendant qu'il y rêvoit ; & quelque tems après il prit ses Tablettes, & y mit ces Couplets, qu'il présenta à la Frelle.

CHANSON.

Prenons Momus *pour Médecin,*
Lui seul a la bonne pillule :
Un peu d'amour, un air badin,
Jamais d'ennui, point de chagrins ;
De son Art voilà la formule.

P 5.

Re-

Redoutons le Fils d'Apollon,
Craignons Galien, Hippocrate ;
Leur Médecine est un poison :
Le seul Momus fait la façon
De purger la bile & la rate.

Sans médecine, sans bolus,
Il guérit toute maladie :
Son Apoticaire est Bacchus,
Et le seul Enfant de Vénus
Exerce ici la Chirurgie.

Il chasse les noires humeurs,
En suivant la simple nature :
Il dissipe toutes vapeurs,
Migraines & pâles-couleurs.
N'est-ce pas une belle cure ?

Son Elixir est souverain
Pour le cœur, la tête & le foie :
Malades qui venez au Bain,
Pour en rendre l'effet certain,
Livrez-vous sans cesse à la joie.

Quoi-

Quoiqu'il n'y eût rien d'extraordinaire dans ces Couplets, ni pour la penſée, ni pour l'expreſſion, ils divertirent toute la compagnie. Ils n'avoient que le mérite d'être faits à la hâte, & par complaiſance. Le Chevalier d'ailleurs, qui n'étoit Poëte qu'au beſoin, ne les donna que pour ce qu'ils valoient, & je les rapporte de même. La Vicomteſſe les chanta; & nous fîmes *Chorus*, en répétant à la fin de chaque Couplet les trois dernier vers du prémier. Dans le fort de notre gaieté, on vint annoncer le Médecin. La Vicomteſſe en palit, parce qu'elle craignoit qu'il ne s'offenſât de cette raillerie. Elle ſe raſſura cependant bientôt, en apprenant que le Docteur faiſoit faire de très humbles excuſes au Prince ſur ce qu'il ne pourroit ſe rendre à ſes ordres que vers les ſix heures, étant obligé de courir à la campagne chez un Malade preſſé. Je croi, dit le Prince, qu'il s'eſt douté de l'affaire; mais n'importe, mon Chirurgien commencera toujours. On recula la table; on en apporta une ſeconde chargée de pots, de phioles, & de je ne ſai combien de paquets de drogues. C'étoit une vraie boutique d'Apoticaire, & l'on eût dit qu'il s'agiſſoit de purger tout un Hôpital. *Brunker* qui, comme je l'ai déja marqué, étoit grand Chymiſte, entra un moment après. Le Prince dit alors, qu'il croyoit qu'il ſeroit bon d'al-

ler

ler aux voix, & de favoir préalablement
les divers fentimens de la compagnie
fur *les caufes naturelles de la chaleur des
Eaux*, afin que le Chymifte fût à qui il
auroit à faire. Pour moi, continua le
Prince, j'avoue d'abord que je n'ai jamais bien réfléchi fur cette matière, &
que je me réferve à prendre le Syftème
qui me paroitra le plus clair. Les Dames plus hardies décidèrent toutes, à la
réferve de Mad. de la Br. . . . que cette chaleur ne pouvoit être caufée *que
par les feux fouterrains qui font au centre
de la Terre*, & qui fe manifeftent en plufieurs endroits de l'Univers par ces Volcans furieux, dont chacun a l'idée. D.
Nugnez, qui avoit vu ceux de Sicile,
fut de l'avis des Dames. Le Comte at-
tribua cette chaleur inteftine, *aux vapeurs chaudes qui s'exhalent des Mines, où
elles font caufées par la coction des minéraux*, qui font presque toujours accompagnés de fouphre; & prétendit prouver
fon fentiment par les fréquentes inflammations arrivées dans les Mines de Hongrie & de Pologne, où fouvent les Mineurs ont été étouffés par l'inflammation
fubite de l'air qui s'étoit allumé à l'approche de leurs chandelles. Mr. l'Abbé
fut de fon avis. Le Chevalier dit qu'il
croyoit que cette chaleur & ce bouillonnement venoit *du choc & de la fermentation des diverfes fubftances minérales,
qui fe trouvoient dans les terres par où ces*
eaux

eaux paſſoient; & que cette fermentation cauſoit leur efferveſcence & leur chaleur. Mad. de la Br. . . . ſe joignit à lui, & je marquai que c'étoit auſſi mon idée. Les autres Dames nous raillèrent beaucoup ſur ce Syſtème qui leur parut chimérique , parce qu'elles ne le concevoient pas; & elles demandèrent à Brunker quel étoit ſon avis. Il répondit modeſtement , qu'il n'avoit pas encore de Syſtème bien établi ſur une matière auſſi obſcure , & qu'il ſe contenteroit de faire valoir & d'éclaircir ces divers ſentimens , en laiſſant enſuite à la compagnie la liberté de choiſir.

Il ſeroit téméraire, Mesdames, dit Mr. Brunker, de vouloir donner pour évidentes, des raiſons que la Nature cache avec tant de ſoin. Son opération dans la chaleur & la compoſition de ces eaux, qui ſont tout à la fois *chaudes* & *minérales,* eſt un de ces points abandonnés à la diſpute des hommes. La Phyſique même la moins prévenue n'y voit rien de fort clair. Tous les ſentimens ont leurs vraiſemblances; mais j'oſe dire qu'il n'y en a aucun de démontré. Il eſt naturel, louable même aux perſonnes qui prennent les Bains, de rechercher les cauſes de cette chaleur. La prémière queſtion que l'eſprit ſe fait à la vue de ces Sources bouillantes & ſalutaires, c'eſt : *D'où vient leur chaleur? D'où vient leur efficace ?* La choſe ſeroit

clai-

claire, fi la réponfe étoit auffi aifée à faire que la demande. Chacun cependant fe fait un Syftème conforme à fes idées, & l'on compte plus de vingt opinions différentes. Les Anciens ont eu les leurs, relatives aux principes de leur Philofophie. Les uns attribuoient la chaleur des Fontaines aux rayons du Soleil, qu'ils croyoient affez forts pour pénétrer jufques dans le fein de la Terre; d'autres, aux vents fouterrains; d'autres, au mouvement des eaux, ou à des carrières de fouphre, & à je ne fai combien de caufes qui nous paroiffent aujourd'hui ridicules. . . Permettez que je vous interrompe, dit l'Abbé, pour dire à ces Dames une opinion bien fingulière d'un de ces Anciens. *Origène*, dans fon Ouvrage *contre Celfe* (Liv. 5.) dit que ce Philofophe citant un Livre d'*Enoch*, imputoit aux Juifs & aux prémiers Chrétiens cette ridicule croyance: *que les Fontaines chaudes fe formoient des larmes répandues par les Anges rebelles, après leur chute.* Origène, continua Mr. l'Abbé, après s'être infcrit en faux contre cette opinion, raille fon Adverfaire affez froidement, en lui répondant, qu'en tout cas, cette idée ne pourroit avoir lieu qu'*à l'égard des Fontaines chaudes qui ont des qualités falines, parce que, dit-il, les larmes font ordinairement falées.* Avouez, ajouta l'Abbé en riant, que cette opinion dans l'un & dans l'autre

tre peut bien tenir son rang parmi les plus ridicules. Elle parut telle à toute la compagnie, qui en rit de bon cœur. Il faut assurément, dit la Frelle, que ces Anges rebelles aient pleuré à chaudes larmes. Je vous avoue, reprit Mr. Brunker, que je ne savois point celle-là. J'ai bien lu quelque part, que des Médecins Chrétiens, par une piété un peu mystique, attribuoient les effets des Fontaines extraordinaires, tant chaudes que froides, à un reste de l'impression de *l'Esprit du Seigneur qui se mouvoit sur les eaux* au commencement du Monde. Mais, outre que cette idée n'a rien de physique, il est mal-aisé de juger pourquoi telle ou telle Fontaine a retenu la vertu de cette impression divine, plutôt que les autres qui sont sur la Terre, & qui n'ont rien de singulier.

Sans contredit, le sentiment le plus facile à imaginer, est celui que les Dames ont avancé d'abord. Dès qu'on a l'idée des Volcans, il est aisé de concevoir que des feux actuels qui sont sous la Terre, peuvent échauffer les eaux qui passent dessus, dessous, à travers, ou aux côtés de ces Fournaises naturelles. Ce Système est infailliblement applicable à l'explication des eaux chaudes que l'on trouve aux environs des Volcans, telles que les eaux bouillantes qui sont au pied du Mont *Hécla* en Islande, celles de *Pouzzol* & autres dont

les

les Royaumes de Naples & de Sicile font pleins. Il eft croyable que ces eaux ne font échauffées que par les feux du *Vé-fuve*, de l'*Etna &c.* Mais il n'eft pas auffi aifé d'expliquer la chaleur des Fontaines éloignées de tout Volcan, telles que font celles d'Aix-la-Chapelle, & quantité d'autres, fous lesquelles on ne peut pas fi furement foupçonner des feux fouterrains. Je ne fache point, ajouta Mr. Brunker, que l'Hiftoire de ce Pays faffe mention que l'on ait jamais remarqué aucune inflammation aux environs d'Aix, ni dans l'air, ni dans le fond des Mines qui font ici près. Cela fe peut, dit D. Nugnez, qui fentoit bien que Brunker attaquoit l'opinion des Dames: mais de ce qu'il n'y a pas eu de feux fenfibles en ce territoire, ce n'eft pas, à mon avis, une raifon de douter de leur exiftence. On doit juger de la caufe par les effets. Or il eft difficile de concevoir de la chaleur, fans un feu actuel. . . Affurément, dit une des Dames; car de ce que je ne voyois pas tantôt l'artifice de la mèche qui échauffoit les petits vafes que l'on avoit mis au deffert, je n'en étois pas moins perfuadée qu'il y eût du feu au deffous. . . Je ne vois pas, ajouta encore D. Nugnez, pourquoi l'on voudroit affigner à la chaleur des eaux d'Aix une caufe différente de celle des eaux chaudes des Royaumes de Naples & de Sicile. Mr. Brun-

Brunker convient que celles-là n'en ont d'autres que le voisinage des Volcans. Il me semble que les exemples doivent tenir lieu de démonstration, dans un cas où il s'agit de faits de même nature. Les choses que nous connoissons, nous mènent naturellement à la connoissance de celles que nous ne connoissons pas. Il est évident à Naples, en Sicile, en Islande, qu'il y a des feux souterrains; ils n'y sont que trop sensibles: malheureusement, peut-être, le seront-ils un jour en des lieux où ils ne se font encore manifestés par aucune éruption. Les Volcans se multiplient de siècle en siècle. Il y en a dans toutes les parties du Monde. Il s'en est formé de nouveaux en Amérique, depuis sa découverte. De nos jours même & en 1707, il en parut un près de l'Ile de *Santorin*. Il me semble, poursuivit D. Nugnez, que rien ne prouve mieux l'existence de ces feux souterrains universellement répandus, & qu'il est incontestable que l'on doit rapporter à leur activité la cause de la chaleur de toutes les Fontaines bouillantes. Ainsi, loin de supposer que ces feux n'existent que dans les lieux où ils se manifestent, leur éruption en tant de régions éloignées prouve l'existence réelle de ce feu central placé dans les entrailles de la Terre, où ils se communiquent par des tuyaux qui nous sont inconnus. . . . . . Ma foi, mon pauvre Brun-

Brunker, dit le Prince, il me semble que D. Nugnez défend bien sa cause, & que l'opinion des Dames trouve en lui un fort Avocat. Aurois-tu quelque chose à dire contre ses démonstrations?

J'avoue, Monseigneur, reprit Brunker, que D. Nugnez a bien pris le parti du *Feu central*, & que son Système est très suivi. Mais il me permettra de lui dire, qu'il n'est pas démontré. Dans sa supposition, la cause de la chaleur des Fontaines est aisée à concevoir: mais il faudroit auparavant prouver la réalité de ces *Réservoirs de feu* placés au centre de la Terre. Je sai que cette opinion a de grands défenseurs; les P. *Kircher* & *Casali* l'ont rédigée en Système, & c'est encore aujourd'hui le plus commun. La plupart des Chymistes ont adopté ce Feu central; c'est leur *Marotte*. Ils l'appellent le *Souverain Archée*, le regardent comme le Principe universel des végétaux, & croyent qu'il sert à la coction & à la perfection des métaux & des minéraux. Tout le monde n'est point de cet avis, malgré les peines que le P. *Kircher* s'est données pour rendre son Système probable. Ce Père, qui est le grand Apôtre du *Feu central*, s'est mis en tête d'en prouver l'existence dans un Livre qu'il a intitulé *le Monde souterrain*. Il y marque la situation de cette immense Fournaise, son action, ses conduits, ses soupiraux, avec autant de précision

&

& d'exactitude, que s'il y avoit été renouveller le miracle des trois Jeunes-
hommes dont parle *Daniel.* . . . . Je
vous jure, reprit D. Nugnez, que je
n'ai jamais lu son Livre, & que vous me
ferez plaisir d'expliquer son Système,
quoiqu'il me semble que vous ne l'approuviez pas. Je n'ai parlé jusqu'ici que
selon mes idées, les siennes peut-être
les rectifieront. Les Dames, qui a-
voient opiné avec lui pour les *feux sou-*
terrains, demandèrent aussi l'exposition
de ce sentiment, qu'elles ne soutenoient
que par préjugé. Le Sr. Brunker fut
assez généreux pour le leur expliquer.
Je m'étois bien attendu, dit-il, que quelqu'un de la compagnie seroit imbu de
cette opinion; & dans cette idée, je
me suis muni des Figures que le P. *Kir-*
cher a fait graver pour l'intelligence de
son Système, qui seroit admirable, s'il
étoit aussi bien prouvé, qu'il est clairement expliqué dans cette Planche.

Exposition du Système qui attribue la cha-
leur naturelle des Eaux bouillantes à
l'action du feu, que l'on suppose être
dans le centre de la Terre.

Cette Planche, dit le Sr. Brunker, représente une grande partie de la Terre
dont on a enlevé la surface, pour découvrir ce qui se passe dans ses entrailles; & le P. *Kircher* pretend éventer

par-

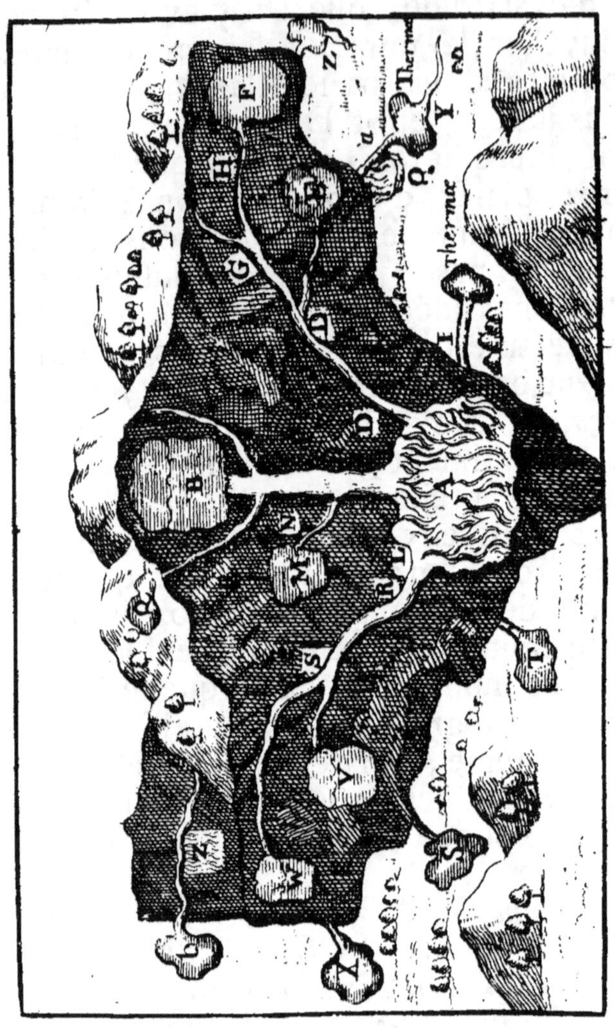

par-là tout le fecret du *Monde fouterrain*.
Il place dans le fein de la Terre un
grand Réfervoir de feu toujours ardent,
qu'il défigne par la lettre *A*. Il fuppofe,
comme l'a dit D. Nugnez, que cette
im-

immenfe Fournaife a des iffues, & des tuyaux par où la chaleur fe répand & fe communique fous le Globe terreftre; & les diverfes branches de ces tuyaux de feu font marquées par les lettres *L, R, S, B, D, G, H.* Si l'on place, dit ce Père, immédiatement au deffus de la grande Fournaife *A* un Réfervoir d'eau, tel que celui qui eft marqué *B,* il eft évident que les eaux contenues dans le baffin *B* feront bouillantes, parce qu'elles font échauffées par les vapeurs brulantes qui s'exhalent continuellement par le tuyau *A B,* ainfi que les Fontaines collatérales marquées *T,* & *I.* C'eft de cette manière qu'il explique la chaleur des eaux bouillantes qui fe trouvent près du *Véfuve,* de l'*Etna,* du *Hécla,* & des autres Volcans qu'il lui plait de regarder comme les *Cheminées* ou *Soupiraux de cette Fournaife.* Par cette méthode il explique auffi les divers degrés de chaleur qui fe trouvent en certains Bains, qui font plus ou moins chauds, à proportion de la diftance dans laquelle ils font de la grande Fournaife. Par exemple, les vapeurs chaudes qui fe communiquent par le tuyau *L R S* dans les Baffins d'eau marqués *V, W, X,* y forment des Bains qui ont divers degrés de chaleur, parce que ces vapeurs n'ont plus la même ardeur dans le Baffin *X,* qu'elles avoient dans la Fontaine *W.* Ainfi le Réfervoir

d'eau

d'eau marqué *V*, qui se vuide dans la Fontaine marquée *S*, y formera un Bain tempéré; la chaleur sera encore moins sensible dans la Fontaine *W*; & les *Thermes* ou Bains pratiqués sur la Source *X*, ne seront que tièdes, comme sont ceux de *Chaud-fontaine* à quelques lieues d'ici. De façon qu'une veine de cette même eau seroit tout-à-fait froide dans un plus grand éloignement du *Feu central*, parce que les vapeurs de la Fournaise *A* n'auroient plus assez d'action pour l'échauffer. Le tuyau *DGH*, aussi-bien que celui qui est marqué *N*, prouvent la même chose. Les vapeurs passant à travers les Bassins d'eau marqués *M*, *E*, *F*, *Q*, les échauffent davantage que les Fontaines *Z* & *Y*, à moins que venant à se croiser avec quelque autre tuyau qui partiroit immédiatement de la Fournaise, l'eau ne reprît un plus haut degré de chaleur, comme il arrive, selon le P. *Kircher*, dans les Thermes, Bains, ou Fontaines marquées *O*, *Y*, *Z*, *b*, &c... Voilà, dit Mr. Brunker, quel est le Système de ce Père, qui n'est tout au plus applicable qu'aux Fontaines bouillantes qui sont près des Volcans. Aussi Mr. *Blondel*, qui a si savamment écrit sur les Bains d'Aix-la-Chapelle, & de qui j'ai emprunté cette Figure & cette Exposition, n'a pas cru pouvoir adopter ce Système pour

ex-

expliquer la caufe de la chaleur des Bains de cette Ville.

Il a tort, dit une des Dames; ce fentiment me paroit clair comme le jour. Par-là, la caufe des Fontaines bouillantes ne me femble pas plus obfcure, que celle d'un pot que je vois fur le feu. Rien n'eft mieux imaginé, à mon avis, ajouta la Comteffe; ces tuyaux ardens, ces Baffins d'eau qui s'échauffent à proportion de leur diftance ou de leur proximité du Feu central, paroiffent copiés d'après nature. Je m'imagine les voir, & il femble que le bon Père ait pénété & parcouru le fein de la Terre. Oh! pour cela, dit en riant Mad. de la Br..., on diroit qu'il y a été, ou qu'il avoit à fes gages une des *Salamandres* du Comte de *Gabalis*. Il nous fait toute l'anatomie des entrailles de la Terre, avec autant d'exactitude qu'un Chirurgien qui feroit la diffection d'un corps.

En vérité, reprit le Prince, je ne vois pas pourquoi cette opinion a tant de contradicteurs : elle me paroit commode ; & plus un Syftème eft clair, plus il me femble devoir approcher de la vérité. Il y a d'ailleurs tant de rapport, dit-on, entre la machine entière de l'Univers, & le Corps humain qui eft appellé un *petit Monde*, que l'on peut regarder les divers tuyaux qui portent la chaleur fous terre, à peu près comme les veines & les artères qui entretien-
nent

nent la chaleur du corps par la circula-
tion du fang. Mais oui, dit la Frelle ;
à l'aide de ces feux fouterrains, le Pay-
fan le plus groffier n'aura pas plus de
peine à concevoir la chaleur de ces
Bains, qu'à voir bouillir fa marmite fur
le feu. Ce Syftème, dit malicieufement
le Chevalier, a encore cela d'utile, qu'il
peut fervir à prouver la réalité de l'Enfer & du Purgatoire : le prémier fera
fans doute dans la grande Fournaife, &
le fecond dans quelque tuyau plus éloigné & moins ardent. Divers Auteurs
s'en font fervis avec fuccès contre les
Incrédules, & j'en ai preuves en main.
Le *Catéchifme du Diocèfe de Bourges*, que
j'ai appris dans ma jeuneffe, étoit furement fait felon les idées du Père *Kircher*. Après y avoir prouvé l'exiftence
d'un Lieu où les Damnés feront tour-
mentés, le Catéchifte demande : *Où eft
l'Enfer ?* L'Enfant répond favamment :
*L'Enfer eft au centre de la Terre, & il y
a précifément quinze cens lieues d'ici.* Or
comme le feu, dit le Chevalier, eft le
principal tourment des Damnés, & que
l'Enfer, felon ce Catéchisme, eft au
centre de la Terre, c'eft fûrement dans
le *Feu central* qu'il eft placé. Quant au
Purgatoire, j'ai eu l'honneur de vous
dire ce que l'on en débite à Naples au
fujet des Bains de *San-Germano* ; & nous
nous fouvenons tous de ce que la Frelle nous a raconté de la croyance des
Iflan-

Klandois par rapport aux oiseaux que l'on voit plonger dans les eaux bouillantes du Mont *Hécla*. Ainsi le Système du P. *Kircher* doit paroitre également précieux à la Religion, & à la Philosophie... Ah! Chevalier, dit Mad. de la Br...., nous nous brouillerons; voilà qui sent un peu le fagot. Vous auriez dû laisser dire cela au Comte & à la Frelle. Elle n'avoit garde, Mesdames, dit la Comtesse sa Sœur : car nous sommes de l'avis du P. *Kircher* sur le Feu central; & peu s'en faut que pour faire valoir son sentiment, nous n'y placions aussi le Purgatoire. Il n'y feroit pas si mal, ajouta le Comte; car la Physique moderne regarde l'œconomie de ce *Feu central* comme une imagination aussi creuse que celle du Purgatoire. Comment en effet peut-on concevoir que ce feu brule depuis la création du Monde jusqu'à ce jour, sans se consumer soi-même? Comment se conserve-t-il sans air? Comment les matières combustibles qui lui servent d'aliment, ne s'épuisent-elles pas? Les Mines d'où l'on tire les minéraux & les métaux, se vuident à la longue, & leur reproduction n'est pas encore certaine. Il est d'expérience enfin, que plus on creuse la Terre vers son centre, moins on trouve d'apparence de ce *Feu central*. En vérité, dit la Vicomtesse, vous êtes d'étranges gens, vous autres Protestans; vous ne croyez que ce que vous voyez, & que ce que vous concevez ; & votre incrédulité s'étend fur la Nature, comme fur la Foi. Je vous permets cependant de rejetter notre opinion, pourvu que vous nous expliquiez la vôtre. Mon Syftème, Madame, eft fort fimple, dit le Comte, & n'a befoin d'aucunes Figures pour le rendre intelligible. Je conçois que les eaux s'échauffent par le moyen des vapeurs chaudes qu'elles rencontrent dans les minières à travers lefquelles elles paffent ; car je fuppofe & me crois autorifé à le penfer, qu'il n'y a point d'eaux chaudes dans la Nature, qui n'aient plus ou moins quelque teinture de minéraux, de quelque efpèce qu'ils foient. Fort bien ! dit une des Dames Parifiennes ; les eaux chaudes s'échauffent par les vapeurs chaudes ! voilà une démonftration tout a fait claire ! Mais comment ces vapeurs fe font-elles échauffées dans le fein de la Terre ? voilà le nœud ! . . . C'eft fans doute par les feux fouterrains, Madame, dit le Comte en riant ; vous m'attendez là : mais point du tout. Ces vapeurs fouterraines fe font échauffées par la coction des divers minéraux que la Terre renferme, & qui s'y perfectionnent & changent de nature à l'aide d'une efpèce de fermentation ou de putréfaction qui les échauffe. La Nature elle-même m'apprend cette Philofophie. Quand

on

on a fauché les foins dans les chaleurs de l'Eté, & qu'on les laiſſe en meules, ſans avoir ſoin de les remuer pour en ôter l'humidité, nous voyons tous les jours qu'ils s'échauffent d'eux-mêmes & quelquefois qu'ils s'enflâment. Il en eſt de même du fumier; celui de cheval ſur-tout s'échauffe ſi fort en ſe pourriſſant, qu'il n'y a perſonne qui puiſſe y tenir la main, ni même empoigner une verge de fer qu'on y a laiſſé quelques heures : les œufs y cuiſent, & s'y durciſſent. Ce foin, ce fumier, ont ils beſoin de feux ſouterrains pour s'échauffer, & faut-il pour expliquer leur chaleur recourir au Feu central? Cette expérience, & cent autres pareilles que la Nature nous met ſous les yeux, me font croire que ſans ce Feu central les eaux peuvent s'échauffer ſous la Terre, à l'aide des vapeurs chaudes qui s'exhalent de la putréfaction ou corruption des diverſes ſubſtances qui s'y rencontrent. Chacun ſait que les vapeurs qui s'exhalent du fumier ſont aſſez fortes pour échauffer toute une écurie, ou le réduit dans lequel on les jette; & pour défendre du froid & de la gelée les liqueurs que l'on y ſerre. Il eſt inconteſtable encore, que ſi l'on ſuſpendoit une bouteille d'eau au deſſus de ces vapeurs, elle s'y échaufferoit conſidèrablement. De là j'infère que celles qui ſont dans les entrailles de la Terre, doivent pro-

Q 2

duire

duire dans les veines d'eau qu'elles pénètrent un degré de chaleur bien plus confidèrable, à proportion du degré de force & d'activité qu'elles y reçoivent de l'abondance des matières qui les caufent. Je fuis même perfuadé, ajouta le Comte, que ces vapeurs font la vraie caufe des Volcans, dans lefquels elles s'enflâment dès qu'elles trouvent de l'air ou quelque matiere ignée. L'expérience qu'en ont fait ceux qui travaillent aux Mines, eft confirmée par les Obfervations de Mr. *Nieuwentyt*. Ce célèbre Auteur voulant prouver qu'il y a dans l'Univers des principes de feu par-tout, rapporte que dans les *Marais deffèchés de la Hollande*, il eft fouvent arrivé que *les vapeurs qui s'élèvent des Réfervoirs & des Puits des Payfans, fe font allumées à l'approche d'une chandelle, & ont confumé les hommes & les maifons.* Ces vapeurs ne venoient certainement que de la putréfaction de ces terres rapportées, qui formoient un nouveau terroir. C'en eft affez, ce me femble, pour prouver qu'elles font capables d'échauffer les eaux. Ce fentiment, dit Mr. Brunker, eft à peu près celui de Mrs. de l'Académie Royale des Sciences de Paris, qui ont rejetté celui du Feu central, & l'opinion de ceux qui placent des Fournaifes ardentes fous chaqueFontaine chaude. J'avoue, dit le Prince, que fi le fentiment des vapeurs n'eft pas le plus général,

ral, jufques ici il me paroit le plus probable, & le moins périlleux dans fes démonftrations. Il y a moins de peine à fureter dans un fumier, qu'à creufer les entrailles de la Terre au risque de s'abîmer, comme le grand *Pline*, dans ces Fournaifes ardentes, fuppofé qu'il y en ait fous terre... Pour moi, Monfeigneur, dit la Frelle, je trouve cette alternative fort incommode. Fouiller dans un fumier, ou fe griller tout vif pour un point de Phyfique, la réfolution eft un peu forte ; à moins qu'on ne renonce à la raifon. Cependant, s'il eft abfolument néceffaire de changer de nature pour découvrir d'où vient la chaleur de ces Eaux, il me femble que j'aimerois mieux être *Salamandre* qu'*Efcarbot*. . . . Cette idée plaifante égaya la Differtation ; on fit une petite paufe, & après avoir un peu badiné, Mr. l'Abbé ramena la converfation au prémier point de vue, & demanda gaiement au Chevalier, fi fon fentiment nous obligeroit auffi à quelque métamorphofe ? Vous n'avez rien à craindre avec moi, répondit le Chevalier ; il n'y a aucun péril à fuivre l'idée que j'ai fur la chaleur des eaux. Je me flatte même que les preuves que je vous donnerai, divertiront au moins la compagnie, fi elles ne la ramènent pas. Au refte, comme mes preuves dépendent d'Expériences Chymiques où la main de Mr. Brunker eft néceffaire, je

Q 3

lui.

lui abandonne l'expofition du Syftème que j'ai indiqué. Les préparations que je vois fur cette table, me font d'ailleurs foupçonner qu'il n'en a point d'autre que le nôtre. . . Cela étant, dit Mad. de la Br. : . . , je lui remets nos intèrêts entre les mains. La partie n'eft pas égale pourtant, dit D. Nugnez : mais n'importe, les raifonnemens décideront.

J'ai déja eu l'honneur de vous dire, Mesdames, que je n'époufe aucun Syftème fur ce point, dit Mr. Brunker ; je me contenterai de vous expofer l'opinion de Mr. le Chevalier, comme j'ai fait les vôtres. Pour le faire avec plus d'exactitude & de desintèreffement, j'employerai les raifons dont Meffieurs *Blondel* & *Guidot* fe font fervis pour donner cours à ce Syftème. J'y joindrai les Expériences que la Chymie a faites pour arracher le fecret de la Nature. Ces deux Médecins, & *Blondel* fur-tout, ont établi que la chaleur des Fontaines telles que celles qui font ici, vient abfolument d'un *Acide* répandu dans toute la Nature, ou plutôt du choc & de l'effervefcence des divers minéraux qui fe rencontrent fous terre, & qui par le mêlange des *Acides* & des *Alkalis*, comme on parle, forme une fermentation qui produit cette chaleur. Pour peu que l'on ait d'idée de la Chymie, on fait combien on y vante le pouvoir de l'*Acide*, que les Chymiftes regardent comme un

Efprit

Esprit univerfel, à qui ils font faire tout ce qu'ils veulent , & dont ils abufent fouvent pour expliquer les faits les plus obfcurs, fans les rendre plus clairs. *Alkali* eft un mot‑Arabe , par lequel on entend communément toutes les chofes qui fermentent avec des matières aigres, auxquelles les Chymiftes ont laiffé le nom d'*Acide* qui défigne leur âcreté. Cet *Acide* fe tire du Souphre, du Vitriol, & de cent autres matières femblables.   Il eft très conftant qu'au moyen de cet *Acide*, on rend raifon de bien des chofes. Cependant, quoique le Syftème des *Acides* puiffe expliquer quelques‑ unes des opérations de la Nature dans la queftion préfente, Mr. Blondel convient que les Fontaines chaudes qui font auprès des Volcans, doivent leur chaleur aux feux fouterrains.   Quant à celles qui en font éloignées , il n'exclud pas même un certain degré de chaleur naturelle qu'il fuppofe répandue dans toute la Terre, de quelque caufe qu'elle vienne ; & en cela Mr. le Comte eft prefque d'accord avec lui.   Blondel ne l'admet à la vérité que comme par grace , & pour aider la fermentation & l'efferveſcence commencée par l'action des fels.   J'avoue, continua Mr. Brunker, que l'on n'a pas encore bien démêlé les divers fels qui entrent dans la compofition naturelle des Eaux d'Aix , & des autres Fontaines Thermales ; quoique l'on foit aujourd'hui

Q 4

pref-

presque univellement persuadé, qu'il y a
peu de Fontaines minérales qui ne soient
chargées de sels *Alkalis*. On croit communément que celles du Puits de *l'Empereur*
sont imprègnées de *Nitre*, de *Sel*, de *Souphre*,
d'*Alun*, de *Cadmie*, & de *Vitriol*; & que
celles de *Borset* ne contiennent que du
Nitre, du *Sel*, de l'*Alun* & de la *Cadmie*.
Supposé que ces observations ne soient
pas de simples préjugés, il est constant
que parmi ces diverses substances il y en
a d'*acides* & d'*alkalines*; & quand même
on ne distingueroit pas clairement la nature de chacun des sels dont ces Eaux
sont imprègnées, il n'en seroit pas moins
certain que dans ce *Cahos de Sels*, comme parle Mr. Blondel, il y en a qui ré-
pugnent les uns aux autres, c'est-à-dire,
en termes de Chymie, qu'il y a des sels
fixes ou *alkalis*, & des *acides*. C'en est
assez pour qu'on les soupçonne d'être la
principale cause de la chaleur naurelle
des Eaux: parce que par-tout où les
Acides & les Alkalis se trouvent ensemble avec quelques liqueurs, il s'y fait
une effervescence & une fermentation.
De-là vient que le vin du Rhin mêlé
avec une Eau minérale assez connue,
fermente dans le verre, à cause de l'esprit de Tartre que le vin renferme.
Vous allez, dit Mr. Brunker, en voir la
preuve.... Il prit des phioles, & versa
quelques gouttes d'une liqueur froide
dans une phiole où il y avoit déja d'une
autre

autre liqueur.   On vit à l'heure même
un combat fenfible entre ces fubftances
ennemies, & un moment après la phiole de verre étoit fi chaude, que l'on
pouvoit à peine la toucher: nous vimes
la fumée fortir de ce mélange, & elle
répandit une odeur affez forte.   Mr.
Brunker prit encore de l'Efprit de Nitre,
& le verfa fur du Mercure; il fe fit auffi-
tôt une effervefcence & une ébullition
chaude.   Il verfa enfuite de l'Eau-forte
rouge fur de l'Huile de Buis; dans l'inftant ce mélange fermenta, & il en fortit une groffe fumée.   L'Huile de Tartre qu'il jetta fur de l'Efprit de Nitre,
dans lequel il avoit diffous de la limaille d'Acier, produifit à nos yeux u-
ne chaleur plus fenfible & plus violente.
Ces Expériences étonnèrent nos Dames,
& leur firent prefque abandonner dès-
lors le Feu central.   Mr. Brunker pro-
fitant de leur étonnement, fit porter la
table dans la chambre voifine, pour y
faire de nouvelles Expériences beaucoup
plus brillantes.   Il verfa dans un vafe
quelques liqueurs froides qui étoient, s'il
m'en fouvient bien, de l'Efprit de Nitre, de l'Huile de Vitriol, & de l'Huile
de Thérebentine; & ce nouveau mélange s'enflâma tout d'un coup à nos
yeux,& rendit une flâme affez haute,qui
effraya la compagnie qui ne s'y attendoit pas.   Il fit alternativement coup fur
coup cent autres Expériences pareilles
Q 5.   avec

avec de l'Eau-forte , de l'Eau- régale,
du Mercure fublimé , de l'Efprit de
Nitre & de Tartre , des Huiles de Gi-
rofle & de Saffafras, de l'Etain, du Fer,
du Souphre, & quantité d'autres drogues,
dont le mélange , quoique froid , produifit ou de la chaleur ou de la flâme.
Ces phénomènes Chymiques charmè-
rent toute la compagnie,& nous valurent un fpectacle des plus amufans. Perfonne ne fe feroit laffé de les voir réité-
rer encore , fi les Dames avoient pu en
foutenir l'odeur forte & desagréable.
Mais il falut ouvrir toutes les fenêtres.
Il n'y avoit pas moyen d'y tenir encore,
& nous paffames dans la Cour. Là Mr.
Brunker nous expliqua toutes ces Expériences,par le combat des parties hété-
rogènes , ou de différentes efpèces, que
l'on nomme *Acides* & *Alkalis*. On fe
figure , dit-il, ordinairement les corps
acides , comme compofés de petites
parties aiguës, tranchantes, roides , &
propres à pénétrer les matières *alkalines*, que l'on fe repréfente comme des
corps groffiers , fpongieux, poreux,
& propres par leur nature à recevoir
l'action des prémiers: en un mot, comme des *Matrices* formées exprès pour
l'introduction des Acides. Cependant,
ces fubftances font ennemies , & dans
un perpétuel combat; & dès qu'elles fe
rencontrent , leur choc produit cette
effervefcence & cette fermentation qui
                                    pro-

produit la chaleur & la flâme que vous avez vues... De ces opérations, Mesdames, ajouta le Chevalier d'un air triomphant, vous pouvez juger maintenant de ce qui fe paffe dans les entrailles de la Terre, où ces fubftances doivent être plus fortes & plus abondantes, & leur mêlange par conféquent capable d'opérer une fermentation plus violente.

J'avoue, dit la Comteffe, que ces Expériences ont quelque chofe de démonftratif, en fuppofant que l'on trouve dans les environs des Fontaines chaudes, les mêmes matières que Mr. Brunker vient d'employer. C'eft-là la difficulté, dit D. Nugnez; & je crois que l'on nous en fait un peu accroire fur cet article : car comment démêler dans ce prétendu *Cahos de Sels*, dont Monfieur nous a parlé, les qualités diftinctives de chacun? ... La chofe n'eft pas fi difficile qu'on le penfe, reprit Brunker: la Chymie a trouvé les moyens de pénétrer les routes les plus cachées de la Nature, & de la forcer à découvrir le fecret de fes opérations. La Noix de galle infufée dans l'Eau *Thermale*, découvre par la couleur qu'elle y prend, le minéral qui y eft caché; fi l'eau devient pourpre & fe brunit, le fer y domine; fi elle blanchit, c'eft une preuve que le fouphre y abonde. L'Efprit de corne de Cerf, de Nitre, de Sel Armoniac, les Huiles de Tartre & de Vitriol,

triol, les Syrops de Rofes, de Violet-
tes, & plufieurs autres drogues, indi-
quent par les diverfes teintures qu'elles
y produifent, & par le trouble, l'altération, ou l'exaltation qu'elles y caufent,
les diverfes fubftances qui font confon-
dues dans ces eaux.   Brunker en fit
l'effai fur le champ, felon la méthode
du Sr. *Valler*, & ces différentes métamorphofes d'une feule & même eau a-
voient quelque chofe de fort agréable à
la vue, & de très amufant pour l'efprit.
Je veux bien croire, dit le Prince, que
les fubftances que vous prétendez découvrir ici, & que vous venez de nous
indiquer, font réellement dans l'eau
Thermale; mais peut-on expliquer comment cette eau peut fous terre s'imprè-
gner de tant de qualités différentes ?
Oui, Monfeigneur, répondit Brunker,
& c'eft l'article le plus facile à concevoir. Votre Alteffe en conviendra, pourfuivit-il, fi Elle veut prendre la peine
de réfléchir que les eaux s'imprègnent
facilement des qualités des terres par
où elles paffent.   Elles en détrempent
les fubftances, & en prennent l'odeur &
le goût.   Le P. *Kircher* l'a fort bien démontré, & il a été plus heureux dans
l'explication des différentes qualités des
Fontaines, que dans l'expofition de leur
chaleur par le Feu central. Je ne puis,
Monfeigneur, dit Brunker, en donner
à Votre Alteffe une idée plus claire, que
celle

celle que ce Père en a donnée dans la Figure qu'il a tracée. Il pofe pour certain, que toutes les eaux font de leur nature, douces, fimples & pures ; & que les qualités que l'on trouve dans quelques Fontaines, leur font extérieures, & empruntées de la diverfité des terroirs qu'elles parcourent. C'eft ce qu'il rend fort fenfible par cette Planche.

Figure par laquelle on explique les différentes qualités des Fontaines.

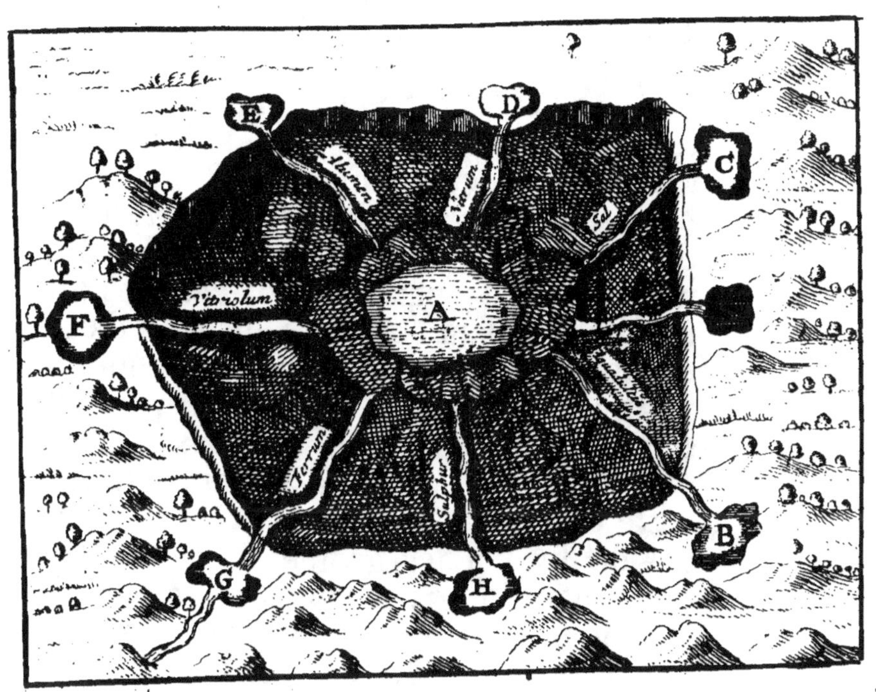

Cet Auteur, dit Mr. *Brunker*, suppose avec beaucoup de vraisemblance, qu'il y a dans les entrailles de la Terre divers Réservoirs d'eau, & cette Planche en représente un qui est désigné par la lettre *A*. L'eau qui y est contenue, est douce de sa nature: mais les Canaux qui en dérivent, & qui aboutissent aux Fontaines *B*, *C*, *D*, *E*, *F*, *G*, *H*, y portent des eaux toutes différentes de leur Source; & forment des Fontaines très différentes entre elles, pour le goût, l'odeur & les qualités. Cette diversité nait sensiblement de la différence des terroirs, des Mines, & des substances à travers lesquelles elles coulent. Cette conjecture est d'autant mieux fondée, que le sein de la Terre n'a rien d'uniforme; tout y est varié, comme sur sa superficie: on y trouve confusément des pierres, du sable, du gravier, des minéraux, des métaux, qui y paroissent placés sans ordre. Supposant donc qu'un filet d'eau échappé du grand Réservoir, vienne aboutir à la Fontaine *B*, & qu'il rencontre en son chemin des cailloux, du sable ou du gravier, à travers lesquels cette eau puisse se filtrer, & se décharger de ses parties grossières; elle y formera une Source d'eau pure, douce & limpide. Cette façon de concevoir les opérations de la Nature dans la diversité des eaux, est appuyée sur l'expérience journalière de celles qu'on filtre, soit à travers les pierres fpongieufes que l'on apporte du Mexique, foit à travers le fable. Si une autre veine d'eau traverfe quelques Salines, elle produira dans fon égoût une eau falée, comme dans la Fontaine *C*. Si elle trouve en fon paffage quelque amas de Nitre, elle formera dans la Fontaine *D* une Source nitreufe. Pareillement elle donnera une eau alumineufe ou vitriolique, fi elle traverfe quelque Mine de Vitriol ou d'Alun, comme dans les baffins *E*, *F*. Suppofant enfin qu'un Conduit tiré de la même Source, parcoure quelques minières de Fer ou de Souphre, elle produira des eaux ferrugineufes ou fulphureufes, comme dans les Fontaines *G* & *H*. Et ainfi des autres . . . Brunker a raifon, dit le Prince ; cette explication a quelque chofe de fort fimple & de bien clair, à mon avis. Chacun s'approcha pour voir la petite Figure, & elle parut à tout le monde également bien imaginée. Cependant une des Dames fit encore une queftion. Je comprens, dit-elle, par cette Planche comment les eaux forties d'une Source douce, peuvent en s'en éloignant changer de nature, & varier leur goût, leur odeur, & leur couleur même : mais je ne vois pas encore là comment il fe peut faire qu'une même eau puiffe en même tems avoir autant de qualités qu'on en fuppofe dans la plupart des eaux minèrales, & fur-tout dans

celles

celles des Bains d'Aix. Il ne faut, Madame, reprit Brunker, qu'y faire un peu d'attention. La formation des Fontaines fimples mène directement à l'intelligence de celles qui ont des qualités mixtes. Cependant le Pére *Kircher* s'eft donné la peine d'en expliquer le myftère par une autre Figure, que voici. Pour la bien entendre, il faut fe repréfenter avec lui, que les eaux qui coulent fous terre y font en quelques endroits, femblables à ces groffes Rivières que nous voyons fur la furface du Globe terreftre, & qui après s'être partagées en diverfes petites branches où elles ont formé des Îles, viennent enfin à fe réunir en un feul point. On peut encore fe figurer ces eaux fouterraines comme des Fleuves groffis des eaux de plufieurs Ruiffeaux. Cette idée développe d'un coup d'œil tout le fecret des eaux imprègnées de diverfes qualités. Pour peu qu'on donne d'étendue au terrein que ces eaux parcourent, l'on peut fuppofer avec certitude, qu'il s'y rencontrera des terres différentes dont elles emprunteront les qualités, & les porteront par leurs divers Canaux dans le point où ces Conduits viennent aboutir, & où ils forment néceffairement une Fontaine mixte. C'eft ce qui eft presque démontré dans cette Planche.

Ex-

Explication de la formation des Fontaines chargées de divers minéraux.

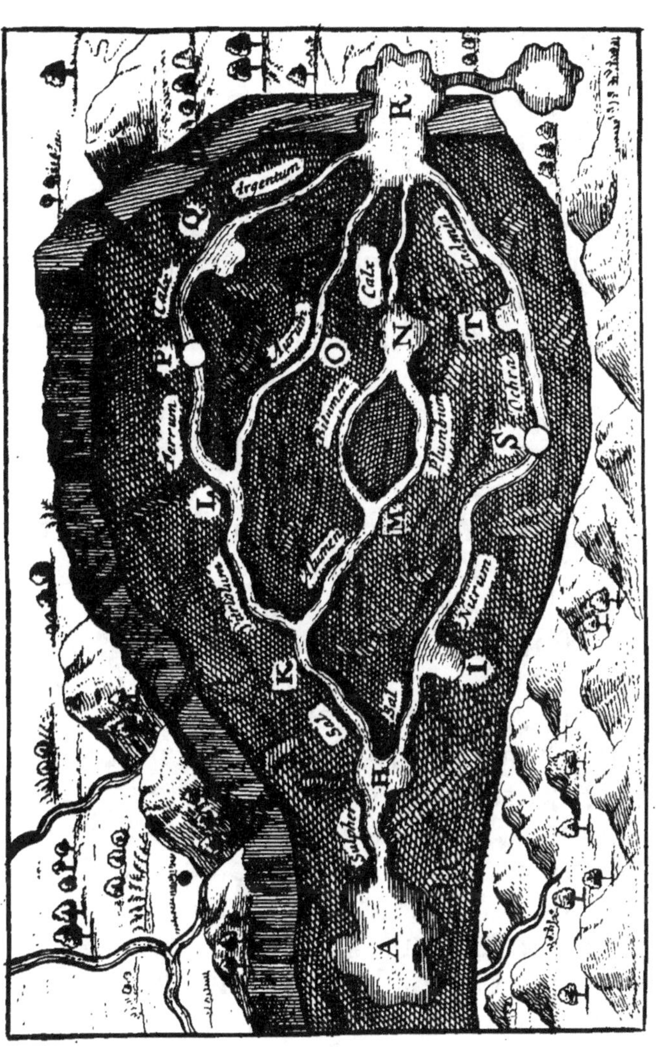

Suppofons avec le P. *Kircher*, dit Brunker, que le Réfervoir d'eau marqué *A,*
foit la Source d'un Fleuve fouterrain,
qui

qui fe partage en divers Canaux qui viennent enfin aboutir dans le Baffin d'eau marqué *R*. Cette eau divifée en tant de tuyaux, rencontrera dans ce vafte efpace de terre des qualités différentes. Le gros Canal paffe d'abord, en fortant de fa Source, fur une Mine de Souphre marquée *H*, & porte une eau fouphrée dans les deux Canaux *I* & *K*; qui paffant à travers des Salines, & enfuite fur des terres chargées de Nitre, formeront dans la branche marquée *K*, une eau mêlée de Souphre & de Sel; & dans le Canal *I*, une eau imprègnée de Souphre, de Sel & de Nitre. Figurons-nous encore, que le Canal *K* fe partage en *L* & *M*, & qu'il rencontre du Vitriol & de l'Alun; il en emporte les qualités dans les Fontaines *L* & *M*. Il en fait autant, s'il paffe fur des Mines d'Or *O*, de Fer *P*, ou d'Argent *Q*; jufqu'à ce que toutes ces branches réunies dans le Baffin *R*, y rapportent les teintures des terres, des fels, des minéraux, ou des métaùx fur lefquels elles ont coulé; & dépofent confufément dans ce centre commun, toutes les richeffes qu'elles ont acquifes en chemin. Ce Baffin ainfi imaginé peut fervir à concevoir ce Cahos de fels & de minéraux qui fe trouvent dans la plupart des Eaux minérales, tant chaudes que froides.

Mais, Monfieur, lui dit la Frelle, voudriez

driez-vous garantir que toutes les chofes que vous venez de nous nommer,
font dans les Eaux d'Aix? Non affurément, répondit Brunker, & ce n'eft
pas le deffein de cette Figure: je n'ai
eu d'autre but que de vous montrer la
poffibilité du mêlange de ces fubftances,
& de vous donner une idée des routes
que la Nature femble fuivre dans leur
compofition. Cependant, nous ne pou-
vons douter que les Eaux d'Aix ne foient
chargées de Souphre & de Sels. Il n'eft
peut-être pas impoffible auffi qu'elles
aient quelque teinture de Fer & de Vitriol, vu que tous les environs en font
pleins; & cela feul fuffit à l'opinion de
Monfieur le Chevalier. Il me refte,
pourfuivit Mr. Brunker, une dernière
Expérience à faire pour mettre dans tout
fon jour le Syftème de *la chaleur des eaux
par le choc des divers fels*. Sans cela Mad.
de la Br. . . . pourroit m'accufer d'infidélité dans l'expofition qu'elle m'a chargé d'en faire. L'Expérience vous paroitra démonftrative, & j'avoue que fi j'a-
vois à me déterminer fur cette matière,
je ne balancerois pas à choifir le Syftème de la fermentation des Eaux par le
moyen de l'*Acide*. Il offrit même à la
Frelle de lui donner le plaifir de faire
elle-même cette Expérience. Elle prit
en notre préfence une certaine quantité
de limaille d'Acier, elle y ajouta autant
de Souphre pulvérifé, qu'elle mit dans
une

une bouteille de verre, suivant les directions de Brunker; elle versa ensuite de l'eau froide dessus; & dans un moment la fermentation devint si sensible, & la phiole s'échauffa si fort, que l'on pouvoit à peine y toucher. . . . Pour le coup, dit la Frelle, je me rends: car quand il n'y auroit dans les Eaux d'Aix que le Souphre que nous y reconnoissons, il y a tant de sujet de soupçonner qu'elles charrient aussi quelques particules de Fer caché dans les Montagnes voisines, que je ne puis imaginer que leur chaleur ait d'autres causes que celle qui vient de paroitre entre mes mains. Elle réitéra l'Expérience avec un pareil succès. Brunker contrefit la même opération avec de l'Antimoine broyé, & du Sublimé. Enfin la Frelle, persuadée que ce Système étoit sinon le véritable, au moins le plus probable, invita les Dames à avouer leur défaite. Convenons, Mesdames, leur dit-elle, que ces Expériences ressemblent si fort à la Nature, qu'il faut croire que Mrs. les Chymistes ont arraché son secret. Nous devons la supposer encore plus habile dans ses opérations, qu'ils ne le font dans les leurs. Est-ce donc la peine, ajouta-t-elle agréablement, de mettre toute la Terre en feu pour échauffer quelques Fontaines, tandis qu'elle peut à moins de frais les faire bouillir à l'aide des sels & des minéraux dont elle

abon-

abonde? D'accord, dit le Prince en riant; mais le Syſtème du Chevalier eſt un peu hérétique: il nous délivre des feux du Purgatoire, & dérange la ſituation de l'Enfer: c'eſt dequoi allarmer ceux qui le placent au centre de la Terre.

En ce moment arriva notre Médecin, auquel on ne penſoit déja plus. L'étalage des opérations Chymiques qu'il vit de tous côtés, & l'odeur des diverſes drogues qu'on avoit employées, lui annoncèrent d'abord le Syſtème dominant. Je vois bien, dit-il, que Mr. Brunker eſt de l'avis de notre Mr. Blondel ſur la chaleur des Eaux, & je comprens qu'il a contrefait par divers mélanges la manière dont on ſuppoſe communément que les eaux s'échauffent dans la Terre. Brunker, homme ſage & modeſte au-delà de ſon ſavoir & de ſa Profeſſion, ſe défendit d'avoir aucun Syſtème, & proteſta qu'il n'avoit fait que prêter ſon Art & ſa main à l'expoſition des divers ſentimens que la compagnie avoit propoſés. Nous lui rendimes le même témoignage: mais la Comteſſe dit, que malgré ſon deſintéreſſement, on avoit remarqué dans ſes expreſſions beaucoup de complaiſance & de penchant pour le Syſtème de la fermentation par les *Alkalis* & les *Acides*. Pour nous, dit-elle en montrant les autres Dames & D. Nugnez, nous avons opiné pour les Feux ſouterrains:

mais

mais j'avoue que notre parti n'a pas été le plus fort. Ma Sœur même nous abandonne. Je fuis pourtant bien fûre, pourfuivit-elle, que fi vous aviez été avec nous, vous auriez mieux défendu notre caufe.

Le Médecin, flatté par ce compliment, auroit bien voulu aider les Dames à foutenir leur opinion: mais il fut affez fincère pour avouer que le Syftème des Feux fouterrains étoit difficile à prouver, foit qu'on les place au centre de la Terre, foit qu'on les répande par-tout par des tuyaux formés exprès pour communiquer la chaleur dans tous les endroits du Monde. Cependant, Mesdames, ajouta-t-il, un Docteur de grand nom & fort voifin d'ici, foutient encore cette opinion, qu'il a, à la verité, un peu rectifiée. C'eft le célèbre Mr. *Chrouet*, Médecin d'*Olne*. Il a rallumé depuis peu les Feux fouterrains que Mr. Blondel avoit éteints à demi, & prétend que nos eaux font échauffées par les fumées & les vapeurs des feux qu'il fuppofe au deffous de nos Montagnes. Il fe figure fous nos Bains une vafte Caverne, dans laquelle il place une Mine de Souphre enflâmé, dont l'ardeur feroit rallentie par des Sources d'eau vive qui les traverfent; lefquelles fe transforment en vapeurs fouphrées, & s'élèvent jufqu'à la voûte de cette Caverne, d'où elles retombent enfuite, felon

lon lui, & se ramassent dans un Réservoir, pour être distribuées par des Canaux souterrains aux diverses Sources d'Aix & de Borset. Voilà l'idée de Mr. *Chrouet*; elle a quelque chose de plus solide que celle du Feu central, quoiqu'elle revienne à peu près à la même chose. Aussi souffre-t-elle les mêmes difficultés, & par rapport au défaut d'air, & à l'aliment de ce feu. Blondel & lui peuvent se demander réciproquement, comment se fait la reproduction du Souphre ou des Sels qu'ils supposent, chacun dans leur Système opposé, être la cause de cette chaleur? Le Souphre qui sert d'aliment aux feux de Mr. Chrouet, n'est pas plus inépuisable que les Sels qui servent à la fermentation de Mr. Blondel. Les deux Systèmes sont sujets aux mêmes inconvéniens, & semblent tous deux se détruire à force de vouloir s'établir. Où trouver assez de Souphre dans la Nature pour entretenir ces feux, qui doivent augmenter à proportion de l'abondance des matières combustibles? Et quand l'Univers ne seroit que de Sels, les eaux qui coulent depuis la Création, ne les auroient-elles pas amortis? Cependant Mr. Chrouet assûre fortement, que *le Souphre que l'on tire des Puits & des Fontaines d'Aix, est l'ouvrage d'un feu actuel; parce que dans les diverses Analyses qu'il en a faites, il l'a trouvé beaucoup plus pur dans sa substance, & plus raréfié dans*

ses

ſes parties, que le Souphre commun. De-
là il a inféré, que ſa formation ſe fait
à l'aide d'un feu ſouterrain ; & que con-
ſéquemment, les eaux qui en ſont imprègnées, ſont échauffées par la même
cauſe. Mais c'eſt le fait en queſtion...
Fort bïen ! dit D. Nugnez ; c'eſt à dire
que vous êtes auſſi pour la fermentation.
C'eſt ce que je n'avoue pas, repliqua le
Médecin ; car il y a de fortes objections
contre ce Syſtème. S'il y a quelques
Expériences qui l'autoriſent, il y en a
qui ne lui ſont pas favorables. Tout
ce qui fermente, n'échauffe pas ; il eſt
des fermentations froides : le levain,
par exemple, n'échauffe point actuellement la pâte. Les Expériences mêmes
les plus ſéduiſantes, telles que celles qui
ſe font avec la limaille d'Acier & le
Souphre, l'Eſprit de Vitriol &c. n'ont
rien d'abſolument concluant par rapport
à la chaleur naturelle des eaux. Elles
produiſent, à la vérité, une efferveſcence & une ébullition chaude & ſenſible ;
mais ces drogues, ſoit métalliques, ſoit
minérales, ne ſont plus ce qu'elles étoient
dans le ſein de la Terre : elles ſont pu-
rifiées, rectifiées, & doivent une partie
de leur vertu à l'Art qui les a perfectionnées. Elles ſont enfin toutes différentes
de ce qu'elles étoient dans leurs Mines,
où le Fer, l'Acier, le Souphre, le Vitriol &c. ne croiſſent pas tels que les
Chymiſtes les employent pour ces opé-

rations. Ce qu'il y a de plus fort encore, c'est que les sels que l'on tire de
l'Analyse des Eaux d'Aix, & qui devroient selon ce Système fermenter in-
différemment avec tous les Acides, ne
s'échauffent & ne fermentent cependant
qu'avec l'huile de Vitriol : or il seroit aussi
ridicule de prétendre que cette huile se
trouve dans nos Montagnes, que d'y
vouloir chercher la Pierre Philosophale.
C'est à dire, Mesdames, dit le Prince,
qu'après avoir bien disputé, nous voilà
tant à tant. C'est l'ordinaire des Philo-
sophes : les plus grands raisonnemens
ramènent souvent les choses au prémier
état de la dispute . . . . En vérité, ma
Sœur, reprit la Comtesse en parlant à la
Frelle, ce n'étoit point la peine de nous
quitter : votre victoire ne dure guères...
Je ne me rends point pour cela, répondit la Frelle ; il n'est point de Systèmes
sans objections, & il est bien plus aisé
d'opposer que de défendre. D'ailleurs,
je m'en tiens aux Expériences démon-
stratives : montrez-m'en autant.

Mylord M . . . qui jusques-là nous
avoit écoutés avec tout le flegme d'un
Anglois, jugea à propos de se mêler
dans la conversation. S'il ne vous faut,
dit-il, que des Expériences, j'en cite-
rai quelques-unes, avec votre permission ; mais ce sera pour établir un Système tout différent des vôtres. Puisqu'il paroit décidé que vous ne vous

accorderez pas, il n'eſt pas juſte que je ſois le ſeul qui ne contrediſe point. Oh! voyons, Mylord, lui dit le Prince; j'ai bonne opinion de votre Syſtème : Mrs. les Anglois ſont ordinairement grands Phyſiciens . . . Le compliment eſt obligeant pour ma Nation, répondit Mylord; mais je doute qu'elle ſe faſſe caution de mon Syſtème. Quoi qu'il en ſoit, voici mon idée. Je penſe que les Fontaines bouillantes tirent leur chaleur d'une certaine terre calcinée qui reſſemble à la Chaux-vive, & qui en a les propriétés. Perſonne n'ignore que la Chaux-vive, quoique froide actuellement, contient des principes réels d'un feu très violent, que l'eau ne tarde point à développer dès qu'on l'arroſe : or je conçois qu'une veine d'eau qui paſſeroit à travers une Carrière de Chaux-vive, peut s'échauffer viſiblement. Ce qui ſe paſſe journellement ſous nos yeux entre les mains des Maçons, en fait la preuve. *Nieuwentyt*, que l'on citoit il n'y a qu'un moment, raconte à ce ſujet, que dans un Village de Nord-Hollande voiſin de la Mer, il arriva qu'une digue ſe rompit; les eaux s'écoulèrent juſques à un Four-à-chaux, ce Four prit feu, & tout y fut conſumé; enſorte que le feu & l'eau ſembloient s'être unis pour la ruïne de ce canton. Ce fait, qu'il raconte comme arrivé ſous ſes yeux, ſuffit ce ſemble

ble

ble pour prouver l'effervescence & la chaleur qu'une certaine quantité de Chaux peut causer dans une quantité d'eau proportionnée. Rien n'est mieux imaginé, Mylord, reprit D. Nugnez ; mais la question est de nous prouver que l'on trouve dans la Terre ces Carrières de Chaux-vive que vous y placez peut-être *gratis*, & que l'on ne vous passera pas plus facilement que nos Feux souterrains. C'est une chose démontrée, reprit Mylord ; il y en a sûrement dans la Terre : on en a trouvé aux environs de nos Eaux de *Bath*, & depuis ce tems-là personne n'a douté que cette terre calcinée ne fût la cause de leur chaleur, sur laquelle on avoit longtems raisonné. La Nature se trahit quelquefois, & elle fut prise sur le fait par une personne qui ne songeoit pas à l'observer. Un Curieux nommé *Edmund Mear*, se promenant un jour à cheval autour de la Ville de Bath, apperçut dans le chemin quelques morceaux d'une espèce de Craie, ou de terre blanche, qui bouillonnoit dans l'eau froide qui se trouvoit là par hazard. Cette effervescence le frappa, & le fit réfléchir naturellement sur la chaleur des Bains voisins. Il descendit de cheval, en ramassa quelques morceaux avec lesquels il réitéra l'Expérience ; & les personnes raisonnables s'y sont rendues. D'ailleurs on a observé que du Vinaigre, & quelques gouttes d'Esprit de Vitriol, jettés fur le fable des Eaux de Bath, y forment une chaleur & une effervefcence pareilles à celles des Sources... Voilà qui paroit décifif, dit l'Abbé; les preuves & les Expériences de Mylord me paroiffent auffi démonftratives pour fon opinion, que celles que Mr. Brunker nous a tantôt rapportées en faveur des Acides. Cela fe peut, reprit le Médecin; mais Mylord me permettra de lui dire que cette prétendue Craie s'eft évanouie avec les obfervations du Sr. *Mear*: quand on eft venu à examiner cette prétendue terre calcinée qu'il avoit ramaffée près de Bath, on a découvert que c'étoit véritablement de la Chaux-vive, mais de la Chaux qui étoit tombée par hazard d'un chariot de Chaux qui avoit paffé dans ce chemin. C'eft au moins ce que *Godfrid Berger* *, célèbre Médecin & Profeffeur Allemand, a remarqué dans fa curieufe Differtation fur les Eaux de *Carls-badt*, dédiée au Roi de Pologne.

Ma foi, Monfieur, répondit Mylord, je croi que vous avez réfolu, vous autres Médecins, d'être en contradiction avec tout le Genre-humain. Toutes les opinions que l'on a rapportées jufqu'ici, vous paroiffent frivoles; il faut pourtant

---

* *De Thermis Carolin. Comment.* Vitemberg. 1709. cap. 5. pag. 47.

tant en choifir une.   C'eft n'eft pas tout
de nier. Mais, mon cher Mylord, dit
le Prince, quand même Mr. le Docteur
vous pafferoit la Chaux-vive de vos Eaux
de Bath, il faudroit nous dire, s'il vous
plait, qui l'a calcinée? Cette Craie n'a
pu acquérir les qualités de la Chaux,
que par le fecours de quelque brazier
violent. Dès-lors vous admettez aufli
les feux fouterrains : ainfi vous n'avez
qu'à vous ranger avec Don Nugnez &
ces Dames, vous ne ferez qu'une Claf-
fe; & nous vous demanderons enfuite
comment ces Fontaines qui coulent perpétuellement, n'ont pas encore éteint
ou détrempé ces Carrières de Chaux ?
Voilà, Monfeigneur, répondit Mylord,
la plus forte objection; & j'avoue que
je n'y faurois répondre. Allons, Mylord, allons, lui dit la Frelle, paffez
donc au *Feu central.* . . .   Il n'en fera
rien, s'il vous plait, reprit Mr. Brunker;
Mylord fe rangera plutôt avec vous: la
fermentation qui fe fait entre les fels
des Eaux de Bath & l'Efprit de Vitriol,
le réunit fùrement au Syftème des *Acides* & des *Alkalis.* Quand la terre que
l'on a trouvée près de Bath ne feroit
que de la Craie naturelle, que Mylord
a prife pour une efpèce de Chaux, elle
conclurroit toujours pour le Syftème de
Mr. le Chevalier. Cette Craie dans cette fuppofition ne peut être qu'une matière alkaline mêlée d'acides, & fort
R 3   fem-

semblable à la terre de cette Montagne de Bohème, située entre *Elbauw* & *Falkenauw*, qui, au rapport du Médecin Blondel, fermente & fume dès qu'il y tombe de la pluye, qui en détrempe les fels & les met en action. Mr. le Comte même ne tardera point à groffir le Parti; car les vapeurs auxquelles il attribue la chaleur des eaux, ne viendront encore que de la fermentation de divers minéraux: enforte qu'en fubftituant l'idée d'*effervefcence* & de *fermentation* à celle de *coction* & de *putréfaction*, qu'il donne comme caufes immédiates de la chaleur des Fontaines bouillantes, vous ferez bientôt d'accord. . . Le Comte & Mylord eurent la malice d'y foufcrire, pour animer la converfation. Mais Brunker fit mal fa cour aux Dames. A ce raifonnement on voit bien, Mon Prince, dit la Comteffe d'un petit air piqué, que votre Mr. Brunker eft un Médecin de Cour; il eft de l'avis de tout le monde. J'en fuis fâché, Madame, répondit le Prince; mais c'eft au vôtre à vous défendre. D. Nugnez & tout le Parti des Feux fouterrains fe retournant alors vers le Docteur, le prièrent d'établir au moins fon opinion, puifqu'il rejettoit toutes les autres; car enfin, lui dit-on encore, il n'eft point de Syftème fi bien établi, contre lequel on ne puiffe former des objections. Les vôtres, ajoutèrent-ils, loin de nous défendre ou de

nous

nous inftruire, nous jettent dans un Pyr-
rhonifme étrange. Le Médecin en convint, & promit de fatisfaire la curiofité
de la compagnie, dès qu'on le fouhai-
teroit. Il entama même un affez long
difcours pour établir fon fentiment:
mais, foit qu'il ne fût pas affez préparé,
ou que nous fuffions las de cette queftion, nous ne fumes pas fort attentifs à
fes raifons. La Frelle d'ailleurs, qui
craignoit de voir évanouir fon triomphe, appréhendoit encore que le Médecin n'eût la malice de la contredire,
pour fe venger des petites railleries
qu'elle avoit faites contre fon régime.
Elle infinua qu'il valoit mieux remettre
la partie à un autre jour. Le Prince,
qui fe fatiguoit auffi de ces Differtations,
appuya cette idée: il fut enfin conclu
que c'étoit affez parlé de Phyfique, &
qu'il étoit bon d'aller faire une petite
promenade.

Avant de fortir, le Prince fit promettre à la compagnie que l'on fe raffem-
bleroit chez lui pour y finir la journée.
Il y intéreffa le Médecin, pour gagner
les Dames; & promit que le fouper feroit auffi fimple que le diner, & que
ce ne feroit qu'une collation, ou qu'un
Ambigu. Nous fumes tous nous promener fur la Place, pour donner le tems
de ranger la table; & une demi-heure
après, on vint avertir que l'on avoit
fervi. Mr. de Rheysberg, qui étoit refté

pour donner ſes ordres , avoit ordonné
qu'on laiſſeroit la table à peu près dans
le même état où elle étoit.　On n'avoit
fait que rafraichir le deſſert que l'on a-
voit renforcé de quelques plats de viandes , & l'on avoit remis de l'Eſprit de
vin ſous les cuvettes qui repréſentoient
les Bains de *Momus.*

Ce ſpectacle , qui étoit nouveau pour
le Médecin , égaya la compagnie par la
ſurpriſe qu'il lui cauſa.　Il fut quelque
tems à le comprendre : mais dès qu'on
l'eut mis au fait, il fut le prémier à en
badiner,& rit de tout ſon cœur quand on
lui montra les Couplets du Chevalier.
Il les chanta avec nous : quelques Inſtrumens que Mr. de Rheysberg avoit raſ-
ſemblés à la hâte , & qui entrèrent à
point nommé, aidèrent à la gaieté commune. Nous oubliames que nous étions
ſous les yeux de la Faculté , & le Médecin lui-même malgré ſes préceptes,
rit, but, & chanta avec autant d'aiſance
& de liberté que s'il avoit été du nombre des Malades d'Aix.　Nous le tour-
mentames à la vérité ſur la querelle qu'il
nous avoit fait la veille , & nous le
forçames à convenir que les divertiſſemens ſervoient infiniment au bon ſuccès des Eaux & des Bains.　Quoi qu'il
nous répétât que leur excès pouvoit ê-
tre dangèreux, il nous avoua cependant
qu'il s'étoit quelquefois vu obligé d'ordonner les plaiſirs les plus bruyans à
cer-

certains Malades affectés de mélancolie.

Il nous raconta à ce fujet , que quelques années auparavant on lui avoit a-
dreffé un jeune Mofcovite, qu'il n'avoit
guéri que par-là. C'étoit, nous dit il, un
enfant de la prémière qualité , qui étoit
tombé dans un état pitoyable par un
excès d'application. Ce Jeune-homme,
qui n'avoit que vingt-deux ans alors,étoit
du nombre de ceux qui pour faire leur
cour au Czar *Pierre I.* avoient été obligés d'étudier & de voyager. Il appartenoit à une famille extrèmement riche,
& fon Père n'avoit rien épargné pour
fon éducation. Il lui avoit donné pour
Gouverneur un Allemand , homme de
mérite à la vérité , mais plus favant
qu'habile , & chargé d'une érudition
mal digèrée. Le Gouverneur avoit ordre de pouffer fon Elève dans les Sciences; & il répondit fi parfaitement aux
intentions du Père , qu'il penfa tuer fon
Elève à force de le faire étudier. Le
Jeune-homme avoit de l'efprit , & un
grand goût pour les Mathématiques &
les Langues. Il s'y attacha tant & fi fort,
qu'il ne connoiffoit de plaifirs que ce
qui le rapprochoit de ces deux études.
C'en étoit beaucoup , dit agréablement
le Médecin , pour une tête Mofcovite;
jufques-là on ne les avoit pas foupçon-
nés de pouvoir s'attacher à des Sciences
fi pénibles. Auffi cette application le

R 5

jetta

jetta d'abord dans une humeur sombre, qui lui faisoit fuir tout le Genre-humain. On s'en apperçut, & pour l'en tirer, on l'envoya en France. Au-lieu de s'y divertir, il se jetta dans les parties les plus abstruses des Mathématiques. Il étoit éternellement avec Messieurs de l'Observatoire, & de l'Académie des Sciences, occupé de Problèmes, d'Observations & de Calculs. Cette étude commença par déranger sa santé, & peu après son cerveau. Un Gouverneur sage auroit dû plutôt changer de méthode. Il s'en apperçut, mais il s'y prit trop tard : le mal étoit fait. Le Jeune-homme devint maigre, jaune, & presque Ethique. La bile qu'il avoit amassée, après s'être répandue par-tout, s'étoit enfin fixée sur tout un côté de son corps, qui devint paralytique. Il avoit un bras sans mouvement, & le cerveau dans une agitation perpétuelle. On me l'amena dans cet état. Il me fit d'autant plus de compassion, qu'outre sa naissance & son nom, il étoit d'une taille & d'une physonomie parfaitement aimables. Je le mis dans un régime exact. Je lui fis prendre les Eaux, puis les Bains ; ensuite je lui fis appliquer la *Douche* sur le côté malade. Son bras reprit quelque mouvement, mais sa tête n'en étoit pas mieux. Il avoit même quelquefois des accès terribles de mélancolie, & dans ses meilleurs intervalles il ne vou-

loit

loit voir perſonne , & s'occupoit à calculer les pavés des rues , & les tuiles
des maiſons.   On le mena malheureuſe-
ment à la Fabrique des Aiguilles , pour
le divertir.   Il voulut ſavoir combien
un homme en pouvoit faire par jour,
& en paſſa huit à dreſſer un compte des
millions d'aiguilles qui ſortoient d'Aix
tous les ans.   Pour guérir cette fureur
de calculer , je priai ceux qui l'ame-
noient , de ne le laiſſer jamais un moment ſeul , de le faire promener malgré lui en chaiſe, en caroſſe, à pied, ou
à cheval.   On vint à bout par-là d'interrompre ſes calculs: mais on ne lui en
ôta point le goût.   Un jour il acheta
tous les fromages de Limbourg qu'il
trouva ſur le Marché , & les aiant fait
porter dans ſa chambre , il s'occupa a-
vec ſon couteau de chaſſe à les couper
par morceaux , ou plutôt en miettes.
Je lui demandai la raiſon de cette action ; & il me répondit avec un grand
ſérieux, qu'il vouloit prouver la *diviſi-
bilité de la matière à l'infini*, par le calcul
des miettes provenues de la diviſion de
ces fromages.   Ce qu'il y avoit de ſingulier, c'eſt que malgré le dérangement
de ſon cerveau , il n'avoit point perdu
les idées de juſteſſe & de rectitude.   Ces
calculs extravagans en eux-mêmes , é-
toient très exacts, autant qu'on pouvoit
les ſuivre.   Au reſte , cette application
extraordinaire augmenta ſi horriblement

ſes vapeurs, que pour les appaiſer, je lui fis deux fois donner la Douche ſur la tête avec l'eau d'une Fontaine minérale froide que nous avons ici; & il s'en trouva bien. Auſſi-tôt je fis louer quelques Muſiciens, qui avoient ordre de l'étourdir par une muſique continuelle. Je conſeillai aux perſonnes qui l'accompagnoient, de le faire danſer le plus qu'ils pourroient, ſous prétexte de compter le nombre de pas qu'il pourroit faire par jour. Sa maiſon étoit un Bal perpétuel, on y jouoit, on y danſoit continuellement : on engagea même par de petits préſens quelques Femmes du commun qui étoient venues aux Bains d'Aix, de venir lui faire compagnie. On le tenoit toujours en haleine ; on le fatiguoit tant pendant le jour, qu'il n'avoit plus le tems de calculer, & que le ſommeil qui l'accabloit vers le ſoir, le tenoit endormi toute la nuit. Dès qu'il s'éveilloit, la Muſique recommençoit, & il buvoit ſes Eaux ou prenoit les Bains. Enfin après avoir fait ce manège pendant trois mois, ſon bras ſe ranima, ſa tête ſe raffermit, il prit goût aux plaiſirs, & oublia ſes ſuppurations. Il en eut honte même, & de-là j'augurai bien pour ſa guériſon. Je l'envoyai paſſer le mois d'Août à Spa, dont les Eaux lui firent grand bien. Il revint ici à la ſeconde Saiſon, reprit les Bains & la Douche,

&

& partit pour Paris au commencement de l'Hiver. Il s'y divertit comme il convenoit à son âge, fréquenta les compagnies & les Belles, & vint encore ici l'Eté suivant reprendre les Eaux & les Bains. Ce n'étoit plus le même homme, & on ne l'auroit plus reconnu. Il étoit de toutes les fêtes & de toutes les compagnies, cherchant les Dames & les plaisirs. Enfin il partit parfaitement guéri de corps & d'esprit, pour retourner à Petersbourg, où je sai qu'il continue à se bien porter. Un Malade de cette espèce, ajouta le Médecin, avoit besoin d'un régime si extraordinaire, tant pour le distraire de ses idées, que pour aider en lui l'action des Eaux, & faire dans tout son corps une salutaire révulsion d'humeurs, comme aussi pour en chasser la bile par une transpiration continuelle. D'ailleurs, en ces cas singuliers & desespèrés, il est permis de risquer quelque chose.

Chacun trouva cette cure aussi heureuse qu'elle étoit extraordinaire, & sans s'arrêter au fait en soi-même, on en conclut que la joie étoit le souverain remède à tous maux & la vraie *Panacée*, surtout pour ceux qui viennent aux Eaux & aux Bains. Le Médecin nous pria pourtant de n'en point tirer une conséquence si générale. Mais la Frelle qui ne cherchoit qu'à rire, lui dit qu'elle avoit un si furieux penchant à la mélan-

colie, que si on ne lui permettoit inceffamment le Bal, la Danfe, & la Promenade, elle tomberoit dans un état pire
que celui du Mofcovite.

Heureufement, les plaifirs avoient re-
commencé, & *Bougy* donnoit Bal le
lendemain. Il fut réfolu que nous y irions.
On fe leva de table, & nous allames faire
un tour fous prétexte de remener les
Dames, qui pour prolonger le plaifir
de la promenade voulurent fe recondui-
re tour à tour. Enforte que fous les
yeux mêmes du Médecin, nous fimes
fi bien, fans qu'il pût nous gronder,
qu'il étoit près de minuit quand nous
rentrames à nos Auberges.

Le lendemain & les jours fuivans nous
allames au Bal public, où nous nous dé-
dommageames amplement de l'abftinen-
ce que nous en avions faite. Le plaifir
que nous y goûtames nous parut d'autant plus piquant, que nous nous y
trouvions comme dans un nouveau Monde. Il en eft de ces changemens de plaifirs, à peu près comme des raccommo-
demens en fait de tendreffe ; & c'eft-là
le grand art de ceux qui font condamnés
à refter dans un même lieu, où l'unifor-
mité ne manqueroit pas d'ennuyer. La
petite éclipfe que nous avions faite aux
divertiffemens publics, en nous concen-
trant dans notre Cercle, redonna à tous
ce que nous trouvions à Aix le mérite
de la nouveauté. Ce n'étoient pas d'ailleurs,

leurs les mêmes visages: plusieurs des
personnes que nous avions vues d'abord,
étoient reparties ; & il en étoit arrivé
d'autres qui ne leur cèdoient ni en mérite, ni en ridicule. Nos Parisiens,
que nous avions crus partis avec la Marquise & sa Mère, étoient de retour ; &
l'un des deux sembla n'être revenu que
pour nous donner quelques jours après
une Comédie complette. Ce ne fut pourtant que par hazard que j'en eus ma part ;
car ils avoient jugé à propos de changer
d'Auberge. En leur place, il nous étoit
échu bonne compagnie, qui nous dé-
dommageoit suffisamment de la perte de
ces Etourdis.

Nous ne fimes autre chose toute la
semaine, que d'aller au Bal, malgré tout
ce que nous avions promis au Médecin.
Il est vrai que les Dames se retiroient
tous les jours à neuf heures. A cela près,
nous partagions nos journées à peu près
comme nous avions fait d'abord, donnant la matinée au Bain, & les après-
midis à la Danse, à la Promenade ou
au Jeu. Nous nous rendimes aussi plus
assidus chez la Comtesse de Golstein,
que nous avions un peu trop négligée.
Il y avoit eu en effet un peu d'ingratitude à nous de renoncer tout à coup à
sa maison, qu'elle nous avoit ouvert de
si bonne grace, & où nous avions reçu
tant d'honnêtetés en arrivant. Nous lui
en fimes excuse ; mais comme cette Dame

me eſt bonne, elle eut la politeſſe de rejetter notre abſence ſur la liberté que l'on a aux Eaux d'agir à ſon gré ſans que l'on s'en formaliſe. Elle nous revit avec le même empreſſement & la même cordialité que les prémiers jours. Nous eumes occaſion de voir chez elle tous les nouveaux-venus, & parmi eux une Dame Allemande, Veuve du Général Comte de . . . fort connue du Prince & de Mr. de Rheysberg. Dès que les Comteſſes Suédoiſes l'entendirent nommer, elles s'empreſſèrent de la ſaluer, parce qu'elles avoient parfaitement connu ſon Epoux dont elle étoit en deuil. Elles ſe félicitèrent de trouver à Aix une Dame dont elles avoient ouï dire tant de bien; mais elles furent fort ſurpriſes d'apprendre qu'elle y étoit depuis quinze jours. Elle leur dit que les Eaux de *Borſet* convenant à ſes infirmités, elle s'étoit logée dans ce Fauxbourg dont la retraite étoit plus ſéante à ſon veuvage; & qu'elle n'étoit ſortie que pour aller à *Vaels* & venir deux fois à Aix. Elles continuèrent leur converſation en Allemand, & tout ce que j'entendis, c'eſt que les Comteſſes la prioient de venir le lendemain diner chez elles, & qu'elle ne leur promettoit d'y venir que le jour ſuivant. Le Prince y fut invité auſſi, avec Mr. de Rheysberg.

Elle quitta l'Aſſemblée dès qu'on y fit les parties, parce qu'elle ne croyoit pas

que

que le Jeu convînt a son état de Veuve,
& le Prince la mena à son carosse. Si-
tôt qu'elle fut partie, nous questionna-
mes la Frelle sur cette nouvelle connoissance. Le grand air de cette Dame nous
avoit tous frappés. Elle n'étoit pourtant plus dans le bel âge ; mais quoique
sur le retour, elle conservoit des restes
d'une grande beauté. Elle étoit d'une
taille majestueuse, avec des yeux bruns,
& des cheveux d'un noir admirable ; elle
paroissoit d'une blancheur éblouissante
sous ses crêpes. La Frelle nous dit que
cette Dame n'étoit point Allemande,
mais Danoise ; qu'elle avoit été mariée
au Comte de . . . . avec qui elle avoit
eu extrèmement à souffrir. C'est tout ce
que nous en apprimes alors. Mais en
reconduisant les Dames, la Comtesse
Suédoise nous dit que cette Dame étoit
venue aux Eaux pour une infirmité bien
extraordinaire. Nous n'osions pas trop
la presser de s'expliquer ; car dans le monde poli, on doit respecter jusqu'aux maladies du beau Sexe. La Comtesse cependant aiant remarqué notre embarras
& notre curiosité, & craignant peut-être
notre imagination, nous dit que cette
Dame avoit de tems en tems les jambes
étincelantes *, & qu'elle leur avoit assuré

* Cette Histoire n'a rien de plus incroyable que
celle que Mr *Cohausen*, Prémier Médecin de l'Evêque de Munster, cite entre plusieurs autres, dans

ré que dès qu'elle ôtoit ou mettoit ses bas dans l'obscurité , il sortoit de ses jambes des bluettes de feu qui brilloient comme les étincelles qu'on tire d'un caillou. Sur un fait si extraordinaire nous fumes obligés de nous en rapporter d'abord à la bonne-foi de la Comtesse ; mais nous soupçonnames tous la bonne Dame d'un peu d'imagination. Rien n'étoit plus injuste que ce soupçon , & l'Histoire qu'elle nous fit elle-même des longs chagrins que cet accident lui avoit causés, jointe au témoignage de la Frelle & de la Comtesse qui vérifièrent ce phénomène, ne nous laissa aucun doute sur la vérité du fait.

Les Comtesses allèrent la voir dès le lendemain matin , & revinrent diner à la Ville. Nous étions sur la Place lorsqu'elles repaslèrent, & dès qu'elles nous virent, elles nous confirmèrent tout ce qu'elles nous avoient dit la veille des jambes étincelantes de cette Dame, qui avoit eu la complaisance de les leur montrer en se plaçant dans un lieu obscur. El-

sa *Dissertation sur le Phosphore.* Il rapporte d'après *Castro*, qu'une des prémières Dames de *Vérone* qu'il nomme *D. Cassandra*, aiant été longtems attaquée d'une affection hypochondriaque, s'apperçut après en avoir été guérie, que lorsquelle se frottoit les bras, il en sortoit des bluettes de feu ; & que dès qu'elle retiroit la main seulement de dessous la manche de sa chemise, on voyoit une trainée de feu sur son bras. Ce phénomène dura deux ans, & disparut peu à peu. *Cohausen, Lumen nov. Phosphoris accensum.* Edit. Amst. 1717.

Elles nous affurèrent que pour peu que l'on frottât fa peau, on en voyoit fortir quantité d'atomes lumineux, pareils à ces bluettes de feu que l'on voit lorfque l'on reçoit quelque coup imprévu fur l'œil. Nous leur avouames en retournant à la maifon, que fans un témoignage auffi refpectable que le leur, nous aurions été fort tentés de regarder cette infirmité comme une maladie imaginaire. La Comteffe nous répondit, que nous n'en raifonnions ainfi que faute de la connoitre ; & que fi nous voulions venir le lendemain paffer l'après - midi avec elle à leur logis, nous ne tarderions pas à nous déprendre de cet injurieux foupçon. En nous quittant, elles nous prièrent enfin de les venir prendre à deux heures, pour aller faire quelques emplettes.

Nous n'y manquames point, & nous les accompagnames en plufieurs boutiques, où elles achetèrent diverfes bagatelles. On leur offrit par-tout des Aiguilles ; car c'eft la marchandife favorite d'Aix, d'où l'on ne peut partir fans en rapporter. On ne fauroit entrer dans une boutique, fans que l'on en trouve par paquets. A force d'entendre parler d'aiguilles, il prit envie à la Frelle d'en aller voir les Fabriques. Nous étions près du logis de la Vicomteffe ; je me détachai pour l'inviter à être de la partie. J'y trouvai le Chevalier & D. Nugnez,

gnez, qui l'amenèrent avec Mad. de la Br.... Nous allames enſemble à la plus célèbre Manufacture, où nous en vimes faire par milliers. La Fabrique en eſt curieuſe.

Ces Ouvriers ne ſont point jaloux de leur Art; ils introduiſent tout le monde dans leur Attelier, & répondent avec une complaiſance infinie aux queſtions qu'on leur fait. Il eſt incroyable, avant que de le voir, par combien de mains il faut que paſſe une aiguille pour avoir toutes ſes façons; & après l'avoir vu, il n'eſt pas moins inconcevable qu'on puiſſe les donner à ſi vil prix. Les Ouvriers qui y travaillent, ſont la plupart des Enfans, parmi leſquels il y en a qui n'ont pas plus de huit à neuf ans. Ils ſont rangés des deux côtés d'une longue table qui leur ſert d'Attelier. Tous ont leurs outils différens; & chaque aiguille doit paſſer par leurs mains, avant que d'avoir ſa perfection. Le Maitre ſe réſerve le ſoin de les couper, & cela ſe fait fort vîte. Il prend un paquet de fer filé comme du fil-d'archal, & le lie à peu près comme un faiſceau de verges. Il le diviſe enſuite, & le coupe en diverſes meſures, ſelon la longueur qu'il veut donner à ſes aiguilles. D'un ſeul coup de cizeau il en coupe ordinairement par centaines, & les met dans des boîtes ſéparées, où il les range par claſſes. Celui qui eſt au

bout

bout de la table, en prend une poignée devant lui, les lime pour en arrondir le corps, & les pousse ensuite près de son voisin : celui-ci fait la pointe : le troisième frappe sur le bout opposé, pour l'applatir & former la tête: un quatrième la perce avec un petit outil plat, fait comme un ciseau de Menuisier: le cinquième donne deux coups de lime sur les deux côtés de la tête, pour l'arrondir: le suivant y donne une autre façon, aussi-bien que deux ou trois autres : le dernier enfin les ramasse, & jette toutes celles d'une même espèce dans le lieu qui leur est destiné. Chacun d'eux lui donne son coup, & tout cela se fait avec un ordre, une justesse, une diligence presque inconcevables. Cependant ils n'en manquent presque point, quoiqu'ils aient à peine les yeux sur leur ouvrage, & qu'ils causent & chantent perpétuellement entre eux.

Une aiguille qui a passé par tant de mains, n'est pourtant pas à sa perfection; ce n'est encore qu'un fer brut, mou, & pliant. Il faut lui donner une trempe qui la durcisse ; & cela se fait en les mettant au feu, & en les plongeant ensuite dans une eau qu'ils préparent exprès. Au sortir de cette trempe, les aiguilles sont moins polies qu'auparavant, & couvertes de *surchauffures*, que le feu leur a laissées. L'ouverture même où le fil doit passer, est

sou-

souvent bouchée par des pailles de fer.
Il faut les polir de nouveau , & voici
comme cela se fait. Ils rangent ces aiguilles par classes de même longueur
sur des morceaux de serpilière , & jettent par dessus un certain gravier qu'ils
recueillent sur les Montagnes & dans
les Mines près d'Aix. Ce gravier res-
semble à du mâchefer pilé. Ils enve-
loppent ensuite cette rangée d'aiguilles
dans la serpilière , & à chaque pli ils
rangent des aiguilles avec la même pous-
sière , jusqu'à ce qu'ils en aient fait une
espèce de matelas. Ils portent ensuite
ces paquets dans une sorte de moulins,
où à force d'être remués & froissés sous
le pilon , les aiguilles se polissent les u-
nes les autres par la friction de ce gravier , qui est si rude que l'enveloppe
est presque toujours en pièces.

Il faut encore prendre bien de la peine
pour les démêler de ce gravier , & les
mettre enfin en de petits paquets de
cent ou de mille pour les vendre. Cette
fonction est ordinairement celle de la
Femme & des Enfans de la maison , qui
ne font autre chose toute la journée que
de les compter. Ce travail n'est pas inconcevable , quand il ne s'agit que de
grosses aiguilles telles que celles dont
on se sert pour la tapisserie. Mais où
leur industrie brille , c'est dans ces aiguilles qui servent à coudre la Baptiste
& la Mousseline , & qui sont presque
aussi

auſſi déliées que le fil de ces toiles. Elles ont pourtant paſſé par tout autant
de mains, & reçu les mêmes façons. Il
a falu les polir, les aiguiſer, les percer,
les limer; & cela s'eſt fait avec la même promtitude. Dans le tems que nous
examinions la manœuvre de ces aiguilles, les petits garçons à l'envi s'empreſ-
fèrent de nous prouver leur adreſſe, en
perçant des cheveux qu'ils s'arrachoient
de la tête: ils en percèrent pluſieurs en
divers endroits à la façon des aiguilles,
& en enfilèrent les bouts dans l'ouverture qu'ils y avoient faite. Nous com-
primes bien que ces petits tours d'adreſſe exigeoient de nous quelque récompenſe, & nous leur fimes quelques gra-
tifications pour boire à la ſanté des
Dames.

De là le Maitre nous conduiſit au ma-
gazin, où nous vimes des layettes pleines d'aiguilles de toute eſpèce. Elles
ſont par degrés, & s'il m'en ſouvient
bien, il y en a de quinze ou vingt ſortes depuis les plus groſſes juſqu'aux plus
petites. Les Enfans de la maiſon en
préſentèrent de très jolies aux Dames;
elles avoient toutes une trempe d'acier,
avec une teinte de cuivre, qui les faifoient paroitre d'azur, ou d'or: les unes
étoient des aiguilles ordinaires, d'autres
étoient percées à deux, trois & quatre
trous. Elles en prirent pour la rareté
ſeulement, car elles ſont moins bonnes
que

que les autres ; mais c'eſt le profit de ces Enfans , & un innocent artifice dont ils ſe ſervent pour s'attirer quelques petits préſens. Elles achetèrent des milliers d'autres aiguilles de toutes les ſortes, & en ſi grande quantité, qu'elles auroient pu en meubler une Manufacture. Quand il falut payer, la Vicomteſſe voulut ſe donner un air d'œconomie, & rabattre quelque choſe ſur le prix que l'on demandoit; mais la Frelle, qui prenoit des idées fort juſtes de tout ce qu'elle voyoit, lui dit en badinant: En vérité, Madame, je n'aurois point le courage d'en rien diminuer; ſi j'avois voulu marchander, j'aurois dû faire mes emplettes avant d'en voir la Fabrique. Elle avoit raiſon, car après avoir vu tout le travail qu'il y a dans la façon d'une aiguille, on a peine à s'imaginer que l'on puiſſe en avoir un mille pour quelques eſcalins. Il n'y a ſans doute que le grand débit qu'ils en font, qui puiſſe les mettre en état de ſoutenir ces Fabriques, qui ſont en grand nombre à Aix. Avant de ſortir de la maiſon, le Maitre nous fit voir une meule dont j'ai oublié l'uſage ; mais elle eſt d'une pierre qui tient des qualités du Phoſphore: dès qu'on la fait tourner avec rapidité, elle s'enflâme, & jette de tous côtés des éclats de lumière & de feu comme des éclairs.

Après avoir examiné ſuffiſamment tout ce qu'il y a de curieux dans cette petite

tite Manufacture, nos Dames songèrent à se rendre au Bal public, où
nous restames jusqu'au soir. Le lendemain matin je fis connoissance avec un
Seigneur Polonois, qui étoit logé chez
nous, & qui paroissoit d'un fort aimable commerce. Nous nous promenames toute la matinée ensemble, & a-
près le diner je me rendis avec le
Comte chez les Dames Suédoises, qui
étoient encore au dessert avec Madame la Générale. Quand nous entrames, elle étoit sur le point de raconter son Histoire au Prince, qui en a-
voit appris les principaux points par le
bruit public. Nous la saluames, & a-
près les prémières civilités, nous ne
tardames point à nous appercevoir de
son esprit, qu'elle laissoit paroitre sans
ostentation. La Comtesse, pour nous
mettre en jeu, lui dit que nous étions
des incrédules, & que nous avions eu
toutes les peines du monde à croire
que son incommodité fût réelle. Nous
lui avouames qu'elle nous avoit paru
si singulière, que sans les témoignages
réitérés de ces Dames, nous aurions
eu quelque peine à y ajouter foi d'a-
bord. Hèlas! répondit-elle en soupirant, si feu Mr. le Général eût été
aussi incrédule que ces Messieurs, mes
jours se feroient passés bien plus tranquillement. Nous lui fimes quelques
complimens à ce sujet, auxquels elle

répondit avec beaucoup d'efprit & de politeffe. Cependant nous crumes nous appercevoir à fon air touché, que nous avions interrompu le récit de fes Avantures. Nous fimes nos excufes aux Comteffes d'être venus fi-tôt, & nous marquames quelque envie de nous retirer. Le Prince s'en étant apperçu, & voulant que nous euffions notre part de la confidence, eut la bonté de nous dire qu'il ne croyoit pas que notre préfence empêchât Mad. la Générale de raconter fon Hiftoire. Ces Meffieurs, lui dit-il, font de nos amis & de notre Religion, & je vous répons, Madame, que vous ne rifquez rien à parler devant eux. La Comteffe & la Frelle, qui mouroient d'envie d'entendre cette Hiftoire, lui donnèrent les mêmes affurances dans les termes les plus obligeans. Nous ne répondimes à ces témoignages que par de profondes révérences; & la Générale, fans fe faire prier, reprit le récit que notre arrivée avoit interrompu.

HISTOIRE

DE MAD. LA GENERALE DE...

IL n'y a rien, Monseigneur, d'assez deshonorant pour moi dans mes Avantures, ni d'assez mystérieux, pour que je me fasse une peine d'en entretenir Votre Altesse devant ces Messieurs. L'unique difficulté que j'y trouve, c'est que n'aiant pas l'honneur d'être connue d'eux, ils trouveront singulier que je sois si souvent obligée de revenir sur moi-même. Il est triste d'ailleurs d'avoir à dévoiler les travers d'un Epoux, que je voudrois leur faire connoitre par de meilleurs endroits, & que j'aime encore, malgré les préventions qu'on lui avoit inspirées contre moi. L'éclat qu'elles ont fait dans nos cantons, d'où notre mesintelligence est parvenue jusqu'à Votre Altesse, justifiera le détail que vous exigez de moi.

Ces Dames savent comme vous, Monseigneur, poursuivit la Générale en soupirant, que mon mariage fut le fruit d'une longue & belle passion. J'ose dire qu'il n'y eut rien d'indiscret; & plus j'y pense, plus je croi que nos destinées sont inévitables. Etant née Pro-
S 2

testan-

teftante, & élevée dans une Cour toute Luthérienne, il n'étoit point naturel de penfer que j'époufaffe jamais un
Seigneur Catholique. Je blâmois même de femblables alliances dès que j'en
entendois parler, & par je ne fai quel
préjugé d'éducation, j'avois peine à
m'imaginer que des Epoux de Religion différente puffent vivre fort heureux. J'ignorois cependant que je dûf-
fe être un exemple de ces fatales alliances. Le Comte mon Epoux étoit Grand-
Ecuyer de l'Electeur de.... & fort a-
vant dans la faveur de fon Maitre. La
confiance que ce Prince avoit en lui,
donna lieu à notre connoiffance. L'E-
lecteur le chargea d'une Commiffion
pour la Cour de Dannemarc. Il y vint,
& y refta quelques mois. Je le vis fouvent chez la Reine & les Princeffes,
parmi les Seigneurs de la Cour, & je
fus affez étonnée de voir qu'il s'attachoit à moi. L'affiduité d'un homme
qui ne devoit faire qu'un petit féjour en
ce Royaume, me parut une pure galanterie; je ne la traitai pas autrement, &
il me trouva fort réfervée. Il partit, &
je l'oubliai parfaitement. Le Comte
n'en fit pas de même, & je ne fai pourquoi. J'étois jeune, à la vérité, & fi
j'avois quelques-uns de ces agrémens
que donnent la fraicheur & la vivacité
de la jeuneffe, je n'étois pas feule dans
le cas : la Cour & la Ville fourmil-
loient

loient de perfonnes de mon âge; il y
en avoit nombre de plus belles & de
plus riches que moi. Cependant un an
après, le Comte reparut à la Cour fous
un nouveau prétexte, & je ne tardai
pas à découvrir que j'étois le véritable
objet de fon voyage. Il ne me le laiffa pas même longtems à deviner. Il
épioit toutes les occafions de me voir
& de me parler, il me fuivoit par-tout,
couroit les Cercles & les Affemblées
pour m'y chercher, en fortoit dès qu'il
ne me voyoit pas; & quoique Catholique, il venoit à nos Eglifes pour m'y
rencontrer. Cette affectation, toute flat-
teufe qu'elle étoit, me fit quelque peine. Je craignois les caquets de la Cour.
J'en fis confidence à ma Mère, qui me
confeilla de continuer à faire femblant
de ne m'en point appercevoir. C'étoit
fans doute le meilleur parti pour conferver mon cœur dans l'indifférence :
mais c'étoit auffi le moyen d'irriter la
paffion du Comte, en cas qu'elle fût
férieufe.

C'eft ce qui arriva, du moins par rapport à lui. Le Comte ne garda plus
de mefures, & fe déclara hautement
mon Chevalier. Il m'aborda un foir en
fortant de chez la Reine, & fous prétexte de me donner la main, il me déclara fa paffion. Ma Mère, qui mar-
choit devant moi, s'étant apperçue de
la vivacité avec laquelle il me parloit,

fe

se retourna pour l'interrompre. Sa préfence ne le déconcerta point. Il brufqua l'aveu, & lui déclara en termes aufli vifs que tendres, qu'il n'étoit revenu en Dannemarc que pour avoir le plaifir de m'offrir fes foins, & qu'il n'en partiroit point qu'il ne m'eût perfuadée de la fincérité de fa tendreffe. Comme l'heure de la mienne n'étoit pas encore venue, je lui répondis en riant, qu'il avoit pris trop de peine; mais qu'il avoit l'air de refter longtems hors de fon pays, s'il attendoit de moi un aveu pareil au fien. Ma Mère, plus fage que moi, le remercia gravement de l'eftime qu'il avoit pour moi, & le pria avec un férieux glaçant de ne point déranger fes affaires pour un attachement qui, felon toutes les apparences, ne pouvoit avoir lieu. Le Comte fentit tout ce qu'il y avoit de mortifiant pour lui dans cette réponfe. Il fe retira. Nous montames en caroffe, & je ris de tout mon cœur de la déclaration qu'il m'avoit faite, croyant en être quitte.

Le Comte ne s'en tint point là; il continua fes pourfuites, il m'obfédoit par tout, c'étoit mon Ombre, & j'en étois incommodée. Heureufement, les ordres de fon Prince le rappellèrent: il en fut au defefpoir, & il n'y eut forte de moyens qu'il n'employât pour s'affurer de mon cœur avant de partir. Il me trouva toujours la même, & ne put obtenir

tenir la permiſſion de me parler, quoique ma Mère fût d'avis de lui donner
cette ſatisfaction, qu'elle croyoit propre à le guérir. Je fus inflexible, & ne
voulus point me commettre avec un
homme pour qui je ne ſentois que de
l'indifférence. Je regardois ſon attachement comme ces amours de paſſage dont
les jeunes Voyageurs font gloire, pour
avoir à leur retour chez eux dequoi régaler leurs Belles par de prétendus ſacri-
fices. J'étois trop fière, pour penſer
que je pourrois un jour augmenter la
liſte de ces victimes d'amour. Le Comte partit ſans pouvoir me parler, & ſe
contenta de m'écrire la Lettre du monde la plus tendre. Il y marquoit, que
ſa paſſion pour moi n'aiant d'autre objet
que de me plaire, il attendroit tout du
tems; & qu'il tâcheroit de compenſer
par ſa conſtance, ce qui manquoit à
ſon mérite. Je ne lui fis aucune réponſe.

Mon indifférence pour lui, & ſa paſſion pour moi, éveilla quelques jeunes
Danois qui me firent l'honneur de penſer à moi; & parmi eux il y en avoit un
à qui ma Mère auroit donné la préférence, ſi elle avoit voulu uſer ſur moi de
ſes droits. Elle me le vantoit ſouvent;
mais malgré les éloges continuels qu'elle me faiſoit de ſon mérite, je n'avois
pour lui que de l'indifférence. Elle ſe
changea même en averſion. Ce Gentil-
S 4

homme

homme fe prévalant de l'inclination que
ma Mère lui marquoit, & de la faveur
que Mr. fon Père avoit en Cour, me
regardoit comme une conquête affurée,
& fe flattoit en cas de refus de ma part,
de pouvoir m'obtenir du Roi. Il n'en
falut pas davantage pour me le rendre
infupportable. Ma vanité ne pouvoit
s'accommoder d'un Amant fi impérieux.
Ses airs d'affurance auprès de moi me
firent réfléchir fur les manières refpec-
tueufes du Comte, & peu s'en falut que
je ne l'aimaffe dès-lors par dépit. Peut-
être même l'aurois-je fait, fi j'avois pu
accommoder ce fentiment avec ma fier-
té. Dans le tems que je m'occupois le
plus de fon idée, la mort de fon Maitre
le ramena en Dannemarc. Je frémis en
l'apprenant, fans pouvoir comprendre
le fujet de mes allarmes, & je fentis un
trouble que je n'avois pas encore éprouvé. Je réfolus de l'éviter, & je m'en
acquittai fort bien. Le deuil dans lequel il étoit, ne lui permettoit pas de
fréquenter les Fêtes de la Cour. Il n'y
étoit venu que pour notifier la mort de
l'Electeur, & avoit follicité cette Commiffion pour faire un nouvel effort fur
mon cœur. Il n'y réuffit pas mieux que
les deux prémières fois; & après avoir
fait fa Commiffion, il repartit encore,
après m'avoir écrit de nouveau, & fait
parler en fa faveur.

Nous apprimes quelques mois après
par

par les Nouvelles publiques, que, selon
l'ordinaire des Favoris, le Comte avoit
été disgracié du nouvel Electeur, &
obligé de quitter sa Cour. Les bienfaits
dont le feu Prince l'avoit comblé, lui
avoient attiré la jalousie des Courtisans;
& pour se dérober à leur envie, il avoit
passé au service de . . . . & y avoit été
gratifié d'un Régiment. Je fus sensible
à cette disgrace, beaucoup plus que je
ne devois l'être, assurément; je la regardai comme une injustice, & dès-lors je
m'apperçus que le Comte ne m'étoit pas
aussi indifférent que je le croyois. Je le
plaignois sans cesse en moi-même; &
dans les occasions j'invectivois contre les
intrigues de Cour, relativement à la
disgrace du Comte. Son éloignement &
son absence me justifioient en moi-même
d'une compassion que j'aurois étouffée,
s'il eût encore été en Dannemarc. Je
me dissimulois ce qui se passoit au fond
de mon cœur, n'osant éclaircir ces sentimens, qui étoient sûrement les principes d'une estime naissante. Je me repro-
chois quelquefois de l'avoir traité si durement, & il me sembloit que sans prendre d'engagement avec lui, ni rebuter
ses soins, j'aurois pu par reconnoissance
lui marquer du moins quelque estime,
& rejetter mon indifférence sur la diversité de Religions. Ces idées m'occupèrent longtems, malgré le soin que je
prenois de les écarter; & lorsque je me

S 5

croyois

croyois fort tranquille, je commençai d'aimer le Comte, & je perdis ma Mère.

Sa mort renouvella les espèrances du jeune Danois; parce qu'il avoit remarqué, que quoique feue ma Mère lui fût favorable, elle m'aimoit trop tendrement pour me faire aucune violence. Il profita de l'accablement où cette perte me jettoit, pour me faire proposer un mariage, qui selon ses idées devoit contribuer à ma consolation, & me donner un rang à la Cour. Une proposition si déplacée augmenta mon aversion pour lui, & je déclarai nettement à ceux qui me la firent de sa part, qu'il étoit inutile d'y penser. Dans ces circonstances, je reçus une Lettre du Comte. Il avoit appris la mort de ma Mère, & il m'écrivoit à ce sujet une Lettre pleine de tendresse & de sentimens, en m'assurant de la part qu'il prenoit à ma douleur: il la finissoit en me protestant, que quelque parti que je prisse à son égard, il feroit gloire de prendre toujours un intèrêt véritable à tout ce qui m'arriveroit. Il ne me convenoit pas de lui répondre, dans les termes où nous étions: mais, soit qu'il interprétât favorablement mon silence, ou qu'il jugeât de mes sentimens par les siens, il revint à Coppenhague.

Je m'étois alors retirée avec une de mes Tantes, chez qui il lui fut aisé d'avoir

voir accès. Il la mit dans ses intèrêts, & quoiqu'elle fût assez disposée en sa faveur, je m'apperçus bientôt que son meilleur Avocat étoit mon propre cœur. Sa constance, malgré mon indifférence & mes froideurs, me le rendit précieux. Un caractère si rare parmi les hommes d'aujourd'hui, me parla en sa faveur. Je me figurai qu'un cœur capable d'une persévérance de plusieurs années, étoit le Phénix de l'Univers. De si longs voyages, un si grand respect, une tendresse si soumise & si tranquille, forcèrent enfin mon cœur à avouer qu'il en étoit touché. J'avois beau combattre ma tendresse, je trouvois des excuses à tout. La différence de Religion n'étoit plus qu'un foible obstacle. J'avois oublié mes anciennes idées sur cet article, & je me faisois un plaisir de ramasser les exemples de Mariages heureux malgré la diversité de croyance dans les Époux. En un mot à la prière de ma Tante, je consentis à le voir, dans l'idée que la Providence peut-être se serviroit de moi pour l'attirer dans nos principes. De quelles couleurs l'amour ne fait-il pas se couvrir, lorsqu'il entre dans nos cœurs! Le mien étoit déja tout au Comte, sans que j'eusse encore osé le lui avouer. Le Danois ne tarda point à s'en appercevoir, & il fut offensé qu'un Etranger osât lui disputer, & lui enlever un cœur, sur

S 6   le-

lequel il avoit eu des vues. Il fit faire de nouvelles tentatives auprès de moi, il me fit repréſenter les conſéquences d'une alliance avec un Catholique-Romain; & quand il eut remarqué l'inutilité de ſes remontrances, il me fit menacer de l'indignation du Roi. Il eut la baſſeſſe de ſolliciter des ordres pour obliger le Comte à ſortir du Royaume. Il oſa même faire inſinuer à la Reine, qu'il ſeroit à propos de s'aſſurer de ma perſonne, pour épargner à la Cour le ſcandale d'une alliance ſi contraire à la Religion du Royaume. Une pareille conduite étoit peu propre à me ramener en ſa faveur. Chacun le ſentoit; & le Roi, loin de ſe rendre à ces ſollicitations, trouva fort mauvais qu'un Amant par une tendreſſe intèreſſée voulût ſe rendre le perſécuteur d'une Fille de qualité. Ce Monarque parut même protèger mon Amant, & le Danois n'oſa reparoitre à la Cour. Des démarches ſi violentes me dévoilèrent peu à peu le ſecret de mes ſentimens pour le Comte, dont le procédé tendre & reſpectueux me charmoit. Je ſentois qu'il m'étoit cher. Mon cœur le protègeoit; il s'allarmoit pour lui, je craignois tout de la jalouſie du Danois; & dans l'éclat que je prévoyois, je tremblois pour les jours du Comte, ſous prétexte du tort que leur querelle pourroit me faire : mais je ne ſentois déja que trop le véritable mo-

tif de mes appréhensions. En un mot,
mon heure étoit venue, j'aimois ; & je
ne pouvois me résoudre à lui en faire l'a-
veu. Je l'écoutois, à la vérité, mais je
ne lui répondois rien. Le Comte de son
côté soupiroit après notre engagement.
Il comprenoit comme moi, que s'il ne
pressoit la conclusion de notre mariage,
son amour & sa vie pourroient courir
de grands risques, tant de la part de son
Rival, que de celle des parens de ce
Jeune-homme. Il ne tarda point en effet
à en éprouver la jalousie.

Heureusement, je n'étois pas alors à
Coppenhague : j'étois allée avec ma Tante passer quelques jours chez une Parente à quelques lieues de la Ville. L'absence du Comte m'y fit encore mieux
sentir l'empire qu'il avoit sur mon cœur,
qui s'en occupoit sans cesse. J'étois triste,
rêveuse, distraite ; & j'aurois voulu m'en
dissimuler les raisons à moi-même. Je
luttois contre mon propre cœur, & je
sentois bien qu'il étoit le plus fort. La
Religion du Comte m'allarmoit, mais
sa tendresse & sa constance me rassu-
roient. En un mot, tous mes scrupules
ne pouvoient tenir contre l'ascendant
qu'il avoit pris sur mon cœur ; & ce
malheureux cœur avoua bientôt sa défaite. Il est vrai, Mon Prince, continua
Mad. la Générale en soupirant, que le
malheur du Comte m'arracha cet aveu.
On vint me dire qu'un de ses gens ve-

nu en poste demandoit à me parler. J'en frémis ; & les Dames qui étoient avec moi, s'en apperçurent. Ma Tante, pour ménager mon trouble, se chargea de recevoir le message. A peine étoit-elle sortie de la chambre, que je l'entendis s'écrier comme une personne à qui l'on annonce quelque desastre. Je me lève & vais après elle ; je la trouve toute émue, & le Valet du Comte en pleurs. Ce spectacle me glaça d'effroi. Je demande s'il est arrivé quelque malheur ? Ma Tante sans me répondre fait signe au Valet de se retirer, & veut rentrer avec moi. Ma curiosité redouble, j'insiste, & mon cœur agité d'une violente palpitation m'avertit assez que ce message le regarde. Un profond soupir qui échappa à ma Tante, acheva de m'allarmer. *Parlez donc*, ajoutai-je avec émotion, *parlez, le Comte est-il mort ?* En prononçant ces mots je pensai m'évanouir, tant j'avois le cœur serré. Ma Tante, attendrie de l'état du Comte & du mien, me répondit : *Non, ma chère Nièce, il vit, & vous écrit ; mais il s'est battu*. . . . Il n'étoit plus tems de feindre ; & en achevant ces mots, elle me rendit une Lettre qu'elle avoit cachée dans son sein en me voyant arriver. Ce fut alors que je reconnus combien le Comte m'étoit cher. *Ah ! cher Comte, m'écriai-je, qu'allez-vous m'apprendre, & qu'avez-vous fait ?* Je
vou-

voulois ouvrir ſa Lettre, & ne pouvois m'y réſoudre. J'en conſidèrois l'écriture & le cachet, comme une perſonne étonnée. je l'ouvris d'une main tremblante, & j'y trouvai des traces de ſang en pluſieurs endroits. J'y lus enfin ces triſtes mots, écrits d'un caractère mal aſſuré : *Si vous doutez encore que je vous aime, l'état où je ſuis vous le prouvera peut-être. J'ignore s'il me reſte encore bien des momens à vivre ; mais ce que je ſai bien, c'eſt que je vous chérirai juſqu'au dernier ſoupir. Puiſſé-je en le rendant, apprendre que vous ne haïſſez pas l'infortuné Comte de .....*

Imaginez vous, Mesdames, dit la Générale toute attendrie, l'impreſſion que dut faire ſur moi ce fatal Billet. Je ne pus contenir mes tranſports. ,, Non, non, ,, m'écriai-je, je ne vous hais pas, mon ,, cher Comte, & mon triſte cœur eſt ,, percé des coups que vous avez re,, çus. O malheureux Amant ! ajoutai-je ; ,, ô trop barbare Rival, que tu te ven,, ges cruellement de mes mépris ! C'eſt ,, moi, cruel, que tu as frappée en per,, çant mon Amant. '' En effet, Mon Prince, continua la Dame, quoique le Comte ne me fît aucun détail, je compris facilement que ſon état étoit l'ouvrage du Danois. Le Valet qui avoit apporté la Lettre, confirma un moment après mes ſoupçons. Il nous dit que ſon Maître, s'étant trouvé à un

ren

rendez-vous qui lui avoit été marqué, ne s'étoit pas plutôt mis en garde, qu'il s'étoit vu percé de coups par trois hommes qui l'avoient laiſſé pour mort & baigné dans ſon ſang ; & qu'après avoir été rapporté chez lui, il avoit écrit le Billet qu'il venoit de me rendre. Il ajouta, qu'à ſon départ le bruit couroit que le Danois avoit été tué la même nuit ; mais qu'au rapport des Chirurgiens, ſon Maitre n'avoit aucuns coups mortels. Malgré cette aſſurance, mon cœur ſe ſentit déchirer de douleur. Je ne fus pas maitreſſe de la diſſimuler. Je ſoupirai, je gémis, je verſai un torrent de larmes, je prononçai mille fois le nom de mon cher Comte, & je crus que ma pudeur ne ſouffroit pas d'un aveu ſi public de ma tendreſſe pour un Amant prêt à expirer. Je me reprochai l'indifférence que je lui avois marquée ; & comme j'étois maitreſſe de ma perſonne & en âge d'en diſpoſer, je crus devoir aſſurer l'infortuné Comte de toute ma tendreſſe pour lui. Je chargeai le Valet qu'il m'avoit envoyé, d'une Lettre qui contenoit tout ce que l'amour & la compaſſion peuvent inſpirer de plus tendre. Tous les jours j'envoyois à Coppenhague pour avoir de ſes nouvelles, & j'appris quelques jours après, que le lâche Danois étoit mort de ſes bleſſures, mais que celles de mon Amant n'étoient point dangèreuſes.

Cet-

Cette nouvelle me caufa une double joie ; car les intérêts du Comte étoient devenus les miens, & je n'étois point fâchée de me voir délivrée d'un Amant fi barbare & fi impérieux. Sa mort, à la vérité, diminua dans le public l'horreur de l'affaffinat qu'il avoit médité; & le Comte, par confidèration pour la famille de fon Rival, eut la générofité de ne vouloir point nommer fon aggreffeur. On fut cependant qu'en penfer à la Cour; mais on s'en tint aux déclarations du bleffé, & l'on s'en fervit pour en faire deux affaires diftinctes l'une de l'autre, & fans relation à leurs amours. On répandit dans le monde , qu'ils avoient été attaqués par des perfonnes différentes.

Je vous avoue, Monfeigneur, continua· la Dame, que je ne fus point infenfible à ce trait de générofité ; mon cœur, malgré la vengeance qui l'animoit, en fentit tout le prix & la délicateffe. Outre que tout devient aimable & vertueux dans un Amant chéri , je compris que le foin de ma réputation avoit été dans le Comte le reffort fecret de cette action fi généreufe , dont les Parens du Danois lui furent bon gré. Ils fe piquèrent à leur tour de fentimens à fon égard: plus ils avoient été offenfés de la préférence que je lui avois donnée, plus ils vantèrent fon mérite & fa probité. Il trouva chez eux d'ardens protecteurs, & à peine fut-il en état de voir du monde,

de, qu'ils allèrent le trouver pour lui offrir leur crédit. Le Comte, déja sûr de mes dispositions pour lui, se contenta de les remercier, & leur déclara qu'il ne vouloit m'obtenir que de moi-même. C'est du moins ce qu'il me raconta dans sa prémière visite. Dès qu'il fut rétabli, je songeai sérieusement à terminer notre engagement. Il ne fut question que de regier nos conditions conformément aux Loix du Royaume. Je pris toutes les suretés possibles pour la liberté de conscience & pour ma Religion, en quelque lieu que je fusse. Je m'assurai l'éducation de mes Enfans jusqu'à l'âge de raison, & je voulus que notre mariage se fît selon le Rit & la Formule de nos Eglises. Il se soumit à tout. Il reçut ma foi, & me donna la sienne, sous les yeux d'un Ministre Luthérien. Ainsi, Monseigneur, poursuivit Mad. la Générale, se conclut un mariage qui avoit éprouvé tant de contradictions, & pour lequel j'avois eu d'abord un éloignement si marqué. Une passion aussi vive & aussi constante que celle du Comte, devoit ce semble me promettre de plus heureux jours que ceux que nous avons passés ensemble. Cependant, au milieu des ennuis que j'ai éprouvés, ma consolation a été de penser que mes malheurs étoient apparemment inévitables. Mon cœur avoit lutté longtems contre sa destinée, & tout avoit con-

cou-

couru d'une façon si extraordinaire à le toucher en faveur du Comte , que mes plus grands chagrins n'ont jamais pu me faire regretter ma conduite.

J'ignorois, à la vérité, que le Comte mon Epoux avoit eu aussi de grandes oppositions à essuyer de la part de sa famille. Une Sœur ainée, Veuve du Comte de . . . . dont il attendoit de gros biens parce qu'elle n'avoit point d'Enfans, avoit fait tout ce qu'elle avoit pu pour rompre notre mariage. Cette femme, qui tenoit un rang considèrable dans la Maison de l'Impératrice règnante alors, avoit employé tout son crédit pour traverser notre alliance, autant par haine pour ma Religion, que par envie de lui faire épouser une femme de la Cour. Le Comte avoit surmonté ces obstacles, & méprisé les menaces qu'elle lui avoit faites de le deshériter. Il espèroit toujours de la ramener: mais il se trompa ; & ce fut-là la source de notre division. Cette Dame, qui faisoit profession d'une dévotion austère, s'en trouva moins disposée à pardonner, parce que la piété servoit de prétexte à l'aversion qu'elle eut toujours pour moi. Elle consentit cependant à me voir, & pendant quelques mois nous vêcumes assez familièrement. Elle me temoigna beaucoup d'égards ; & je tâchai de les mériter par mes complaisances. Elle y parut sensible , & me fit mille petites
con-

confidences fur la conduite de fon Frère , qui , toutes cordiales qu'elles étoient,
ne tendoient, comme je l'ai reconnu depuis , qu'à m'infpirer de la jaloufie. Je
n'en fus point la dupe , & je ne pris
fes amitiés que pour ce qu'elles valoient.
Elle n'en agiffoit ainfi que pour me gagner. Mais comme les civilités ne plai-
fent & ne durent jamais , lorfqu'elles
font contraintes, elle s'en laffa bientôt.
Elle s'avifa de me lutiner fur ma Religion , & entreprit ma *Converfion*. Ce
fut dans ce tems-là juftement, que je
m'apperçus du phénomène qui me ramène ici. Un foir que ma Femme de chambre me mettoit au lit, elle s'écria en me
déchauffant , que j'avois les jambes en
feu. je fus moi-même effrayée de cette
fingularité, & par un mouvement naturel je paffai la main fur les jambes, comme pour en abbattre le feu. Plus je les
frottois , plus les étincelles fe multi-
plioient. La frayeur faifit ma Femme
de chambre, elle s'évanouit, je fus obligée d'appeller du fecours ; toute la maifon fut en rumeur. Ma Belle-fœur accourut au bruit, & malgré fes queftions,
je ne pouvois par une fotte pudeur me
réfoudre à lui avouer le fujet du trouble
qui nous agitoit. Cependant, comme
je vis que ce ne pouvoit être un myftère , je fis retirer les Domeftiques, &
lui racontai le motif de cette allarme.
Elle me railla d'abord, elle s'en con-
vain-

vainquit enfuite, & en fine Dévote, elle me dit que cette étrange maladie
pourroit bien être une punition de mon
Héréfie. La belle confolation! Elle paffa
la moitié de la nuit à me prêcher fur
ma *Converfion.* Le remède me paroiffoit pire que le mal. Je lui promis cependant d'y penfer, & peu à peu je me
familiarifai fi bien avec ces feux journa-
liers, que je me divertiffois à les obferver. Quand mon Mari qui étoit abfent
fut de retour, fa Sœur lui tint les mêmes propos ; il s'en moqua, en lui
difant que ces feux étoient de bon au-
gure pour l'Enfant dont j'étois enceinte.
Elle ne fe payoit point de ces raifons,
& me prêchoit éternellement de me
convertir. Le dépit de n'y pas réuffir,
fuivit de près les vains efforts qu'elle
fit ; & infenfiblement elle prit avec
moi des manières fi hautaines & fi mé-
prifantes, que pour n'en pas venir à
une rupture éclatante, je priai mon
Mari de me tirer de fon voifinage.
J'étois enceinte alors de mon Fils ainé,
& ma groffeffe étoit avancée. Mon Mari m'emmena en Saxe, où j'avois des
parens. J'y accouchai heureufement, &
fis porter mon Fils à la grande Eglife
où il fut baptifé, felon les claufes de
notre Contrat. Divers évènemens qu'il
feroit trop long de rapporter, m'obligèrent d'y refter deux ans, & j'y mis au
monde une Fille. Ces gages précieux

de

de notre union ne firent que l'augmenter. L'exactitude avec laquelle mon Mari remplissoit les conditions de notre Contrat par rapport à ma Religion, m'inspiroit pour lui l'affection la plus tendre. Mon empressement à le lui marquer, entretenoit sa tendresse pour moi dans cette vivacité si rare entre les Epoux. En un mot le Comte, aussi amoureux que le prémier jour, me juroit continuellement une constance éternelle. Je croi qu'il le pensoit sincèrement, & qu'il l'eût toujours pensé, s'il eût pu se défendre des malignes impressions que lui donnoit contre moi la Comtesse sa Sœur.

Mon Mari m'en avoit fait confidence, & quoiqu'il parût inébranlable, j'en redoutois cruellement les suites. Hèlas! ce n'étoit pas sans raison ; & au retour d'un voyage que le Comte avoit fait pour remercier sa Sœur des recommandations qu'elle lui avoit procurées pour obtenir un Emploi vacant, je m'appercus bien que ma tranquillité devoit en être le prix. Je le trouvai plus sérieux, plus réservé qu'à l'ordinaire. Je tâchai par mes caresses & mes attentions de ranimer sa tendresse : ce fut inutilement. J'étois encore enceinte alors, & je fus assez étonnée de voir qu'il fit quelques difficultés de me remener en Saxe pour faire mes couches, alléguant tantôt le danger où ces voyages mettoient ma santé, tantôt la dépense qu'ils causoient. Je compris

pris que ces prétextes ne venoient que
des infpirations de fa Sœur. Je diffimu-
lai cependant, & tins ferme aux claufes
de notre Contrat.   Mes larmes le tou-
chèrent, & comme mon Mari m'aimoit
encore & qu'il avoit le cœur droit, il
eut la complaifance de m'accompagner
jufqu'à la prémière Ville Luthérienne,
où j'accouchai heureufement.   Hèlas!
cette condefcendance fut l'époque de
notre mesintelligence. Depuis ce tems,
je m'apperçus que mon Mari fembloit
m'éviter.   Il ne me voyoit plus qu'en
public, & prit un apartement différent
du mien.   Cette froideur fi marquée me
fit juger du changement de fon cœur,
& je m'en plaignis tendrement à lui,
pour tâcher de le faire expliquer.   Le
croiriez-vous, Mesdames ? pour raifon
de cette féparation, il allègua l'infirmité
que j'avois aux jambes; & que tant qu'elle dureroit, il fe croyoit obligé de m'é-
viter, à caufe des conféquences. J'eus
beau lui repréfenter, qu'il s'en étoit apperçu dès les prémiers tems de notre mariage; qu'il en avoit fouvent badiné avec
moi, fans qu'il lui en fût arrivé aucun
accident :   il perfifta dans fon éloignement pour moi.   Une raifon auffi frivo-
le me fit tout craindre pour la perte de
fon cœur, & c'eft-là l'endroit qui me
rendit fi fenfible à fes caprices. Je lui fis
la juftice de croire que cette averfion lui
avoit été infpirée par fa dévote Sœur,

&

& je lui communiquai mes doutes d'une façon si tendre, qu'il se vit obligé de me l'avouer. Il ajouta même, que ma Belle - sœur, piquée d'avoir des Neveux *Hérétiques*, lui avoit mandé que s'il ne faisoit élever ses Enfans dans la Religion Catholique, elle donneroit tout son bien aux Monastères ; & que de plus, elle ne se mêleroit point davantage de son avancement. Enfin elle vouloit que je lui envoyasse au-plutôt mon Ainé, qui avoit cinq ans déja, pour être élevé auprès d'elle.

Vous pensez bien, Mesdames, que je me révoltai contre cette demande, dont je prévis toutes les suites. Je déplorai mon sort, & celui de mes Enfans ; je tâchai par mes larmes & mes soupirs de rappeller mon Mari à ses engagemens si solennels, & tant de fois répétés. Il se laissa fléchir encore, & me promit de nouveau qu'il ne me presseroit plus sur cet article. A peine respirois-je de cette allarme, que sa Sœur, poussée sans doute par quelque Directeur intèressé, me tendit un nouveau piège. Elle fit envisager à mon Mari le Titre de *Général* qu'elle s'engageoit de lui faire avoir, s'il vouloit lui envoyer ses Enfans. Il avoit de l'honneur & de l'ambition, l'appas étoit séduisant. Un homme de guerre, d'ailleurs, n'est pas ordinairement fort sensible à toutes les délicatesses de Religion. Je le vis balancer, & j'en fus pénétrée de douleur. Mes plaintes suspendirent pour
quel-

quelque tems ce funeste marché. Son cœur flotta plusieurs jours entre les promesses qu'il m'avoit faites, & l'envie de s'avancer en augmentant les biens & les titres de la famille. Je voyois qu'il auroit voulu pouvoir concilier ce qu'il me devoit, avec ce qu'il croyoit devoir à sa Sœur & à ses Enfans. Il ne pouvoit me regarder que les larmes aux yeux, & me marquoit assez par ces restes de tendresse, que ce n'étoit qu'à regret qu'il m'étoit infidèle. L'ambition l'emporta, & pour ménager ma douleur, il partit un matin sans m'en avertir avec son Fils ainé, qu'il livra à sa perfide Sœur.

Il obtint en effet peu de tems après le Titre de Général, & me le manda. Ma réponse, je l'avoue, fut un peu sèche; & soit qu'il s'en piquât, soit que les reproches que je lui faisois sur sa perfidie lui eussent causé quelque honte, il prit prétexte de son service pour demeurer éloigné de moi. Les Lettres qu'il m'écrivoit, étoient cependant fort tendres; & jugeant par ses expressions que son cœur n'étoit peut-être pas sans retour, je l'allai joindre aux Eaux de *Teplitz*, où j'appris qu'il étoit allé. Il y avoit un an que nous ne nous étions vus; il ne s'attendoit pas à ma visite, que je ne lui fis annoncer que deux jours avant d'arriver. Il m'y reçut avec un air assez tendre en apparence; mais je le vis toujours occupé de mes *jambes étincelantes*, & il me dit que cette infirmité que je traitois de bagatelle, étoit si considèrable, que s'il m'aimoit moins sincèrement, elle suffiroit pour faire casser notre mariage. Il est vrai pourtant qu'il adoucit cette mortifiante déclaration, par les protestations les plus tendres de m'aimer toujours. Malgré ces assurances, mon cœur outré de dépit ne put retenir son indignation ; j'entrai dans une espèce de fureur : ” Va, perfide ,, Epoux, lui dis-je, va sacrifier à ta ,, Sœur les sermens les plus sacrés! Immole ton Epouse & tes Enfans à ses ,, préventions aveugles. Achève, romps ,, ces nœuds si respectables qui nous a- ,, voient unis. Mes foiblesses pour un ,, aussi perfide Epoux ne méritent pas ,, un moindre traitement. ” Enfin, Mesdames, je l'accablai de reproches, dit la Générale avec émotion : je le vis touché, prêt à fondre en larmes, & à me faire l'aveu de ses caprices. Il me reprocha à son tour mon emportement, & voulut me rassurer sur la cassation de notre mariage. Ce mot seul ranima toute ma fureur. Je le quittai brusquement ; je repartis dès le lendemain, & je revins auprès de mes deux Enfans. Plusieurs années se passèrent sans nous revoir, & notre mesintelligence ne fut plus un mystère. Ma Belle-sœur, pour excuser mon Epoux, disoit que j'avois une incommodité qui s'op-

posoit

poſoit à notre raccommodement ; & j'appris enfin, que par une imagination dévote, elle me regardoit comme une victime de l'Enfer, & ne parloit de moi que comme d'une miſérable qui en reſſentoit les feux dès ce monde, en punition de mon opiniâtreté dans l'*Héréſie*, au milieu des moyens que j'avois d'en ſortir.

Je vous avoue, Monſeigneur, continua la Générale, qu'une auſſi folle imagination me divertit, malgré les chagrins quelle m'attiroit ; & je crus mon Mari trop raiſonnable pour en croire quelque choſe. Auſſi ai-je ſu depuis, que quelques Médecins payés pour cela, lui avoient mis dans l'eſprit que ces étincelles qui paroiſſoient ſortir de ma peau, étoient les ſymptomes d'une eſpèce de Lèpre, dont j'étois intérieurement attaquée. Je crus, pour prévenir les commentaires, devoir inſtruire mes Amis de cette maladie ſi extraordinaire. Un Miniſtre, homme habile & Profeſſeur à Leipſic, en aiant entendu parler, me fit prier de lui permettre de m'entretenir à ce ſujet. Il me demanda d'abord, s'il y avoit quelque choſe de ſérieux dans cette affaire. C'étoit un homme grave, d'un âge & d'une diſcrétion à toute épreuve. Je ne fis point difficulté de lui raconter l'Hiſtoire de mes brouilleries avec mon Mari, le ridicule prétexte que l'on avoit ſuggéré à Mr. le Général

pour

pour lui inspirer du dégoût contre moi, & l'enlèvement de mon Fils. Tout grave qu'étoit ce Ministre , il ne put s'empêcher de rire des ridicules préventions de ma Belle-sœur. Je voudrois , me dit-il, qu'il fût aussi aisé de remédier à la tête de votre Belle-sœur , qu'à l'accident qui lui sert de prétexte pour vous tourmenter. Tout extraordinaire qu'il paroit, il n'est pas l'unique : l'Histoire-Naturelle en fournit quantité d'exemples. Il me cita ensuite un fameux Carme, dont la tête jettoit des étincelles de feu toutes les fois qu'il relevoit son capuce , ou qu'il frottoit ses cheveux à contre-poil. Il me dit même que par un contraste assez bizarre, * la superstition qui profite de tout , avoit attiré à ce bon Moine la vénération du peuple, qui le prenoit pour un Saint , justement par les mêmes raisons pour lesquelles ma Belle-sœur me croyoit déja livrée au feu de l'Enfer. Le Ministre me parla encore d'un Gentilhomme Anglois, dont les jambes paroissoient étincelantes,& dont les bas mêmes devenoient tout lumineux dès qu'il avoit fait quelque longue promenade. Enfin il me nomma un Italien, qui, au rapport du Marquis *Maffei* , n'avoit qu'à se frotter vivement la peau avec quelque étoffe, pour en faire sortir des flâmes très visibles ; & assurément

cet

* Voy. *Cardan*, Lib. 3. *Variet.* Cap. 43.

cet Italien n'étoit pas plus Hérétique que le prétendu Saint Moine. Il me fit comprendre enfin, qu'il n'y avoit pas plus de myſtère dans les feux qui ſortent du corps humain, que dans les bluettes de lumière que l'on voit ſortir la nuit des yeux & du poil des Chats, du Bois pourri, des Vers-luiſans, des Coquillages, des Poiſſons pourris, & de mille autres choſes dans la Nature, qui ſont de vrais *Phosphores.* *

Après cette converſation, le Miniſtre conféra avec un habile Médecin qu'il m'amena, & qui entreprit de me guérir. Il étoit perſuadé que ces phénomènes en général n'ont d'autre ſource qu'un ſang trop vif; & il en allèguoit pour preuves, que tous ceux en qui ces inflammations paroiſſoient, avoient les cheveux ou noirs, ou très bruns, tels que je les ai. On ſait, dit la Générale, que la vivacité eſt aſſez le défaut des perſonnes de cette couleur. Le Médecin prétendoit qu'ordinairement un ſang ſi agité, eſt mêlé d'une infinité de particules ſalines, qui s'échappant par les pores au moindre mouvement, forment par leur agitation précipitée, ces vibrations de lumière.

Ce Médecin me conſeilla de prendre des Eaux minérales, & m'envoya aux Bains

* Voy. *Henr. Cohauſen,* dans ſon Livre intitulé; *Lumen novum Phoſphoris accenſum.* Amſtelod, 1717,

Bains de Borſet, qui étant plus doux que ceux d'Aix-la Chapelle, étoient plus propres à détremper & à deſſaler mon ſang & ma peau.   Il me preſcrivit un régime fort rafraichiſſant, & m'ordonna d'en boire les Eaux , & d'y prendre les Bains.   Je m'y ſoumis , & comme j'étois libre, & que mon Mari malgré ſon indifférence fourniſſoit abondamment à ma dépenſe, je pris la réſolution de venir ici : j'y paſſai tout un Eté , & me ſoumis exactement au régime , bien moins pour guérir d'une incommodité qui ne me faiſoit aucun mal , que pour avoir le plaiſir de détromper Mr. le Général, que j'aimois toujours malgré ſon indifference & mon dépit. Je trouvois d'ailleurs de la ſatisfaction à penſer que je pourrois venger par-là ma Religion offenſée par les ſottes idées de ma Belle · ſœur. Sa malignité ne ſe borna point aux idées qu'elle s'étoit faites des étincelles qui ſortoient de mes jambes : elle eſſaya de noircir ma conduite dans l'eſprit de mon Mari. Je fus informée qu'elle avoit donné de ſiniſtres interprétations à mon voyage d'Aix , & qu'il ne tint point à la bonne Dame qu'on n'en crût tout ce que la calomnie la plus noire peut inventer. Son but dans ces ſoupçons, qu'elle répandoit dévotement, étoit d'engager enfin mon Epoux à ſe ſéparer dans les formes d'une Femme *Hérétique*. J'appris toutes ces menées,
&

& n'y fus que médiocrement senfible.
Il me femble en effet qu'une Femme vertueufe fe décrieroit en voulant fe jufti-
fier. Mon Mari d'ailleurs n'y ajouta aucune foi. Je m'obfervai cependant, pour
ne donner aucune prife fur moi ; mais
à cela près, je pris part à tous les plaifirs publics. Les Eaux & les Bains me
firent merveilles ; & au bout de deux
mois je m'apperçus que ces étincelles de
feu ne paroiffoient plus. Je continuai
les Bains, la boiffon des Eaux, & le régime prefcrit, pendant les deux Saifons ;
& je fus parfaitement rétablie. Je man-
dai cette cure à Mr. le Général, en le
raillant fur fa crédulité. Comme j'étois
offenfée, j'avoue que ma raillerie n'étoit
peut-être pas exemte d'aigreur. Il me
félicita cependant fur ma guérifon, &
me promit de venir s'en affurer au-
plutôt, & m'en témoigner fa joie. Peut-
être ne le difoit-il pas fincèrement :
mais ce qui contribua fouverainement à
lui faire remplir fon engagement, fut la
mort de fa Sœur, qui fatisfaite de fes
complaifances, lui laiffa tout fon bien.
Ma guérifon peut-être avoit avancé fes
jours ; car, outre le dépit de me voir
délivrée des prétendus *feux d'Enfer*,
elle n'avoit plus de prétexte pour faire
caffer mon mariage, comme elle s'en
flattoit toujours. Quant à moi, cette
nouvelle toute feule m'auroit guérie fans
doute, en me tranquillifant le fang, &

T 4

en

en me délivrant d'une parente aussi dangèreuse. Je crus devoir à mon tour en féliciter mon Mari, & lui faire quelques avances de retour : je me mis en route pour l'aller rejoindre. Il vint au-devant de moi, me fit l'aveu de ses préventions, ou plutôt de celles de sa Sœur ; il m'en demanda pardon, & me pria d'oublier les chagrins qu'il m'avoit causés par une fausse tendresse pour ses Enfans, à qui il avoit voulu assurer une succession considèrable. Le raccommodement se fit sans peine. Je ne voulus faire aucune réflexion mortifiante sur le retour d'un cœur qui avoit été capable d'une aussi étrange altération. Je me contentai de lui faire la guerre sur sa prévention, & sur la croyance qu'il avoit eue que ces étincelles étoient des préliminaires du feu d'Enfer. Je lui disois en raillaut, que les Eaux de Borset m'avoient valu un second Baptême dans son esprit. Il se défendit toujours d'avoir donné dans ces ridicules idées, & me jura qu'on l'avoit assuré, comme je vous l'ai déja dit, que ces feux étoient ordinairement les préliminaires d'une espèce de Lèpre. Graces à Dieu pourtant, dit Mad. la Générale, je ne m'en suis pas encore apperçue. Depuis notre racccommodement, poursuivit-elle en soupirant, mon Mari a vécu avec moi dans une parfaite intelligence, & je peux dire à sa gloire de son bon cœur, qu'il

tâcha

tâcha par mille égards, & par des attentions continuelles, à me faire oublier mes
chagrins paſſés. Il m'a rendu mon Fils
aîné, & m'a laiſſé ſur les deux autres
ſur-tout, une entière autorité. Pendant
dix années qui ſe ſont écoulées depuis
notre réunion, juſqu'au jour funeſte
qui me l'enleva, il a eu pour moi les
manières les plus tendres. La douleur
que m'a cauſé ſa mort, dit la Dame
en s'attendriſſant, & les chagrins que
ſa famille m'a procurés depuis ce triſte
évènement, aiant aigri de nouveau la
maſſe de mon ſang, je ſuis retombée
dans les accidens qui avoient cauſé nos
diviſions; & c'eſt ce qui me ramène
ici. Peu m'importe, à la vérité, de
guérir ou non; cet accident en lui-
même n'a rien de fort incommode.
Mais, outre qu'il me retrace ſans ceſſe
la triſte image de nos diviſions, il eſt
encore la marque d'une ſi grande âcreté dans le ſang, que j'ai cru devoir en
prévenir les ſuites, afin de me conſerver à mes chers Enfans... Voilà, Monſeigneur, dit Mad. la Générale en ſoupirant profondément, l'Hiſtoire de ma
vie & de mes maux, & le ſujet de mon
voyage. Il n'eſt peut-être point d'exemple qu'une infirmité ſi légère ait eu de ſi
fatales conſéquences.

Après cette Hiſtoire, il ne fut plus
permis de douter de la réalité de l'infirmité

mité fingulière de cette Dame. L'air de
fincérité avec lequel elle en avoit raconté les fuites , nous en convainquit
d'autant plus fortement, que la plupart
des faits dont elle nous avoit parlé,
étoient connus du Prince & de Mr. de
Rheysberg. La Comteffe & la Frelle
nous regardèrent alors malignement, &
nous firent de fecrets reproches fur
notre incrédulité. Nous avouames notre tort ; & le Prince remercia obligeamment Mad. la Générale de la complaifance qu'elle avoit eue de nous raconter une Hiftoire qui lui rappelloit
de fi triftes fouvenirs, & lui fit excufe
de l'indifcrétion avec laquelle il l'en a-
voit preffée. Chacun de nous lui fit
des complimens fur la patience, la fageffe & la grandeur d'ame avec laquelle
elle avoit fupporté cette épreuve. Les
Comteffes Suédoifes la louèrent auffi de
fa modération en parlant de fa Belle-
fœur : elles en firent l'Oraifon funèbre
d'une manière très pathétique. Cependant, comme il en rejailliffoit quelque
chofe fur Mr. le Général dont la mémoire étoit chère à la Dame, le Prince
changea la converfation , & la ramena
fur la différence des Eaux de Borfet a-
vec celles d'Aix-la-Chapelle. Cet entretien nous donna occafion de faire
partie d'y aller le lendemain. Madame
la Générale s'offrit d'en faire les hon-
neuis,

neurs , & nous invita de venir paſſer
l'après-midi chez elle avec notre compagnie ordinaire. Le Prince promit d'y
mener les Dames, & nous fumes char-
gés d'en avertir D. Nugnez & le Chevalier. Peu après on amena le caroſſe
de la Générale, & elle s'en retourna à
Borſet.

FIN DU TOME SECOND.

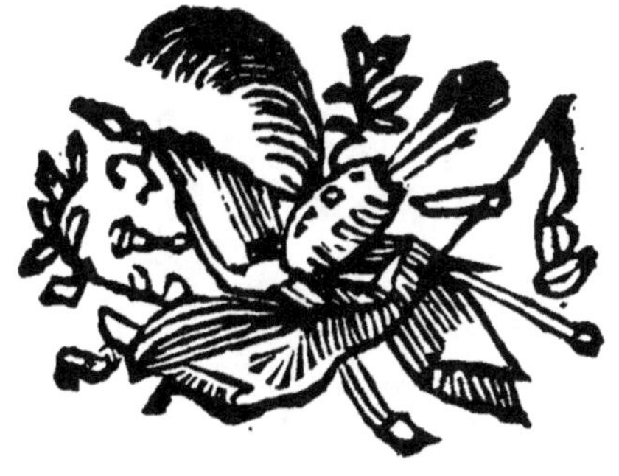